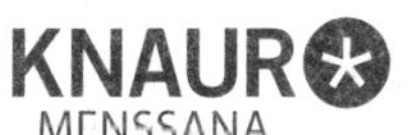
KNAUR
MENSSANA

Über das Buch:

Zwei sehr anerkannte Urologen beantworten auf der Basis jahrzehntelanger Erfahrung alle Fragen rund um die Prostata und Blase des Mannes: Von Blasendrang zu Anti-Aging für die Blase, von vergrößerter Prostata zu Prostatakrebs und von der Bedeutung von Sex, Fahrradfahren, Bewegung und Ernährung für die beiden zentralen Organe im Unterleib des Mannes. Die Antworten der beiden Urologen basieren auf aktueller Schulmedizin, beziehen aber alternative Methoden mit ein. Die sympathischen Illustrationen und das große Engagement der beiden Ärzte machen das Thema leicht und zugänglich. Ein Buch, das man(n) ab einem gewissen Alter im Regal stehen haben sollte.

Prof. Dr. med. Stephan Roth
Prof. Dr. med. Friedrich-Carl von Rundstedt

Der Prostata- und Blasen-Guide

Was Mann wissen sollte

Mit Illustrationen von Natascha Römer

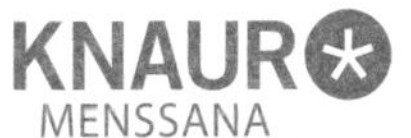

Besuchen Sie uns im Internet:
www.mens-sana.de

Aus Verantwortung für die Umwelt hat sich die Verlagsgruppe Droemer Knaur zu einer nachhaltigen Buchproduktion verpflichtet. Der bewusste Umgang mit unseren Ressourcen, der Schutz unseres Klimas und der Natur gehören zu unseren obersten Unternehmenszielen. Gemeinsam mit unseren Partnern und Lieferanten setzen wir uns für eine klimaneutrale Buchproduktion ein, die den Erwerb von Klimazertifikaten zur Kompensation des CO_2-Ausstoßes einschließt.

Weitere Informationen finden Sie unter: www.klimaneutralerverlag.de

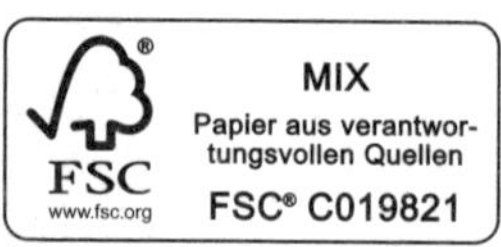

Originalausgabe 2023

Ein Imprint der Verlagsgruppe
Droemer Knaur GmbH & Co. KG, München

Redaktion: Ralf Lay
Covergestaltung: ZERO Werbeagentur
Coverabbildung: Bagel Studio/Shutterstock.com
Illustrationen: dieKLEINERT.de/Natascha Römer
Satz und Layout: Adobe InDesign im Verlag
Druck und Bindung: C. H. Beck, Nördlingen
ISBN 978-3-426-65902-1

2 4 5 3 1

Für
unsere Ehefrauen Gabi und Anna Maria
und
unsere Kinder Mael, Yannig, Theresa und
Flavia, Carl-Ferdinand, Philipp und Georg

Warum warten bis die Prostata
schreit oder die Blase weint –
Dieses Buch wird Ihnen
Rat geben und Wege zeigen.
Denn: »Urologie umfasst mehr«

(Motto des Jahreskongresses
der Deutschen Gesellschaft
für Urologie im Jahr 2015)

Inhalt

Vorwort 13

1. Die Prostata: Regisseur der männlichen Fortpflanzung 17
- Ein kurzer Ausflug zum Beckenboden des Mannes 17
- Prostata, Ejakulation und Fortpflanzung: eine geniale Choreografie 20
- Warum wird die Prostata im Alter oft größer? 24
- Ist eine große Prostata schlimm? 28
- Was hat meine schwache Blase mit der Prostata zu tun? 31

2. Fragen von Männern zum Wasserlassen 35
- Warum wird der Harnstrahl im Alter oft schlechter? 35
- Nachlaufen nach dem Wasserlassen: Was läuft da falsch? 37
- Ich kann im Stehen besser Wasser lassen! 42
- Entschuldigung, ich muss mal! Was tun, wenn es nicht passt? 45
- Wenn der Urin brennt – was kann das sein? 51
- Schmerzen in der Harnröhre – ist das eine Geschlechtskrankheit? 55

3. Mein plötzlicher Blasendrang wird immer schlimmer 61
- Warum quält mich meine Blase so? 61
- Der Stein der Weisen: das Blasenprotokoll 66
- Medikamente gegen den ständigen Blasendrang 70
- Gibt es auch pflanzliche Mittel gegen den ständigen Blasendrang? 74
- Der Urologe sagt, meine Blase sei zu klein! Wie bekomme ich sie größer? 80
- Heilung durch Strom – Unsinn oder eine Option? 84

- Kann man den Blasendrang auch wegoperieren? 89
- Ich kann in Anwesenheit anderer nicht pinkeln! Gibt es das? 95

4. **Die Blase stört meine Nachtruhe** 97
- Immer wieder nachts wegen der Blase aufstehen: Was ist da los? 97
- Was tun zur Besserung der Nykturie? 103
- Sonderfall Schnarchen: Warum muss ich deswegen nachts immer pinkeln? 110
- Halb volle Blase – wie bekomme ich sie vor der Bettruhe oder vor Autofahrten trotzdem leer? 116
- Kann die Blase platzen? 117

5. **Wie kann ich meine Blase gesund erhalten?** 121
- Anti-Aging für die Blase: Geht das? 121
- Gefahren für die Blase 125
- Wenn die Blase blutet: Gefahr in Verzug 129
- Kann man die Blase mit gesunder Ernährung schützen? 140
- Viel trinken: Schützt das Blase und Nieren vor Erkrankungen? 146

6. **Kann ich meine Prostata selbst schützen?** 153
- Testosteron – Brandsatz für die Prostata? 153
- Ejakulationen schützen die Prostata vor Krebs 157
- Gibt es eine schützende Ernährung gegen Prostatakrebs? 159
- Prostatakrebs: Einfluss von Sport, Stress und Körpergewicht 168
- Enttäuschte Hoffnung: Finasterid sollte das Entstehen von Prostatakrebs verhindern 173

7. **Meine Prostata ist zu groß: Muss man was tun?** 177
- Merkt man selbst, ob die Prostata zu groß ist? 177
- Wenn die große Prostata zum Sprengstoff wird 182
- Blockiert eine große Prostata auch das Sexualleben? 189
- Helfen Pflanzenmittel bei einer Prostatavergrößerung? 193
- Gibt es Medikamente, die gezielt an der Prostata wirken? 200

8. **Meine Prostata operativ verkleinern: Wie geht das?** 209
- Die Verkleinerung der Prostata ist keine Komplettentfernung wie bei Krebs 209
- Minimalinvasive Prostataverkleinerung: eine echte Alternative? 213
- Minimalinvasive Operationsverfahren 215
- Der Goldstandard zur Prostataverkleinerung 227
- Wenn die Prostata verkleinert wird: Was will Mann vorher wissen? 231

9. **Wenn es im Damm und Becken drückt und brennt** 235
- Die schmerzhafte Prostata: ein Chamäleon 235
- Die bakteriell entzündete Prostata 239
- Die chronische nichtbakterielle Reizung von Prostata und Beckenboden 245
- Rätselhafter Schmerz im Becken: Was kann es noch sein? 258

10. **Die umkämpfte Vorsorge beim Mann** 271
- Ziel Früherkennung – denn in der Prostata wächst der häufigste Krebs 271
- Die Tastuntersuchung der Prostata: Soll ich oder soll ich nicht? 275
- Was ist der PSA-Test: Teufelswerk oder Segen? 277
- Die Gewebeprobe – warum, wann und wie? 284
- Familie und Herkunft als Risiko für Prostatakrebs 288

11. **Was kann man bei Prostatakrebs machen?** 293
- Zu welcher Risikogruppe gehört mein Prostatakrebs? 295
- Muss mein Tumor behandelt werden? 297
- Therapiemöglichkeiten: Verwirrung durch das Internet 300
- Die Strahlentherapie des Prostatakrebses 301
- Operation bei Prostatakrebs: Was wird entfernt? 307
- Was heißt »medikamentöse Therapie« beim Prostatakrebs? 317
- Die Rolle des PSA nach der Therapie 319

Nachwort 321
Dank 323

Anhang 325
Literatur und Quellennachweis 325
Die Autoren 346

Vorwort

Binsenwahrheiten haben den Charme, einen wahren Kern zu enthalten. So lautet eine Binsenwahrheit in der Medizin, dass Häufiges häufig und Seltenes selten ist. Aber leider bleibt da eine Lücke von Unerkanntem. Da aber vor jeder Behandlung eine Diagnose stehen muss, ist die medizinische Kunst, nicht nur das Seltene, sondern auch die Erkrankungen in der Lücke zwischen Häufigem und Seltenem zu finden. Denn sonst werden aus zielgerichteten Therapien Versuchsballons, die sich kein Betroffener wünscht.

Geht der Mann zum Urologen, bekommt er im Idealfall viele Erklärungen – realisiert aber erst später, dass er die meisten Informationen wieder vergessen hat. Denn viele erinnern sich nur an das, was sie am meisten schockiert oder ihnen am meisten gefällt. Hier helfen gute Ratgeber, um das Gesagte noch einmal nachlesen zu können und unabhängig vom Internet zu sein. Denn das Internet kann Patienten verwirren, durch Werbung unterstützte Inhalte in den Vordergrund rücken und die eigentlich wichtigen Informationen verschleiern. Dahingegen ist die Gliederung dieses Guides ähnlich einer Betriebsanleitung – Sie können gezielt das nachlesen, was Sie vornehmlich interessiert:

- Steht ein Mann mehrmals in der Nacht zur Blasenentleerung auf, kann die Prostata schuld sein – weil sie die Blasenentleerung behindert. Dann ist eine medikamentöse und bei Erfolglosigkeit eine operative Behandlung der Prostata hilfreich. Häufiger sind es aber andere Ursachen, bei der keine Operation hilft: Die Nieren scheiden in der Nacht zu viel Urin aus, die Blase ist zu klein, der Schlaf zu leicht oder der innere Flüssigkeitshaushalt durch eine bestimmte Form des Schnarchens verschoben. *Es muss nur erkannt werden!*

- Viele Männer kommen in die urologische Sprechstunde, weil der plötzliche Harndrang immer mehr zum störenden »Blitzpinkeln« ausartet. Natürlich kann es die Prostata sein, die den Blasenmuskel reizt. Häufiger ist es aber eine altersbedingte Rhythmusstörung der Blase, ihr altersbedingter Verlust der Elastizität oder Folge einer anderen, beispielsweise neurologischen Erkrankung. *Es muss nur erkannt werden!*
- Wer glaubt, dass Schmerzen im Beckenboden hauptsächlich eine Erkrankung der Frau sind, täuscht sich. Denn sehr viele Männer leiden darunter, und nicht immer ist es eine bakterielle Entzündung der Prostata. Dauern die Schmerzen an, ist Spürsinn gefragt. So kann die chronische Reizung der Prostata Folge einer früheren Entzündung sein und nach derzeitigem Kenntnisstand gut mit Schallwellen behandelt werden. Möglich sind aber auch Muskellücken mit Einklemmungen von Gewebe, Nervenirritationen, Knochenverschiebungen oder nicht identifizierbare Ursachen. Dann helfen nur Entspannungstechniken, um den »Phantomschmerz« im Kopf zu löschen. *Es muss nur gewusst und erkannt werden!*
- Hat ein Mann eine Harnsperre und kann er seine Blase nicht mehr entleeren, ist oft eine Vergrößerung oder Verengung der Prostata die Ursache. Die kann man operativ behandeln. Es liegt möglicherweise aber auch eine bösartige Veränderung der Prostata vor, deren Therapie vollkommen unterschiedlich ist. *Es muss nur erkannt werden!*
- Viele Männer wollen sich vor einer Erkrankung der Prostata schützen. Deshalb fragen sie, wie gefährlich das männliche Geschlechtshormon Testosteron ist, ob häufige Ejakulationen schützen, ob eine gesunde Lebensführung und Sport der Prostata nützen und ob eine spezielle Ernäh-

rung oder Ergänzungsstoffe wirklich helfen oder bloß unbegründete Verkaufsversprechen sind. *Es muss nur gewusst werden!*

- Der Streit um die Vorsorge beim Mann ist inzwischen legendär. Für viele Männer ist die Prostata von der Lust- zur Frust- oder Angstdrüse geworden. Dabei gibt es heute gute Möglichkeiten, echte Gefahren zu erkennen. Den berühmten PSA-Wert muss man nur richtig lesen, um ihn zu verstehen. Im Zweifelsfall kann man durch ergänzende Bildgebungen fragliche Herde in der Prostata aufspüren und dann gezielt Proben entnehmen. *Es muss nur gewusst werden!*
- Über die bösartige Erkrankung der Prostata wissen die Urologen heute viel mehr als noch vor fünfzehn Jahren. Hat man früher jede Krebsform der Prostata immer gleich behandelt, verfügt man mittlerweile über wesentlich mehr Möglichkeiten. Bestimmte Formen des Prostatakrebses kann man kontrollierend überwachen, andere bestrahlen und wieder andere auf verschiedene Arten operieren. Hier braucht der Betroffene unterstützende Beratung, die ihm bei der Entscheidungsfindung hilft. *Es muss nur gewusst werden!*

Wir hoffen, Ihnen mit diesem Ratgeber bei all Ihren Fragen rund um die Prostata und die Blase helfen zu können. Im besten Fall ermöglicht es Ihnen dieser Guide, durch die richtigen Fragen zu einer Lösung Ihres Problems zu kommen. Vielleicht hat ja sogar Ihre Frau oder Ihr Partner Ihnen dieses Buch geschenkt! Dann wäre die Lektüre ein Liebesbeweis.

Stephan Roth *Friedrich-Carl von Rundstedt*

1.
Die Prostata: Regisseur der männlichen Fortpflanzung

Ein kurzer Ausflug zum Beckenboden des Mannes

Berühmt wurde das Organ Prostata im Januar 1988, als der vierzigste Präsident der USA, Ronald Reagan, wegen einer gutartigen Vergrößerung der Prostata operiert werden musste. Da der frühere amerikanische Präsident Dwight D. Eisenhower im Jahr 1955 bestimmt hatte, dass das amerikanische Volk über jedes medizinische Problem seiner Präsidenten informiert werden soll, wurde Reagans Prostataleiden öffentlich. Dem als sittenstreng bekannten Präsidentenehepaar war das allerdings eher unangenehm. Denn die Ärzte schilderten in aller Genauigkeit den geplanten medizinischen Eingriff, der an der berühmten Mayo-Klinik vorgenommen wurde. Ein kleines endoskopisches Gerät wurde durch die Harnröhre am Penis des Präsidenten eingeführt, und dann wurde das vergrößerte Organ mit einer elektrischen Schlinge verkleinert. Auch wenn sich der spätere Bundeskanzler Helmut Kohl dem gleichen Eingriff unterziehen musste, geschah dies von der Öffentlichkeit unbemerkt, denn in Deutschland gilt die ärztliche Schweigepflicht, auch bei berühmten Politikern.

Warum gibt es die Prostata überhaupt?

Diese Frage wird von vielen Männern gestellt. Eine der amüsantesten Antworten gab der Schöpfer der weltberühmten *Dschungelbücher,* der britische Schriftsteller Rudyard Kipling. Ihm zufolge hat Gott, der allmächtige Schöpfer aller Dinge, sich dieses »Dingsda« in einer Stunde besonders übler Laune ausgedacht und jedem männlichen Wesen am Übergang seiner Blase in Harnröhre und Penis eingepflanzt.

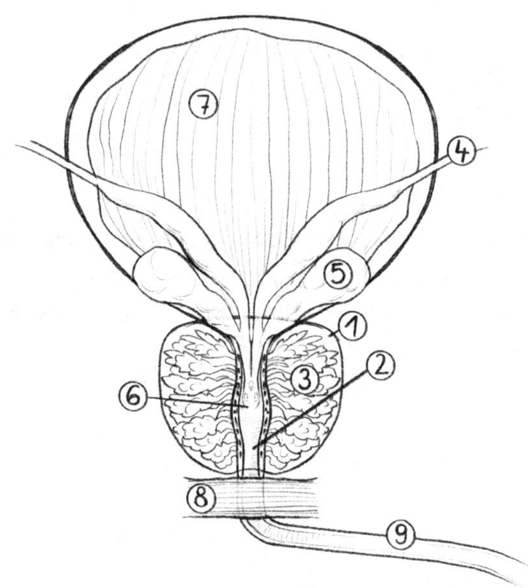

Die Prostata (1) liegt direkt unterhalb der Harnblase (7) und umgibt die Harnröhre (2) ringförmig wie ein Donut. Diese Harnröhre ist im Prostatabereich durch Hunderte von Drüsenöffnungen durchlöchert. Dort wird das Sekret der Prostata, das in dem Drüsenanteil (3) gebildet wird, in die Harnröhre abgegeben. Im Bereich des Samenblasenhügels (6) münden in die Harnröhre außerdem die Samenleiter (4) und die beiden Samenbläschen (5). (8 = Schließmuskel, 9 = Harnröhre.)

Die Prostata oder Vorsteherdrüse ist aber kein Produkt schlechter Laune oder gar ein überflüssiges Organ, sondern für die Fortpflanzung der Menschen elementar. Sie ist für die Spermien wie eine Art Bahnhof, in dem sie auf einem Nebengleis auf die Abfahrt warten und solange versorgt werden. Sind die Spermien erst einmal im Hoden gereift, werden sie über die Samenleiter bis zur Prostata transportiert und in einem Ausführungsgang der Samenleiter so gelagert, dass sie im Bedarfsfall direkt zur Verfügung stehen.

Bei der Ejakulation wird der Innenraum der Prostata zu einer Art Quirl, bei der das Sekret der Prostata und der

Samenblasen mit den Spermien vermischt und dann in die Harnröhre auf die Reise geschickt wird. Denn der Weg der Spermien ist mühsam. Sie müssen gut gleiten, um die Strecke durch die Harnröhre bis zum Ausgang leicht zu überwinden. Außerdem müssen die Spermien vor Resten des sauren Urins geschützt werden, die vielleicht noch in der Harnröhre sind. Und da der Weg von der Prostata bis zum Eileiter bei der Frau zur Befruchtung lang ist, brauchen die Spermien wie Radfahrer auf einer Bergetappe viel Hilfe (siehe das Kapitel »Prostata, Ejakulation und Fortpflanzung: eine geniale Choreografie«).

Das Geheimnis der Samenblasen

Hinter der Prostata liegen zwei kleine bläschenartig erscheinende Strukturen, die wie Weintrauben aussehen und jede nicht größer als 5 bis 10 Zentimeter ist. Auch heute werden sie immer noch als Samenblasen bezeichnet, weil man dachte, sie seien eine Art Speicherort für die Spermien. Heute weiß man, dass es sich um einen geschlängelten Drüsenschlauch handelt, der ein Sekret produziert, das die Spermien als Nährstoff auf dem anstrengenden Weg zur Befruchtung brauchen.

Dieses Sekret der Bläschendrüsen enthält wertvolle Nährstoffe. Am wichtigsten ist die sogenannte Fruktose, ein Zucker, den die Spermien verdauen und in Energie zur aktiven Wanderung zu den Eizellen umwandeln können. So klein die Bläschendrüsen auch sind, umso wichtiger ist ihre Funktion bei der Fortpflanzung. Denn das nährstoffreiche Sekret macht ungefähr 60 bis 70 Prozent der Gesamtmenge des Ejakulats aus. Wissenschaftliche Untersuchungen haben gezeigt, dass sexuell aktive Männer größere Samenblasen haben als sexuell zurückgezogene Männer.

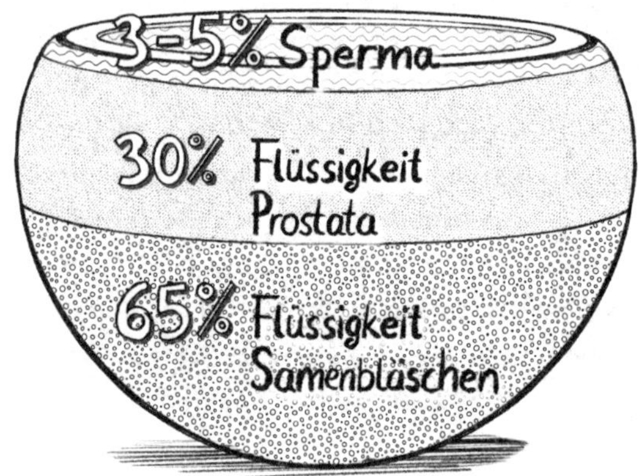

Das Ejakulat besteht nicht – wie man gemeinhin glaubt – nur aus dem Sekret des Hodens mit den Spermien. Vielmehr ist der Anteil des Hodensekrets mit den Spermien von nur 3 bis 5 Prozent des Ejakulats sehr gering. Der Rest sind Ernährungs- und Gleitstoffe für die Spermien aus der Prostata und den Samenbläschen, um das Wunder der Befruchtung zu schaffen.

Prostata, Ejakulation und Fortpflanzung: eine geniale Choreografie

Ejakulation als Turbohappening

Die Ejakulation ist ein phänomenaler Vorgang. Das Gemisch von Samenzellen und dem Sekret von Prostata und Samenblasen wird mit einer Geschwindigkeit von 40 bis 45 Stundenkilometern ausgeschleudert. Das ist so schnell wie die besten 100-Meter-Sprinter dieser Erde. Man sieht, wie wichtig es der Natur ist, dass die wertvollen Spermien dahin kommen, wo sie das Ziel der Fortpflanzung erfüllen.

Dies gelingt nur durch eine fein abgestimmte Choreografie von Nerven und verschiedensten Muskeln. Unmittelbar vor der Ejakulation werden die Einzelbestandteile wie ein Cocktail gemischt. Da die Harnröhre mitten durch die Prostata läuft, ist dies der Cocktailbecher, in den die Flüssigkeit aus den Samenblasen, die Spermien aus den Samenleitern und das Sekret der Prostata abgegeben werden. Der wertvollste Bestandteil des Cocktails sind die mehr als hundert Millionen Spermien, wobei der Volumenanteil der Spermien am Gesamtejakulat nicht mehr als circa 3 Prozent ausmacht.

Damit dann dieses Gemisch von Spermien und ernährendem Sekret kraftvoll ausgeschleudert werden kann, muss der Fluchtweg nach »hinten« in die Blase durch einen Muskel am Blasenhals verschlossen werden. Gleichzeitig ziehen sich die Muskeln im Beckenboden und im inneren Teil der Schwellkörper ruckartig zusammen. Diese plötzliche Druckerhöhung bei verschlossenem Blasenhals hinten führt dann zu der vorwärtsgerichteten Ejakulation.

Und wozu dient das Prostatasekret?
Jeden Monat reifen im Eierstock einer jungen Frau Tausende von Follikeln, aber nur eine oder wenige dieser Eizellen werden beim monatlichen Eisprung in die Eileiter abgegeben. Ab diesem Zeitpunkt muss die Eizelle innerhalb von 12 bis 24 Stunden befruchtet werden, sonst stirbt sie ab. Wären die männlichen Spermien nur genauso kurz befruchtungsfähig, wäre die Chance der Fortpflanzung deutlich reduziert, es sei denn, die Paare hätten jeden Tag Verkehr. Deshalb hat die Natur einen raffinierten Ausgleichsmechanismus geschaffen. Die Spermien sind nicht nur wenige Stunden, sondern bis zu einer Woche befruchtungsfähig.

Garant dafür ist das Sekret der Prostata und der Samenblasen, denn es enthält für die Spermien eine Art Reiseproviant und Notapotheke. So können sie wie gesagt bis zu einer Woche überleben und den langen Weg vom Hals der Gebärmutter bis zur Befruchtung am Ende der Eileiter zurücklegen. Die Überwindung dieser Strecke, dazu in zähem Schleim und mit nur mit einem einzigen »Arm« als Fortbewegungsmittel, wird von einigen Wissenschaftlern mit einer 100 Kilometer langen Schwimmstrecke für einen erwachsenen Mann verglichen – eine kräftezehrende Angelegenheit!

Damit die Spermien besser vorwärtskommen, gibt es im Sekret der Prostata außer Ernährungsstoffen noch Substanzen, die das Ejakulat, aber auch den Schleim in der Gebärmutter verflüssigen. Unbestrittener Star dieser Produktpaette ist ein Eiweiß mit dem Namen *p*rostata*s*pezifisches *A*ntigen, das berühmte PSA, gemessen in Nanogramm pro Milliliter (ng/ml). Es hat die Früherkennung des Prostata- als häufigsten Krebses beim Mann revolutioniert. In der Notapotheke des Prostatasekrets ist außerdem das Spermin, das die Erbinformation in den Spermien schützt und gleichzeitig bewegungsauslösend auf sie wirkt. Es ist übrigens auch für den charakteristischen Geruch des Spermas verantwortlich.

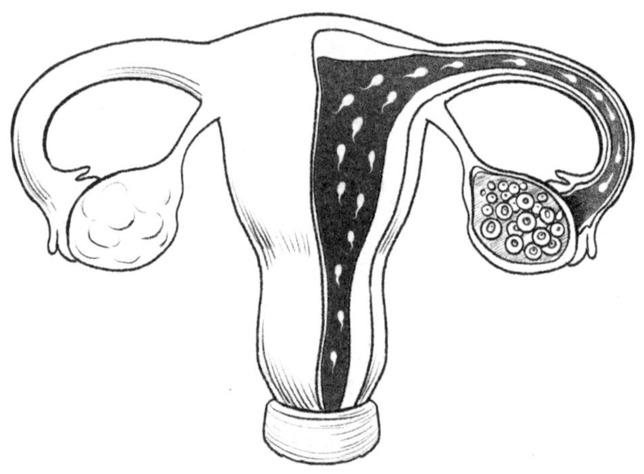

Für die Befruchtung der Eizellen müssen die Spermien den langen Weg vom Gebärmutterhals durch die gesamte Gebärmutter bis in die Eileiter zurücklegen. Ohne das Sekret der Prostata und der Samenbläschen wäre das nicht zu schaffen.

Der Penis: für die Fortpflanzung oder zum Pinkeln?

Ein Patient sagte einmal kurz vor einer Blasenspiegelung, vor der er Angst hatte: »Was für eine Fehlkonstruktion da unten: der Abwasserkanal mitten im Vergnügungszentrum.« So angstbesetzt die Bemerkung gemeint war, so berechtigt erscheint die Frage. Ist der Penis eigentlich für die Blasenentleerung oder für die Fortpflanzung wichtiger?

Vermutlich glauben die meisten, der Penis sei primär für die vereinfachte Blasenentleerung da – und das deshalb, weil wir ihn mehrmals am Tag genau dafür nutzen. Aber biologisch sind Penis und Harnröhre eindeutig für die Fortpflanzung wichtiger. Denn die inneren Geschlechtsorgane bei der Frau haben eine gefährliche Besonderheit. An der Stelle, an der vom Eierstock das reife Ei in die Eileiter abgegeben wird, ist ein freier Raum in die Bauchhöhle. Würden von außen Bakterien dort eindringen, könnte das lebensgefährliche Entzündungen auslösen. Deshalb hat die Natur diese Stelle weit ins Körperinnere verlegt. Das bedeutet aber andererseits, dass die Spermien einen sehr langen Weg zurücklegen müssen. Genau hier ergibt der Penis mit einer Erektion biologisch Sinn.

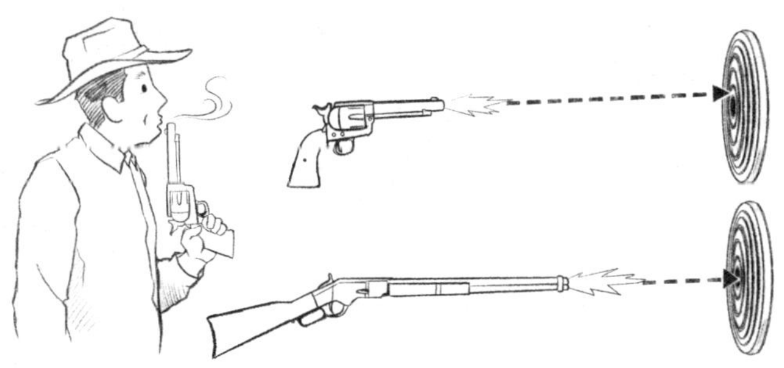

Wenn man mit einer Pistole oder einem Gewehr aus weiter Entfernung auf eine Zielschiebe schießt, wird die Zielgenauigkeit von der Länge des Rohres abhängen. Bei einer Pistole ist das Abweichen oder der Streueffekt viel größer als bei einem langen Rohrlauf wie bei einem Gewehr. Genau deshalb hilft die Länge des Penis, das wertvolle Sperma nahe am Muttermund abzuwerfen.

Wäre der Penis kurz, müssten die Spermien nicht nur vom Gebärmuttermund bis zu den Eierstöcken wandern, sondern zusätzlich die gesamte Scheide bis zur Gebärmutter aufsteigen. Außerdem ist die Passage der Scheide mit Milchsäurebakterien »vermint«, um krankheitsauslösende Bakterien abzuwehren. Durch den erigierten Penis wird diese Scheidenstrecke überbrückt. Noch viel wichtiger aber dürfte sein, dass der Auswurf des Spermas bei einem langen Penis viel zielgerichteter ist. Denn auch mit dem kurzen Rohr einer Pistole kann man schlechter zielen als mit dem langen Rohr eines Gewehrs. So kann das Prostatasekret mit den wertvollen Spermien am Eingang der Gebärmutter platziert werden.

Auch wenn der gerichtete Urinstrahl in öffentlichen Pissoirs sicher hilfreich ist, erscheint die tiefe und punktgenaue Ablage des Ejakulats mit den Spermien biologisch wichtiger. Der Penis ist also zweifelsfrei primär ein Organ der Fortpflanzung. Dass auch noch der Urin durch die Harnröhre läuft, ist eine Frage der Effektivität – sonst hätte es eines weiteren Ausgangs bedurft, um die Blase zu entleeren.

Warum wird die Prostata im Alter oft größer?

Es ist für eine Volkskrankheit erstaunlich, aber das Geheimnis der Prostatavergrößerung im Alter ist teilweise immer noch ungelöst. Denn es betrifft nicht alle Männer. Nur 50 Prozent der Sechzig- und ungefähr 80 Prozent der Achtzigjährigen haben dieses Problem. Aber warum steigt das Risiko im Alter? Und warum sind nicht alle Männer davon betroffen?

Was lehren uns Kastraten?

Unzweifelhaft spielt das männliche Geschlechtshormon Testosteron eine zentrale Rolle. Das zeigen uns die sogenannten Kastraten, die es in mehreren Kulturen gegeben hat. Damit jugendliche Sänger auch nach der Pubertät ihre Stimme behielten, hatte man früher im opernverrückten Italien vielen Jungen noch vor der Pubertät die Hoden entfernt. Aber nur wenige Kastraten wurden berühmt und reich, die meisten fristeten ein armseliges Leben als Chorsänger oder Gesangslehrer. Nur einen Vorteil hatten sie: Wenn sie alt wurden, litten sie nicht an den Beschwerden einer großen Prostata, denn diese blieb winzig klein.

Beweise dafür liefern medizinische Untersuchungen an Kastraten in China. Die kaiserliche Familie hatte das Recht, von Eunuchen als Hausangestellten bedient zu werden. In der kaiserlichen »verbotenen Stadt« gab es davon mehr als 2000. Nach der Revolution 1911 und der Auflösung der »verbotenen Stadt« im Jahre 1923 mussten die Eunuchen das geschützte Areal verlassen. Einige von ihnen wurden medizinisch betreut, und man fand bei späteren Leichenschauen winzig kleine Prostatadrüsen.

Wenn Mädchen zu Jungen werden: das Geheimnis der Guevedoces

Einen Meilenstein in dem Wissenspuzzle über die Bedeutung des Testosterons und letztlich auch die Entwicklung eines vollkommen neuen Medikaments zur Verkleinerung einer vergrößerten Prostata haben wir den Forschungen der Professorin Julianne Imperato-McGinley zu verdanken. Sie hatte gehört, dass es in einem kleinen Gebiet in der Dominikanischen Republik vermehrt zum Auftreten eines sehr seltenen Phänomens gekommen war.

Ungefähr 2 Prozent der Neugeborenen in der Gegend waren bei Geburt zweigeschlechtlich, aber eher weiblich. Deshalb wurden sie als Mädchen erzogen. Mit Eintritt der Pubertät kam es dann bei den Mädchen jedoch zu einer Geschlechtsveränderung. Sie bekamen eine tiefere Stimme, mehr Muskeln, im äußeren Genital formte sich die Klitoris zu einem kleinen Penis, und in der Leiste bildeten sich Hoden. Man nannte diese »Mädchenjungen« »Guevedoces«, was so viel wie »Eier mit zwölf« oder »Penis mit zwölf« bedeutet. Unter diesem Namen wurde das Phänomen weltbekannt.

Dr. Julianne Imperato-McGinley fand schließlich heraus, dass diese Kinder an einem seltenen Enzymmangel litten. Deshalb konnte das männliche Geschlechtshormon, das Testosteron, an den Empfängerorganen nicht in die biologisch aktive Form des Testosterons, das sogenannte Dihydrotestosteron, überführt werden. Mit Eintritt der Pubertät wurde dann der Anstieg des Testosterons so groß, dass es trotzdem zur Ausprägung der männlichen Geschlechtsorgane kam, aber deutlich schwächer als üblich. Die Mädchen – plötzlich zu Jungen geworden – hatten kaum Bartwuchs, einen sehr geringen Köperhaarwuchs, kleine Geschlechtsorgane und eine sehr kleine Prostata. Die Forscherin entschlüsselte den genetischen Defekt. Den Betroffenen fehlte die 5-Alpha-Reduktase (5AR).

Da dieses Enzym gerade in der Prostata in hoher Konzentration vorkommt, kam man beim Pharmagiganten Merck & Co. auf die Idee, ein Medikament zu entwickeln, das dieses Enzym »künstlich« hemmt. Dann könnte man eine vergrößerte Prostata wieder zum Schrumpfen bringen. Dies gelang schließlich nach fünfzehnjähriger Forschung, und 1992 wurde in den USA die Substanz Finasterid als erstes Medikament zur Verkleinerung einer vergrößerten Prostata zugelassen (siehe auch »Gibt es Medikamente, die gezielt an der Prostata wirken?« in Kapitel 7). Es wurde eine Milliardengeschäft für die Firma und hat sicher viele Männer vor einer Operation bewahrt. Aber die Hoffnung, außerdem ein Medikament gefunden zu haben, welches das Risiko der Entstehung eines Prostatakrebses vermindert, wurde enttäuscht (siehe auch »Enttäuschte Hoffnung: Finasterid sollte das Entstehen von Prostatakrebs verhindern« in Kapitel 6).

Ist eine große Prostata vererblich?

Immer wieder sagen Männer mit Prostatabeschwerden, der Vater habe ähnliche Probleme gehabt. Tatsächlich zeigten Studien bereits vor über dreißig Jahren, dass das Risiko einer Prostatavergrößerung bei den Söhnen um das Vier- bis Sechsfache erhöht ist, wenn der Vater vor dem 65. Lebensjahr eine therapiepflichtige Prostatavergrößerung hatte.

Bekommt die Prostata im Alter auch einen »Bierbauch«, oder sind Entzündungen schuld?

Es ist kein echter Bierbauch, den die Prostata entwickelt, aber so etwas Ähnliches. Denn bei Männern mit Übergewicht, dem sogenannten metabolischen Syndrom, kommt es zu einem Überschuss von Insulin und Cholesterin – und beides kann die Prostata zu einem vermehrten Wachstum anregen. Genau deshalb ist das Risiko einer gutartigen Prostatavergrößerung bei Übergewicht, Fehlernährung und zu wenig Sport erhöht (siehe auch »Gibt es eine schützende Ernährung gegen Prostatakrebs?« in Kapitel 6).

Die Frage, ob eine chronische Entzündung der Prostata schuld ist, erscheint erst einmal abwegig. Aber vielleicht kennen Sie Betroffene mit einer großen Hautnarbe. Bei den einen verheilt sie flach und kaum sichtbar, bei anderen mit einem überschießenden Gewebewulst. So ähnlich könnte es auch bei der Prostata sein, wobei wir noch nicht verstehen, warum es zwischen den Betroffenen so unterschiedlich abläuft. Ob hier bestimmte Eiweiße schuld sind, die man blockieren könnte, um eine Prostatavergrößerung zu verhindern, bleibt noch ein ungelöstes Rätsel.

Ist eine große Prostata schlimm?

Noch vor hundert Jahren war eine vergrößerte Prostata oft nicht nur ein Todesurteil, sondern Auslöser von jahrelangen Qualen. Bezeugt ist dies bei einem der berühmtesten Herrscher der neueren Geschichte, dem Zaren Peter der Große. Dieser mächtige und reformfreudige Regent war nicht nur wegen seiner Größe von über 2 Metern, sondern auch seinen vielfältigen Liebschaften bekannt.

Am Ende seines nur 53-jährigen Lebens führte seine Prostatavergrößerung dazu, dass er buchstäblich in seinem eigenen Urin ertrank. Er starb 1725 an Nierenversagen. Schon Jahre hatte er einen ständigen Harndrang und musste Tag und Nacht dauernd kleine Mengen von Urin auspressen. Dieses »Zarenphänomen«, ständig ein wenig Urin auszupressen, nennt man eine »Überlaufblase«. Da die Blase zum Bersten voll ist, können die Nieren keinen Urin mehr in sie pumpen, es kommt zum Urin-Rückstau und schließlich zur Zerstörung der Nieren. Genau daran starb »Peter der Große«.

Prostata: Groß ist nicht immer bedrohlich

Wenn sich die ringförmig um die Harnröhre wachsende Prostata vergrößert, kann das eine Behinderung des Urinflusses zur Folge haben. Die Männer berichten dann, dass der Harnstrahl nicht mehr kräftig und schnell, sondern nur noch zögernd und schwächer läuft. Ein oft zitierter Spruch lautet hier: »Den Namen bekomme ich nicht mehr in den Schnee gepinkelt.«

Obwohl das Risiko einer Harnsperre mit der Größe der Prostata zunimmt, muss eine große Vorsteherdrüse nicht zwangsläufig Beschwerden machen, solange der inneren Durchlass weit genug ist, weil sie sich in die Breite nach außen und nicht nach innen ausdehnt.

Wächst die Prostata dahingegen in die Höhe und hat sie

möglicherweise noch einen oberen dritten Drüsenknoten, der sich beim Auspressen des Urins wie ein Ventil auf den Ausgang legt, ist der innere Harndurchlass oft behindert.

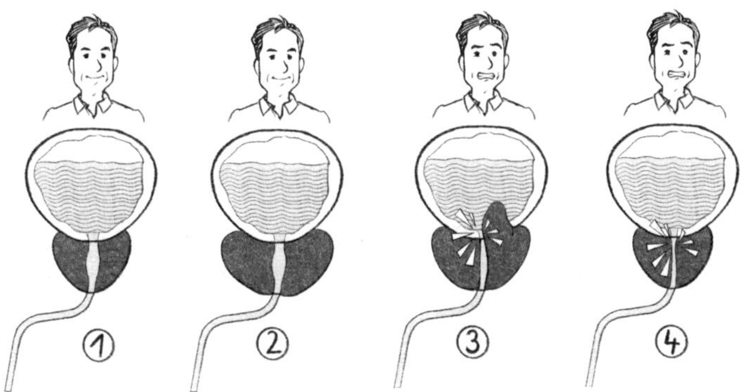

Im Normalfall umgibt die Prostata die Harnröhre am Blasenausgang ringförmig (1). Sie kann sehr groß werden, solange sie aber in die Breite wächst (2), bleibt der Durchtritt weit. Nur wenn das Wachstum nach innen geht und eventuell ein zusätzlicher innerer Knoten, der sogenannte Mittellappen, dazukommt, droht eine Harnsperre (3). Selten kann eine Prostata, obwohl sie klein ist, auch einmal den Blasenhals zuschnüren, was dann ebenfalls Entleerungsstörungen der Blase bedingt (4).

Sehr viel seltener ist das Phänomen der Blasenhalsenge. Dann ist die Prostata möglicherweise nur wenig vergrößert, aber genau im Übergang von Blase in den inneren Durchlass, die Harnröhre, kommt es zu narbigen Verengungen.

Wann wird eine große Prostata gefährlich?

Auch wenn rund 70 Prozent aller Siebzigjährigen eine vergrößerte Prostata haben, müssen nicht alle Männer operiert werden. Denn neben dem Phänomen der unterschiedlichen Wuchsformen gibt es die Möglichkeit einer medikamentösen Therapie. Aber bestimmte Situationen erfordern eine Operation, weil der Versuch der Behandlung mit Medikamenten zu lange dauern würde oder schlechte Erfolgsaussichten hat. Zu diesen Zwangssituationen gehören:

- eine wiederholte Harnsperre, wenn man die Blase auch trotz Medikamenten nicht mehr entleeren kann, oder
- gestaute Nieren, weil die große Prostata die Mündung der Harnleiter in der Blase zudrückt oder weil der Restharn in der Blase so groß ist, dass die Nieren keinen Urin mehr abgeben können und durch die Stauung zerstört werden, oder bei
- immer wiederkehrenden Blasenentzündungen, weil sich der Urin in der unvollständig entleerten Blase wie in stehendem Gewässer entzündet, oder wenn
- die Restharnmenge in der Blase so zunimmt, dass der Blasenmuskel massiv überdehnt wird. Das ist wie ein Spagat, aus dem man nicht mehr hochkommt, weil die Muskelkraft überspannt ist. Irgendwann verliert der Blasenmuskel dann seine Pumpkraft.

Und warum kann ich nachts so schlecht Wasser lassen?

Viele Männer suchen den Rat eines Urologen, nicht nur weil sie nachts immer wieder zur Blasenentleerung aufstehen müssen, sondern weil es elend lange dauert. Wenn sie dann erst lange durch die Wohnung gelaufen sind, klappt es zwar – aber sie sind dadurch so wach geworden, dass sie schwer wieder einschlafen können. Der Therapieversuch der alten Hebräer ist da wenig verlockend. Sie vertrauten auf Läuse, die an die Mündung der Harnröhre auf die Eichel gesetzt wurden. Ihr Biss sollte die Blase so anregen, dass der Harnfluss in Gang kam.

Der Urinstrahl ist bei Männern mit einer einengenden Prostata zur Nacht oft deshalb schlechter, weil auch der Blasenmuskel »eingeschlafen« ist. Die Vorspannung des Blasenmuskels ist nachts vermindert, und er muss erst »geweckt« werden. (Tipps dazu gibt es im Abschnitt »Halb volle Blase –

wie bekomme ich sie vor der Bettruhe oder vor Autofahrten trotzdem leer?« in Kapitel 4.)

Was hat meine schwache Blase mit der Prostata zu tun?

Die »schwache Blase« ist kein Phänomen aus dem Raritätenkabinett, sondern sehr verbreitet. Deshalb findet man auf vielen öffentlichen Männerklos Werbung für pflanzliche Präparate. Und es spiegelt sich in der Umgangssprache wider. Die Älteren kennen noch die »Sextanerblase«, weil die Schüler in der Sexta als erster Gymnasialklasse ständig vor Aufregung aus dem Unterricht rannten. In der früheren DDR sprach man von der »Pionier-« und im katholischen Rheinland von der »Ministrantenblase«. Originell ist die »Eichhörnchenblase«, der angeblich die Idee zugrunde liegt, das Eichhörnchen springe deshalb so unruhig hin und her, weil es dringend zum Klo müsse.

Die schwache Blase: bei Männern und Frauen unterschiedlich

Wenn man bei Kindern und Jugendlichen von einer schwachen Blase redet, meint das eine zu kleine und ständig gereizte Blase. Bei Erwachsenen ist das nicht so.

Sprechen Frauen über eine zu schwache Blase, meinen sie oft den unkontrollierten Urinverlust, wenn es bei körperlichen Anstrengungen »einfach läuft«. Lange war das ein Tabuthema, heute bekennen sich sogar berühmte Persönlichkeiten dazu. So machte die weltberühmte amerikanische Schauspielerin Whoopi Goldberg im Jahre 2011 öffentlich, unter »Spritzattacken« zu leiden – und vermarktete es mit dem Hinweis auf saugfähige Vorlagen.

Anders beim Mann. Denn ein Urinverlust ohne vorherigen Drang – also beim Husten oder Springen – ist bei Männern selten und tritt fast nur nach operativen Eingriffen auf. Man spricht beim Mann von einer schwachen Blase, wenn der Harndrang plötzlich einschießt und kaum zu unterdrücken ist. Diese Männer suchen Hilfe wegen »der Pinkelattacken« und »des Blitzpinkelns«, weil der Freiheitsradius von zugänglichen Toiletten immer kleiner wird.

Was hat die Prostata mit diesen Pinkelattacken zu tun?

Wenn Sie auf eine kurze und knappe Antwort hoffen, werden Sie enttäuscht. Denn diese Frage hat schon Tausende von Wissenschaftlern beschäftigt. Und außerdem gibt es viele andere Gründe, warum eine Blase gereizt sein kann, von Steinen in ihrem Inneren bis hin zu einem Tumor oder neurologischen Erkrankungen wie die Schüttellähmung (Morbus Parkinson) oder die Multiple Sklerose (MS). Ein Auslöser kann aber die Prostata sein.

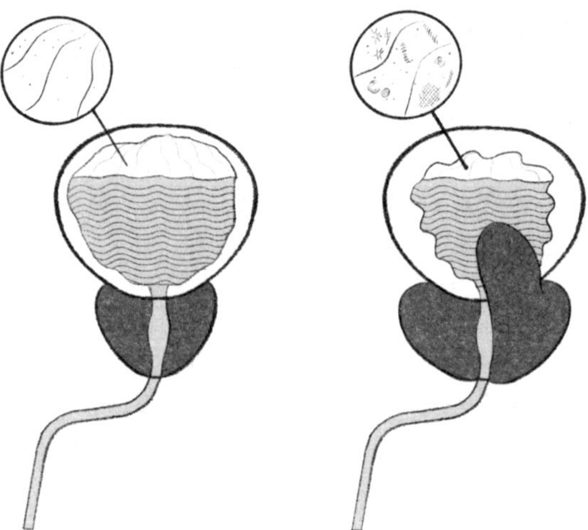

Ist die Prostata vergrößert und die Urinpassage behindert (rechte Bildhälfte), verdickt sich der Blasenmuskel. Innerhalb der Muskelverdickungen kann es zu Vernarbungen, Muskelknoten, Arealen mit einer Minderdurchblutung und elektrischen Störfeldern kommen, welche die plötzlichen Drangepisoden oder Pinkelattacken der Blase auslösen.

Denn ist die Prostata vergrößert oder so eng gewachsen, dass sich die darüberliegende Blase nicht mehr normal entleeren kann, kommt es zu einem Muskelwachstum der Blase. Es ist wie bei Arnold Schwarzenegger, der hat seine Muskeln auf der Hantelbank so lange trainiert, bis sie größer als sein Kopf waren. Genauso ist es bei der Blase: Wenn sie immer stärker gegen eine einengende Prostata drücken muss, damit der Urin herausläuft, verdickt sich der Muskel. Genau das kann dann aber zu Störfeldern führen, in denen Störungen der Durchblutung oder falsche Verschaltungen von Nerven auftreten können. Beim Herzen kommt es dann zu Rhythmusstörungen, bei der Blase zu den plötzlichen Drangepisoden.

2.
Fragen von Männern zum Wasserlassen

Warum wird der Harnstrahl im Alter oft schlechter?

Über den weltberühmten Autor von Horrorromanen Stephen King wurde bekannt, dass er vor einigen Jahren von einem ständigen Harndrang mit stotterndem Urinfluss gequält wurde. Erst dachte er, es sei ein Blasenkrebs, weil er jahrelang unter Alkohol- und Drogenproblemen gelitten hatte. Bei weiteren Untersuchungen fand sich als Ursache eine harmlose Blasenentzündung. Nachdem sie mit Antibiotika ausgeheilt war, wurde auch der Harnstrahl wieder besser. Leider ist es nicht immer so einfach, auch wenn jeder von der Tablette träumt, die alles heilt.

Weil die Prostata klemmt oder die Harnröhre narbt

Verschlechtert sich der Harnstrahl, kann das natürlich an der Prostata liegen. Denn wird sie größer, kann sie sich wie würgende Hände um den Hals der Harnröhre legen und den Durchfluss behindern.

Seltener kommt es in der Harnröhre, also der Verbindung der Blase nach außen, zu einer Verengung. Das kann nach Entzündungen oder Verletzungen der Harnröhre durch Operationen oder Stürze auftreten, mitunter Jahrzehnte später. Wenn sich die sehr empfindliche Harnröhre narbig verengt, muss die Harnröhre in Narkose von innen unter optischer Kontrolle mit einem Mikromesser eröffnet werden. Kehren die Narben mehrfach wieder, muss entweder die vernarbte Strecke ausgeschnitten oder die Verengung mit Ersatzgewebe wie bei den Herzkranzgefäßen erweitert werden.

Weil der Blasenmuskel schwächelt

Der Blasen- ist neben dem Herzmuskel der einzige Muskel im menschlichen Körper, der ein Hohlorgan leer pumpt. Dazu sind die Muskeln wie bei einem Turban gewickelt und entleeren den Inhalt koordiniert. Dieser Blasenmuskel kann erkranken und schwächer werden, sodass die Pumpkraft und damit der Harnstrahl schwächer werden.

Häufiger passiert es jedoch, dass sich durch die vergrößerte Prostata in der Blase Restharn ansammelt. Dadurch kann der Blasenmuskel ähnlich einer ausgeleierten Hose chronisch überdehnt werden und verliert an Spannkraft. Werden die Restharnbildung und damit die Überdehnung irgendwann zu groß, kann man erst mit Medikamenten versuchen, die Blasenentleerung zu erleichtern. Hilft das nicht, muss eine verkleinernde Operation der Prostata erfolgen.

Auch ein schlecht eingestellter Diabetes mellitus führt langfristig zu einer Blasenlähmung, weil die Überzuckerung die Nerven und das Gewebe schädigt. Leider wird oft vergessen, nach »beruhigenden« Medikamenten zu fragen, die sozusagen als Nebenwirkung auch den Blasenmuskel dämpfen können.

Weil der Kopf blockiert

Die Blasenregulation erfolgt durch ein Kontrollzentrum im Gehirn, das durch einen Schlaganfall geschädigt werden kann. Meist führt dies jedoch zu einer überaktiv-enthemmten Blase, weil die übergeordnete Kontrolle gestört wird und die Blase – wie beim Kleinkind – wieder auf einer reflexartigen Ebene funktioniert. Es gibt aber auch Fälle, in denen sie wie gelähmt ist und dann einfach überläuft.

Bekannt ist noch ein anderes Phänomen, das als »schüchterne Blase« oder *»shy bladder«* bezeichnet wird. Den Betroffenen ist es unmöglich, in Anwesenheit anderer die Blase zu entleeren. Eine berühmte Geschichte ist diejenige des Nationalspielers der deutschen Weltmeistermannschaft von 1972, der bei der Dopingprobe unter Beobachtung eines Kontrolleurs stundenlang nicht pinkeln konnte. Weil er an dem Problem der »schüchternen Blase« litt, verpasste er einen Großteil der spontanen WM-Feier (siehe auch den Abschnitt »Ich kann in Anwesenheit anderer nicht pinkeln! Gibt es das?« in Kapitel 3).

Nachlaufen nach dem Wasserlassen: Was läuft da falsch?

Das Problem ist alltäglich, bei jungen Männern seltener, bei älteren jenseits der Sechzig betrifft es aber mehr als die Hälfte. Und für alle ist es unangenehm. Man hat die Blase entleert, hinterher noch gedrückt, und trotzdem läuft es nach. Sobald der Penis in die Unterhose verschwindet oder man von der Toilette aufsteht, läuft Urin aus und führt zu den unangenehmen feuchten Flecken. Ist es nur die Unterhose, geht es noch – das macht die Waschmaschine. Ist es aber die Hose, wird es unangenehm, weil sichtbar.

Was muss ich wissen, um es zu verstehen?

Der Grund für das Nachlaufen ist fast nie die Prostata, sondern der unterhalb des Schließmuskels gelegene Teil der Harnröhre. Dabei spielt eine wichtige Rolle, dass dieser Teil der Harnröhre von einem eigenen Schwellkörper umgeben ist, der sie stützend umschließt.

Zwei von zehn meist älteren Männern gehen zum Urologen, weil sie dieses Nachlaufen nach beendetem Wasserlassen stört. Sie kommen in die Sprechstunde und beklagen, dass sie undicht seien, und wollen deshalb die Prostata untersuchen lassen. Besonders stark ist das Problem, wenn die Männer im Stehen bei geöffnetem Reißverschluss Wasser gelassen haben. Trotz allem Schütteln kommt es oft beim Rückholen des Penis zu einem erheblichen Nachlaufen.

Aber warum kommt es zum Nachlaufen?

- *Gealterter Harnröhren-Schwellkörper:* Die Harnröhre als empfindlicher Gewebeschlauch hat eine »Schutzhülle« in Form eines eigenen Schwellkörpers. Der kann aber altersbedingt »ausleiern« und hat dann nicht mehr die Spannkraft, um den in der Harnröhre verbliebenen Resturin auszudrücken. Man kann das mit einem Gartenschlauch vergleichen, dessen Rest erst ausläuft, wenn man ihn auf die Rolle wickelt.
- *Der bogenförmige Verlauf der Harnröhre beim Mann:* Durch den bogenförmigen Verlauf der Harnröhre um den Schambeinknochen herum entsteht eine Art Siphon, in dem Urinreste stehen bleiben können. Wurden sie bei der jugendlichen Harnröhre durch Muskelkraft entleert, wird dieser Mechanismus im Alter geschwächt.
- *Geschwächte Pressmuskeln im Dammbereich:* Im Beckenbodenbereich umgeben mehrere schlingenförmig ange-

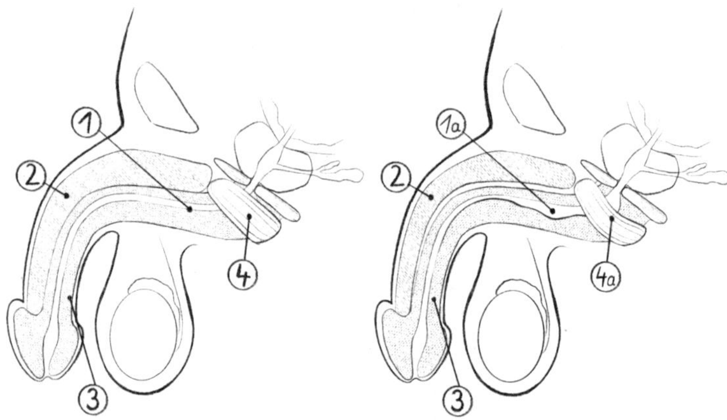

Die wie ein gedrehtes S verlaufende Harnröhre (1) wird von einem eigenen Schwellkörper (3) umgeben. Hierbei hat die Harnröhre keine Verbindung zu den Schwellkörpern der Gliedversteifung (2). Ursache des Nachlaufens ist die meist altersgeschwächte Spannkraft des Schwellkörpers der Harnröhre, sodass Urinreste im siphonartigen Teil der Harnröhre verbleiben (1a). Außerdem sind die Pressmuskeln der Ejakulation (4a) und Anteile des Beckenbodens kraftgemindert, sodass der »gefangene« Urin nicht unterstützend ausgemolken wird.

ordnete Muskeln die Harnröhre und die Schwellkörper. Sie sind dafür verantwortlich, dass das Sperma bei der Ejakulation »Fahrt« aufnimmt und ausgeschleudert wird. Ohne diese Muskeln käme das Sperma nicht weit, und die Fortpflanzung wäre gefährdet. Diese Muskeln verlieren nach bestimmten Operationen oder mit dem Alter an Spannkraft. Dadurch wird nicht nur die Ejakulation schwächer, sondern auch der Ruhedruck auf die Harnröhre, sodass mehr Urinreste in der Harnröhre stehen bleiben – und dann auslaufen können.

- *Seltene anatomische Störungen:* Auch narbige Verengungen der Harnröhre können dazu führen, dass der Urin nicht richtig aus der Harnröhre läuft und nachläuft. Eine seltene Ursache ist eine Aussackung der Harnröhre, ein sogenanntes Divertikel, in dem sich der Urin fängt. Die Betroffenen schildern dann, dass es bei bestimmten Bewegungen oder beim Hinsetzen zu einem Auslaufen der Harnröhre kommt, weil das Divertikel dann ausgedrückt wird.

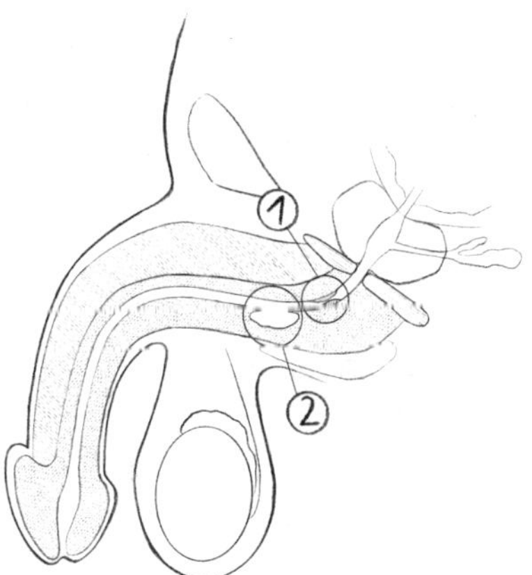

Bei einer narbigen Verengung der Harnröhre (1) oder bei einer Aussackung der Harnröhre, einem Divertikel (2), kann es zu einem Stau kommen, der zu einem Nachlaufen führen kann. Ein erfahrener Urologe wird dies aber meist durch zielgerichtete Fragen eingrenzen können.

Was muss ich nachschauen lassen?

Eine Spiegelung der Harnröhre oder eine ergänzende Ultraschall- oder Röntgenuntersuchung der Harnröhre ist nur selten notwendig. In mehr als 95 Prozent aller Fälle liegt ein typisches Auslaufen beim Zurücklegen des Penis in die Unterhose vor, weil die Harnröhre altersschwach ausgeleiert ist.

Was kann Mann selbst tun?

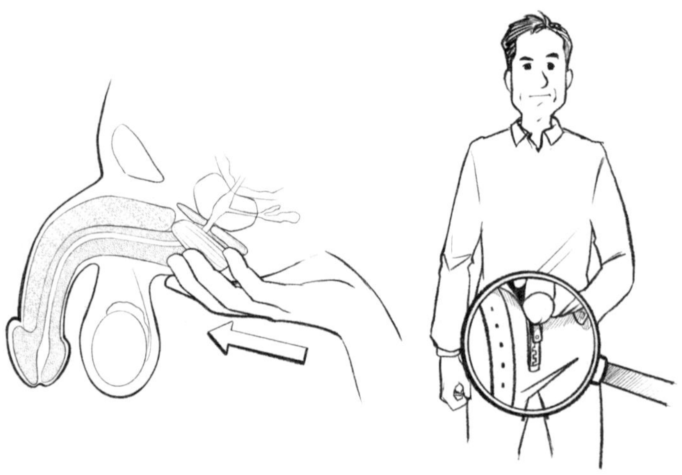

Gegen das Nachlaufen hilft meist, nach dem Wasserlassen die Harnröhre vom Bereich hinter der Hodentasche nach vorne auszustreichen (links). Das Nachlaufen ist umso kräftiger, je mehr die Harnröhre zugedrückt ist, wie beispielsweise durch einen nur halb geöffneten oder zu weit oben schließenden Reißverschluss (rechts).

- *Ausstreichen der Harnröhre:* Am einfachsten ist es, nach dem Wasserlassen die Harnröhre mechanisch mit der flachen Hand nach vorn auszustreichen. Wichtig ist, den Abschnitt im Dammbereich, also hinter der Hodentasche, ebenfalls zu erfassen.
- *Nach dem Sitzen »geschützt-kontrolliertes« Aufstehen zur Harnröhrenstreckung:* »Sitzpinkler« können die Schwerkraft zu Hilfe nehmen. Stehen die Betroffenen nach dem Was-

serlassen auf, kippt die Harnröhre nach vorn oder streckt sich, sodass der Resturin ausläuft. Es reicht dann, diesen nachlaufenden Rest mit Toilettenpapier aufzufangen.

- *Stehpinkler müssen den verflixten Reißverschluss beachten:* Eine alltägliche Situation des Mannes ist die Blasenentleerung im Stehen bei geöffnetem Reißverschluss. Wird dieser aber nur halb geöffnet, ist die Harnröhre davor siphonartig geknickt. In diesem Siphon staut sich dann der Urin, der dann bei der Rückverlagerung des Penis in die Unterwäsche ausläuft. Die einfachste Abhilfe ist, den Reißverschluss komplett zu öffnen und darauf zu achten, dass der Penis ohne Abknickung frei ausläuft.
- *Beckenbodentraining:* Ein gezieltes Beckenbodentraining kann sowohl die Press- als auch die übrigen Muskeln des Beckenbodens stärken, da ein gestärkter schlingenförmiger Muskel den Urin besser aus der Harnröhre pressen kann. Dies wurde sogar in einer Studie gezeigt, bei der drei Viertel aller Männer, die gezielte Übungen durchführten, symptomfrei wurden (Dorey et al. 2004).
- *Medikamentöse Therapie:* Man hat untersucht, ob das erektionsfördernde Medikament Tadalafil in einer Dosierung von 5 Milligramm am Tag gegen das Nachlaufen hilft (Yang et al. 2019). Tatsächlich zeigte sich, dass es bei zwei Dritteln der Betroffenen bei täglicher Einnahme des Medikaments zu einer Besserung kam. Ob der Effekt durch eine verbesserte Muskelaktivität der Pressmuskeln zustande kommt, ist noch nicht klar.

Fazit

So unangenehm die Beschwerden sind, so einfach kann man etwas dagegen tun! Wenn man verstanden hat, was da passiert, kann man sich einfach davor schützen. Also kein Grund, im mittleren Mannesalter bereits anzufangen, sich Vorlagen zu besorgen oder Empfehlungen im Internet zu folgen, die zu Kaffee- und Alkoholabstinenz oder gar einer biodynamischen Körpertherapie raten.

Ich kann im Stehen besser Wasser lassen!

Warum soll Mann sitzen?

Im Jahr 2015 gab es in Düsseldorf ein Gerichtsurteil, das sogar der BBC in England eine Meldung wert war (BBC 2015). Demnach dürfen männliche Mieter im Stehen pinkeln, das gehöre zum vertragsmäßigen Gebrauch. Zu dem Urteil war es gekommen, weil die Vermieterin fast 2000 Euro der Kaution einbehalten hatte, denn ein Fachmann hatte festgestellt, die stumpfen Flecken neben der Toilette kämen von Urinspritzern. Der Mieter klagte dagegen und bekam recht. Denn dem Richter zufolge sei Urinieren im Stehen weitverbreitet, aber die Gefahren für Böden seien kaum bekannt. Der Vermieter hätte anderenfalls auf die Empfindlichkeit des Bodens hinweisen müssen (RP online 2015).

Weiter schreibt der Richter Stefan Hank in der Urteilsbegründung: »Trotz der in diesem Zusammenhang zunehmenden Domestizierung des Mannes ist das Urinieren im Stehen durchaus noch weit verbreitet. Jemand, der diesen früher herrschenden Brauch noch ausübt, muss zwar regelmäßig mit bisweilen erheblichen Auseinandersetzungen mit – insbesondere weiblichen – Mitbewohnern, nicht aber mit einer Verätzung des im Badezimmer oder Gäste-WC verlegten Marmorbodens rechnen« (RP online 2015).

Einer unserer Patienten bat uns tatsächlich, ihm eine Bescheinigung für seine Ehefrau auszustellen, dass er im Stehen Wasser lassen müsse. Weil ihm seine Kniearthrose Schmerzen bereitete, er ein netter Mensch war und auch kein Geld hatte, sich ein Wandurinal anzuschaffen, haben wir das gemacht.

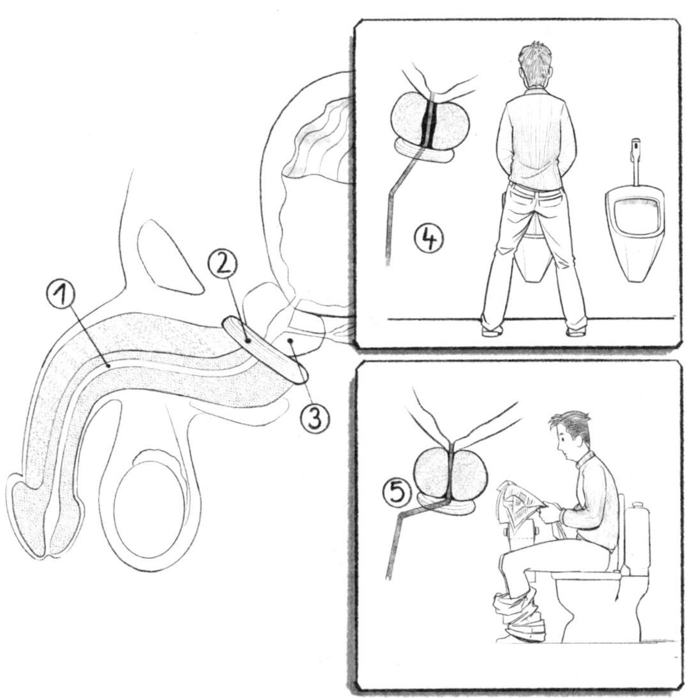

Die Harnröhre (1) wird unterhalb der Blase von der Prostata (3) und dem darunterliegenden Schließmuskel (2) umschlossen. Der verbreitete Glaube, im Stehen (4) besser Wasser lassen zu können, hat mit dem Gefühl zu tun, dass im Sitzen die Harnröhre im Beckenboden abgeklemmt wird (5).

- *Im Stehen Wasser lassen: bequem oder notwendig?* Viele Männer beschreiben das Gefühl, im Stehen besser die Blase entleeren zu können. Bequemer und mitunter vorteilhafter ist es sicher. Denken Sie an die Warteschlangen in der Pause bei einem Konzert, die vor der Männertoilette immer kürzer sind als vor dem Frauen-WC. Aber gibt es wirklich medizinisch nachvollziehbare Gründe, warum die Entleerung im Stehen besser sein soll? Oder ist es nur ein Vorwand aus Gründen der Bequemlichkeit?
- *Wie stellt man fest, welche Form der Blasenentleerung besser*

ist? Zur Messung der Effektivität misst man, wie gut der Harnstrahl ist, wie lange man bis zum Entleeren braucht und ob in der Blase Restharn verbleibt. Denn Resturin kann eine Ursache sein, warum man bald wieder zur Toilette rennen muss.

- *Bei gesunden Männern ist Pinkeln im Stehen oder Sitzen gleich gut!* Tatsächlich gibt es viele Urologen, die sich mit der Frage beschäftigten. Ein holländischer Urologe hat sich die Mühe gemacht, alles auszuwerten (de Jong 2014), und kam zu überraschenden Ergebnissen: Bei *gesunden Männern* spielt es keine Rolle, ob sie beim Wasserlassen stehen oder sitzen. Sowohl die Stärke des Harnstrahls als auch die verbleibende Urinmenge in der Blase, der sogenannte Restharn, zeigen keinen Unterschied. Es stimmt also nicht, dass es im Stehen besser klappt, es kann also nicht als Vorwand dienen, weil man zu bequem ist, in die Sitzstellung zu gehen. Alternativ könnte man den juristischen Kommentar des Richters beim »Pinkelurteil« nutzen und sich gegen die von ihm so genannte »Domestizierung des Mannes« wehren. Unser Rat wäre: zu Hause sitzen, aber in der freien Landschaft und auf öffentlichen Toiletten den biologischen Vorteil des Stehpinkelns nutzen.
- *Bei Männern mit einer großen Prostata ist das Sitzpinkeln besser!* Man denkt, man könne im Stehen die Blase besser entleeren, weil man stärker zu drücken vermag. Aber das genaue Gegenteil ist der Fall. Die Messungen zeigen, dass es besser ist, sich zur Blasenentleerung zu setzen. Sowohl die Harnstrahlstärke ist messbar kräftiger als auch der verbleibende Restharn in der Blase geringer. Dafür gibt es drei Gründe:

1. Im Stehen muss der Beckenboden muskulär stabilisiert werden. Da es zum Teil dieselben Muskeln sind, die den Beckenboden und die Harnröhre stabilisieren, wird der Urinstrahl im Stehen eher behindert.

2. Beckenmuskeln und Blasenmuskel arbeiten über eine Nervenverbindung reflexhaft zusammen. Soll der Urinfluss gestoppt werden, indem man den Beckenboden anspannt, wird auch der Blasenmuskel gehemmt – denn sonst würden beide Systeme gegeneinander arbeiten. Was biologisch sinnvoll ist, kann aber bei der vergrößerten Prostata stören. Man muss kräftiger drücken, doch durch die Position im Stehen wird der Blasenmuskel als Treiber gehemmt.
3. Man kennt es aus dem Alltag: Bei einem starken Blasendrang springt auch der Darm an, und es kommt zum Luftabgang. Da es insbesondere in der Öffentlichkeit unangenehm sein kann, spannt man den Schließmuskel des Darmes an, was dann auch den Urinfluss behindert.

Fazit

Die Möglichkeit, im Stehen Wasser zu lassen, hat viele Vorteile. Es geht schneller, ist bequemer und praktischer. Stehpinkler kommen nicht nur schneller dran, sie können auch bei den oft verschmutzten öffentlichen Toiletten eher eine »*No touch*-Strategie« umsetzen. Aber unbestritten nimmt mit der Fallhöhe des Urins auch die Wucht der Spritzer zu. Deshalb sollte man – wenn immer möglich – aus hygienischen Gründen das Sitzpinkeln leben. Hat ein Mann durch eine vergrößerte Prostata einen geschwächten Harnstrahl, ist es nicht nur sauberer, sondern auch gesünder und besser.

Entschuldigung, ich muss mal! Was tun, wenn es nicht passt?

Hugh Jackman, der weltbekannte Schauspieler und Filmproduzent, schilderte in einem Interview im Jahre 2011, dass er bei einem Auftritt in dem Musical »Die Schöne und das Biest« seine Blase nicht mehr kontrollieren konnte. Sein

Glück war wohl, dass es seine Partnerin professionell überspielte (ntv 2011). Ein anderes Beispiel ist Tony Romo, ein bekannter US-amerikanischer Footballspieler, der auch an einer »schwachen Blase« litt. Um seine Karriere nicht zu gefährden, soll er in den Spielen Vorlagen getragen haben.

Ist dieses Blitzpinkeln selten?
Im Volksmund spricht man von der überaktiven Blase, ein Zustand, bei dem man dauernd mit der Toilettensuche beschäftigt ist und das Dranggefühl der Blase immer überfallartiger kommt. Wer glaubt, dass es sich um eine außergewöhnliche Erkrankung handelt, täuscht sich. Es erscheint nur so, weil Mann nicht darüber redet. Oder haben Sie schon einmal erlebt, dass in geselliger Runde über die Blasenprobleme gesprochen wurde? Ganz anders geht es Betroffenen mit Blutdruck- oder Knieproblemen. Die sind sauber und werden lange erörtert. Dabei ist die überaktive Blase eine Volkskrankheit. Bei jungen Menschen unter 25 Jahren ist es noch selten, doch bereits 20 Prozent der über Vierzigjährigen und fast ein Drittel aller 75-Jährigen kämpfen mit dem Problem.

Aber wie kommt es zu diesen Rhythmusstörungen der Blase?
Es gibt Erkrankungen, bei denen der Zusammenhang eindeutig und einfach ist. Das trifft bei Entzündungen, Steinen oder einer Krebserkrankung der Blase zu. Meist ist es aber schwierig, die Ursache zu finden. Es kann das Alter der Blase sein oder Veränderungen der inneren Schleimhaut, die zu einschießenden »spastischen« Verkrampfungen der Blase führen. Häufig ist das Kontrollzentrum im Gehirn schuld, weil es durch einen Schlaganfall, die als Morbus Parkinson bekannte Schüttellähmung oder die Multiple Sklerose (MS) geschädigt wird.

Ursachen einer übererregbaren Blase

Eindeutige Erkrankungen der Blase:	Zum Beispiel Entzündung, Blasensteine, Blasen- oder Prostatakrebs
Schwer fassbare Ursachen:	Überaktiver Blasenmuskel (unklare spastische Verkrampfungen) Überempfindliche Blasenschleimhaut Störungen im Kontrollzentrum des Gehirns (Schlaganfall, Morbus Parkinson) Übersensible Harnröhre Übergewicht Stress, Angst und Depressionen Mangel an Sexualhormonen Funktionelle Magen-Darm-Störungen Störungen des autonomen Nervensystems

Warum Übergewicht zu einer übererregbaren Blase führt, ist noch ein Rätsel. Trotzdem scheint es zu stimmen, denn eine Gewichtsreduktion von 6 Prozent führt bei 70 Prozent der Betroffenen zu einer Verbesserung der Drangepisoden (Subak 2009). Einleuchtend ist dahingegen, dass psychische Belastungen die Blasenfunktion stören. Diese Patienten schildern klassischerweise, dass die Drangbeschwerden im Urlaub nachlassen. Einige Wissenschaftler fanden heraus, dass ein Mangel des Geschlechtshormons Testosteron die Blasenfunktion stört (Haider et al. 2018). Deshalb erscheinen eine Bestimmungdes Blutspiegels und der Ausgleich eines eventuellen Mangels lohnenswert.

Ein unterschätztes Phänomen: die »Rentnerblase«

Ältere Menschen kennen das Problem der Alterssteifigkeit. Bei durchgedrückten Beinen mit dem Kopf die Knie zu berühren ist für Jugendliche meist ein Kinderspiel, bei Siebzigjährigen eher die Ausnahme; denn die Muskeln verlieren an Elastizität, werden zäh wie altes Leder. Aus dem gleichen Grund wird auch die Blase weniger dehnungsfähig. Sie verliert an Dehnbarkeit und damit an der Fähigkeit, Urin zu speichern. Wenn dann noch das Training fehlt, kann es dramatisch werden. Im Arbeitsleben muss man oft warten, bis ein Toilettengang möglich ist, sodass man ihn unterdrückt. Der Rentner rennt oft sofort, als ob er drauf wartet. Damit beginnt der Teufelskreislauf: Die Blase verliert altersbedingt an Elastizität und wird zusätzlich auch nicht mehr trainiert. Außerdem glauben viele Menschen, es sei ungesund und gefährlich, den Blasendrang aufzuschieben. Das stimmt aber im Alter meistens nicht.

Eine »Hausaufgabe« für Betroffene: Blasenvolumen messen

Messen Sie einmal das Volumen Ihrer Blase! Kaufen Sie entweder in einem Drogeriemarkt einen Messbecher, oder bestimmen Sie das Volumen mithilfe eines alten Messbechers. Dann messen Sie dreimal das Blasenvolumen. Liegt es durchschnittlich deutlich unterhalb 300 bis 500 Millilitern, ist Ihre Blase zu klein. Dann sollte sie trainiert werden, um wieder größer zu werden (siehe den Abschnitt »Der Urologe sagt, meine Blase sei zu klein! Wie bekomme ich sie größer?« in Kapitel 3).

Aufgepasst: All das stimmt natürlich nur, wenn Ihre Blase einigermaßen leer wird. Das kann der Urologe oder Hausarzt mit einem Ultraschall einfach und schnell bestimmen.

Harndrang: Wie kann ich den Drang unterdrücken und die Blase trainieren?

Es gibt unterschiedlich wirkende Medikamente – die haben aber eventuell Nebenwirkungen. Und allein haben sie nur einen eingeschränkten Effekt, ein zusätzliches Blasentraining mit Aufschub der Blasenentleerung ist immer notwendig. Hier ein paar Tricks, die beim Blasentraining helfen:

- *Trick 1: innere Ablenkung.* Man kann den Blasenreiz überspielen. Ob man Kreuzworträtsel löst oder Fotos auf dem Handy schaut, spielt dabei keine Rolle, alles ist erlaubt, Hauptsache, man rennt nicht gleich zur Toilette. Es bedarf aber einiger Übung, damit dieses Ausblenden zuverlässig funktioniert.
- *Trick 2: Den Blasendruck verringern.* Man kann den Druck auf die gefüllte oder gereizte Blase vermindern, wenn man den Bauchmuskel tief einzieht. Dadurch drückt sich das Volumen des Bauchraumes nach oben, und der Blasendruck lässt nach. Ein anderes Manöver mit gleicher Wirkung ist, den Oberkörper nach hinten zu beugen.
- *Trick 3: Mit dem Sympathikus arbeiten.* Haben Sie schon einmal einen Mann gesehen, der dringend zur Toilette muss? Der steht nicht lässig, sondern tippelt unruhig hin und her. Er imitiert den Sympathikus, den Fluchtnerv. Denn Bewegung beruhigt den Blasenreiz. Beim Sport verspürt man fast nie einen Blasendrang, das kommt erst, wenn man sich hinsetzt und ausruht. Wenn Sie dringend müssen, aktivieren Sie den Sympathikus, der dann die Blase hemmt. Gehen Sie zügig ein paar Meter oder machen Sie ein paar Kniebeugen.
- *Trick 4: Ein Gegenreiz kann die Blase beruhigen.* Der Tipp hört sich merkwürdig an, ist aber hoch effektiv. Beobachten Sie einmal Kinder, die auf die Toilette müssen, aber das Spiel nicht unterbrechen wollen. Sie greifen sich in die Hose, halten sich scheinbar die Harnröhre zu oder reiben heftig im Schambereich. Das Geheimnis dahinter: Die Kinder halten nichts zu, sie lösen einen Gegenreiz aus, weil es den Blasendrang beruhigt.

Warum kann der Schamnerv die Blase beruhigen?

Ein wichtiger Nerv des kleinen Beckens ist der sogenannte Schamnerv, der Nervus pudendus (lat. *pudere* [sich schämen]). Ein Teil von ihm verläuft auf der Rückseite des Penis bis zur Eichel und bei der Frau zur Klitoris. Weil er der wichtigste sensible Nerv des Geschlechtsorgans ist, wird er auch als »Wolllustnerv« bezeichnet. Reizt man ihn am Penis oder an der Klitoris, werden die Impulse in das Rückenmark geleitet, in dem auch die Reize der vollen Blase ankommen. Treffen die Impulse aufeinander, kommt es zu einer Reizlöschung, zumindest einer Reizminderung. Oder anders gesagt: Die Blase macht das Licht an, der Gegenimpuls dunkelt es wieder ab.

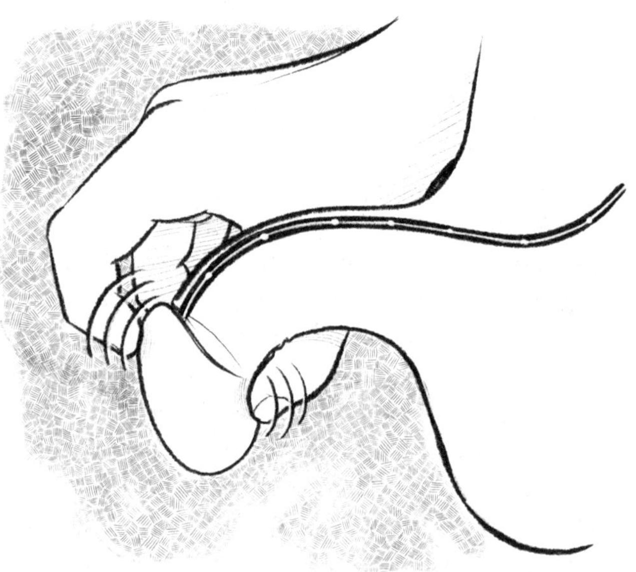

Ein sehr effektiver Trick zur Unterdrückung des Harndrangs ist, wenn man den sogenannten Schamnerv mechanisch reizt, den Nervus pudendus (gepunktete Linie). Er verläuft in der Mitte der dem Bauch zugewandten Penisrückseite. Wenn man den Penis ein wenig kneift, wird dieser Nerv stimuliert. Er leitet diese Impulse zum Rückenmark weiter, wo dadurch die Impulse von der vollen oder falsch gereizten Blase gedämpft oder sogar phasenweise gelöscht werden.

Medizinische Anwendungen des Prinzips der Gegenreizung
Inzwischen gibt es elektrische Stimulationsgeräte, die auf dem Penis oder im Bereich der Schamlippen aufgeklebt werden. Je nach individueller Ausprägung wird dann die Blase mit einem leichten Dauerimpuls oder über ein verbundenes Taschengerät mit einem selbst ausgelösten Gegenimpuls beruhigt (Opisso 2013).

Diese elektrischen Stimulationsgeräte wurden für Patienten mit einer Querschnittslähmung erfunden. Alternativ kann man den Penis im Bereich der Eichel schnell hintereinander leicht kneifen. Nach einigen Sekunden lässt dann der Blasendrang deutlich nach. Die Kunst ist eher, es »in der Hosentasche« oder hinter dem Mantel so zu verstecken, dass man Ihnen kein öffentlich »sittenwidriges Verhalten« vorwerfen kann.

Wenn der Urin brennt – was kann das sein?

Bei einer Blasenentzündung mit Bakterien verursacht die Urinpassage in der Harnröhre und der Blase einen stechenden und oft anhaltenden Schmerz. Ist das Brennen nur in der Harnröhre, kommen noch andere Ursachen infrage, und es muss eine sexuell übertragbare Erkrankung ausgeschlossen werden (siehe das folgende Kapitel »Schmerzen in der Harnröhre – ist das eine Geschlechtskrankheit?«).

Wie kann man eine bakterielle Entzündung feststellen?
Leitsymptom ist der Schmerz. Außerdem ist der Urin meist trüb, manchmal blutig, und die Betroffenen müssen ständig die Blase entleeren. Beweisend ist die Urinanalyse, die mit einem Mikroskop und einfacher mit Teststreifen erfolgen kann. Farbreaktionen auf Testfeldern zeigen an, welche Zellen und Substanzen im Urin sind. Hat man den Hinweis auf eine bakterielle Entzündung, werden die Bakterien im

Labor gezüchtet; und dann wird mit speziellen Tests geprüft, welche Antibiotika gegen die Entzündung wirksam sind. Das dauert 48 Stunden. In der Zwischenzeit beginnt man mit einer kalkulierten antibiotischen Therapie. »Kalkuliert« bedeutet dabei, dass man nach Wahrscheinlichkeiten und der jeweiligen Resistenzsituation entscheidet, mit welchem Antibiotikum man die Therapie beginnt und sie nach zwei Tagen dann eventuell wechselt.

Sind Blasenentzündungen beim Mann häufig?
Während die bakterielle Blasenentzündung der Frau zu den häufigsten Erkrankungen überhaupt zählt, tritt sie bei jungen Männern sehr selten auf. Anders bei älteren, wenn eine vergrößerte Prostata die Blasenentleerung behindert. Denn dann passiert, was ein amerikanischer Urologe einmal so formulierte: »Wasser in einem Fluss ist im Unterschied zu einem Teich sehr viel seltener mit Algen verseucht.« Gelangen in eine Blase mit Restharn Bakterien – selbst auf dem Blutweg –, treffen sie auf ein ideales Nährmedium zur Vermehrung.

Was kann es denn noch sein?
Da der Dickdarm den komprimierten Stuhlgang transportieren muss, kann es zu Wandspannungen kommen, die unter Umständen zu Ausstülpungen (Divertikeln) der Muskelmanschette führen. Da sie einen Totraum bilden, besteht das Risiko einer Entzündung. Solch eine Entzündung kann die Dickdarmwand zerstören, sodass dann der Darminhalt nach außen tritt.

Manchmal entleert er sich in die Bauchhöhle, kann aber auch fuchsbauartig bis zur nahe gelegenen Blasenwand gelangen. Dann treten Bakterien, Faserstoffe und Luft aus dem Darm in die Blase und führen dort zu Entzündungen. Die Betroffenen klagen nicht nur über Schmerzen, sondern in der

Hälfte der Fälle auch über sprudelnde Luftabgänge mit dem Urin. Denn mit dem Darminhalt kommt auch Luft aus dem Darm in die Blase und entleert sich wie ein »Pups« durch die Harnröhre – nur dass man nichts hört. Bei Frauen ist das Krankheitsbild extrem selten, weil zwischen Darm und Blase sozusagen als Puffer die Scheide und die Gebärmutter liegen.

Es gibt einen sehr einfachen und aussagekräftigen Test zum Nachweis solch einer Fehlverbindung zwischen Darm und Blase. Man bittet die Betroffenen, mehrere Stücke Mohnkuchen zu essen, und lässt sie ihren Urin in einer Blumenvase aus Glas sammeln. Finden sich im Bodensatz des Urins Mohnkörner, ist die Fistelverbindung zweifelsfrei bewiesen. Dieser sogenannte Mohntest funktioniert in mehr als 70 Prozent aller Fälle.

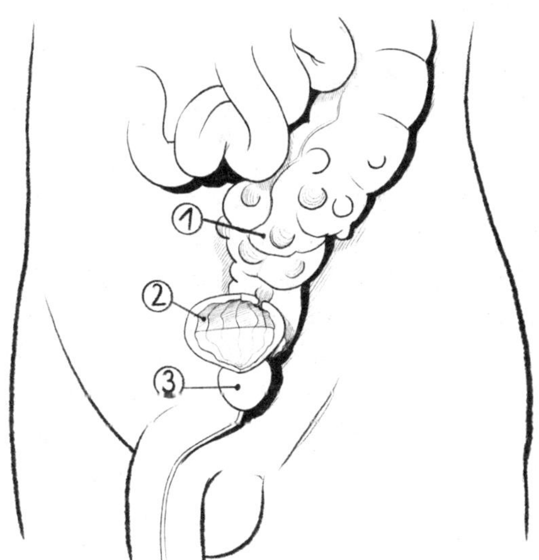

Eine mögliche Ursache wiederkehrender Blasenentzündungen beim Mann ist eine Fehlverbindung zwischen Dickdarm und Blase. Ursache sind entzündete Ausstülpungen, die Divertikel. Als Therapie müssen der entzündete Dickdarm operativ entfernt und das Blasenloch verschlossen werden.

Die Ursachen der Entzündung beseitigen

Im Falle eines Einzelereignisses ist die Behandlung mit Antibiotika gut und meist erfolgreich möglich. Treten die Entzündungen aber mehrfach hintereinander auf, gilt es, die Ursache zu finden:

- Ist die vergrößerte Prostata schuld, weil sie die Blasenentleerung behindert, muss eine medikamentöse oder operative Verkleinerung der Prostata überlegt werden.
- Eine Fistelverbindung vom Dickdarm zur Blase mit Übertritt von Darmanteilen in die Blase muss operiert werden. Von allein heilt solch eine Fistelverbindung nie aus. Man wird durch eine Dickdarmspiegelung ausschließen, dass keine bösartige Erkrankung des Dickdarms vorliegt. Ist das ausgeschlossen, muss ein Darmchirurg das durch die Divertikel erkrankte Darmstück entfernen und dabei das Loch in der Blase verschließen.
- Weitere Ursachen einer bakteriellen Blasenentzündung können Steine in der Blase oder andere Fremdkörper sein. Dies kann man im Ultraschall oder mit einer Blasenspiegelung einfach feststellen.
- Leider kommt es immer wieder vor, dass Betroffene mehrfach hintereinander mit Antibiotika behandelt werden, weil »der Urin nicht in Ordnung« sei. Man muss aber wissen, dass gerade beim älteren Mann der Blasenkrebs zu den häufigsten Krebserkrankungen gehört. Zeigen sich immer wieder Blutungen und andere Urinveränderungen – ob mit oder ohne Schmerzen –, muss man eine Blasenspiegelung machen, um eine bösartige Blasengeschwulst als Ursache auszuschließen.

Schmerzen in der Harnröhre – ist das eine Geschlechtskrankheit?

Gibt man in einem Internet-Suchportal die Stichwörter »Brennen, Eichel, Harnröhre« ein, findet man in den Foren Mitteilungen, die oft Angst und Verzweiflung ausdrücken. Drastisch schilderte es ein Betroffener vor kurzer Zeit: »Ich weiß mir auch keinen Rat mehr. Ich spüle die Harnröhre mit lauwarmem Kamillentee aus. Nehme dazu eine Spritze (natürlich ohne Nadel) und drücke vorsichtig den Tee in die Harnröhre. Bilde mir ein, das würde für einen Augenblick helfen.« Ohne den weiteren Verlauf der Erkrankung zu kennen, erscheint das Vorgehen eher als Verzweiflungstat denn als zielgerichtete Therapie. Denn es gibt viele Ursachen dieser mitunter quälenden Beschwerden.

Ist es eine Allergie oder sind es Bestandteile des Urins?

Bei einer Grippe oder anderen fieberhaften Erkrankung geben viele Betroffene an, einen deutlich verstärkten Reiz in der Harnröhre zu spüren. Eine ausreichende Erklärung wurde bislang nicht gefunden. Vielleicht ist es der konzentrierte Urin, vielleicht sind es Giftstoffe, die Nerven im kleinen Becken reizen. Möglich wären auch nahrungsbedingte Schwankungen des Urin-Säuregrads oder Abbauprodukte von Nahrungsmitteln.

Bei einer bestimmten Form der chronischen Blasenentzündung, der interstitiellen Zystitis oder dem Rheuma der Blase, haben die Betroffenen nicht nur einen ständigen Drang, sondern auch Schmerzen in der Blasengegend. Die Tatsache, dass es gerade im Anfangsstadium gelingt, durch Umstellung der Ernährung die Beschwerden zu mindern, unterstützt die Theorie, dass Nahrungsbestandteile die Blasenschleimhaut reizen.

Warnsignal Ausfluss: der berühmte »Bonjour-Tropfen«

Spätestens wenn man einen Ausfluss aus der Harnröhre bemerkt, muss man tatsächlich an eine Geschlechtskrankheit denken. Gefürchtet ist die Gonorrhö, die umgangssprachlich als »Tripper« bezeichnet wird. Der Begriff entstand genau wegen dieses Ausflusses, denn im Plattdeutschen und Niederländischen war der »Tropfen« ein *druipen*. Dieser eitrige Ausfluss hat aber nichts mit dem »Lusttropfen« zu tun, der bei der sexuellen Erregung aus der Prostata austritt und ein Vorbote der Ejakulation ist.

Dieser Ausfluss ist beim Tripper besonders morgens offensichtlich. Denn wenn in der Nacht die Harnröhre nicht gespült wird, sammeln sich die Entzündungssekrete und laufen dann morgens aus. Vielleicht heißt der Ausfluss auch deshalb »Bonjour-Tropfen«, weil damit der Tag anfing. Der Arzt wird dieses Sekret unter dem Mikroskop untersuchen und einen Abstrich zur weitergehenden Analyse einschicken.

Schließt fehlender Ausfluss eine Geschlechtskrankheit aus?

Leider ist das nicht der Fall. Schaut man sich die verschiedenen Geschlechtskrankheiten an, so verursachen alle eine Reizung und Brennen, aber nur einige einen Ausfluss. Genau das macht die Diagnose mitunter so schwierig. Denn es handelt sich nicht immer um große und im Mikroskop offensichtlich zu erkennende Bakterien. Einige Krankheitserreger sind winzig klein und haben keine eigene Zellwand, sondern vermehren sich im Inneren der Schleimhautzellen der Harnröhre. Um sie zu erkennen, muss man eine Art genetischen Spezialtest machen. Am sichersten ist der genetische PCR-Test, der in der (Nach-)Corona-Zeit nicht mehr erklärt werden muss. Leider ist aber auch der fehleranfällig, weil die Bakterien klein sind und man darauf achten muss, dass man den Abstrich dann entnimmt, wenn die Harnröhre mehrere Stunden nicht mit Urin »sauer« gespült worden ist.

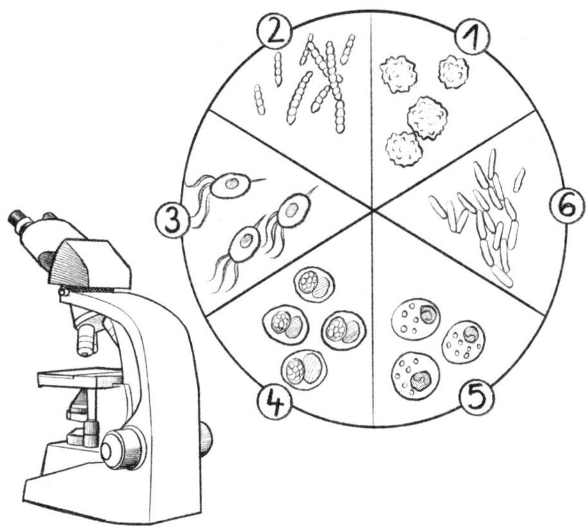

Besteht ein Ausfluss, wird die Flüssigkeit oder der Abstrich mikroskopisch untersucht. Wichtig ist, dass die Harnröhre möglichst mehrere Stunden nicht mit Urin »sauber« gespült wurde. Hinweisend für eine Entzündung sind weiße Fresszellen, die Leukozyten (1). Fehlen sie, spricht das gegen eine Entzündung. Bei einem bakteriellen Infekt sieht man meist stäbchenförmige Bakterien (2). Seltener sind Geißeltierchen, die Trichomonaden (3). Leicht erkennt man den Tripper nicht nur wegen des eitrig-grünen Ausflusses, sondern weil die Bakterien eine semmelartige Kernstruktur haben (4). Die Chlamydien, Mycoplasmen und Ureaplasmen sind nur schwer zu erkennen. Sie sind alle sehr klein, und wie Parasiten vermehren sie sich nur im Inneren der befallenen Zellen (5), sodass ein genetischer PCR-Test zum Nachweis erfolgen sollte. Ein Befall mit Pilzen ist anhand der kettenartigen länglichen Strukturen (6) meist gut zu erkennen und erfordert eine spezielle Therapie.

Was ist mit Herpes und HPV, den gefürchteten Papillomviren?

Diese Geschlechtskrankheiten sind gefürchtet, weil Viren nur schwer zu behandeln sind und immer wiederkommen. Beide Erkrankungen machen aber keinen Ausfluss. Herpesviren verursachen auf der Vorhaut einen bläschenartigen Ausschlag, der schmerzt, nach einigen Tagen platzt und dann verschorft. Das Sekret der Bläschen ist hochansteckend, und trotz einer Salben- und Tablettentherapie heilt die Erkrankung fast nie aus und bricht alle paar Wochen wieder auf.

Die humanen Papillomviren HPV sind noch gefürchteter. Nicht nur weil sie auch schwer ausheilen, sondern zudem bei Übertragung auf Frauen einen Krebs am Gebärmutterhals auslösen können. Die warzenförmigen Gebilde wachsen auf der Penisschafthaut, dem inneren Vorhautblatt, aber selten auch in der Harnröhre. Dank dem deutschen Nobelpreisträger Prof. Harald zur Hausen gibt es inzwischen eine effektive Impfung, die aber bei Jungen und Mädchen vor dem ersten Sexualverkehr gegeben werden muss.

Gibt es noch eine andere Nachweismethode außer dem Mikroskop?
Der Vorteil der Mikroskopie ist, dass man im Falle eines Nachweises des Trippers (Gonorrhö) sofort mit einer entsprechenden antibiotischen Therapie beginnen kann. Da aber viele Geschlechtskrankheiten wie die Chlamydien, Mycoplasmen und Ureaplasmen im Mikroskop kaum erkennbar sind, macht man aus der Harnröhre einen Abstrich und kann das Material dann genetisch mittels PCR-Test untersuchen. Dabei wird das vorhandene genetische Material so stark vervielfältigt, dass es einfach zugeordnet werden kann. Leider ist auch diese Methode anfällig, beispielsweise wenn der Betroffene kurz vor der Probenentnahme Wasser gelassen hat und das meiste Material ausgespült wurde.

Wenn weder in der Urinuntersuchung (immer die erste Portion aus der Harnröhre!) noch im Abstrich weiße Abwehrzellen, die sogenannten Leukozyten, nachgewiesen werden können, ist eine Infektion als Ursache der Beschwerden eher unwahrscheinlich.

Immer an eine Partnerbehandlung denken!
Bei einer Geschlechtskrankheit muss unbedingt eine Mitbehandlung des Partners oder der Partnerin erfolgen. Denn anderenfalls droht ein Pingpongeffekt mit einer wechselsei-

tigen Infektion. Außerdem muss während der Therapie ein Kontaktschutz durch Verwendung von Kondomen erfolgen.

Was hilft bei einer Geschlechtskrankheit?

- *Allgemeine Maßnahmen:* Es ist sicher hilfreich, wenn man viel trinkt, um die Krankheitserreger auszuspülen. Außerdem müssen die Partnerbehandlung und die Anwendung eines Kondoms bis zum Ende der Therapie durchgeführt werden, weil der Erreger im schlimmsten Fall sonst immer hin- und herspringen kann.
- *Antibiotika:* Hat man einen Infekt mit Chlamydien, Ureaplasma oder Mykoplasmen, sprechen die auf eine antibiotische Therapie an, die sollte aber mindestens eine Woche dauern. Eine Besonderheit bei den Chlamydien ist, dass sie sich mit ihrem genetischen Kern, den sogenannten Elementarkörperchen, in den Zellen des Erkrankten verstecken. Deshalb sollte hier die Therapie über mehrere Wochen durchgeführt werden. Bei einem Befall mit Geißeltierchen, den Trichomonaden, ist Metronidazol sehr effektiv. Hat man einen Tripper, wird der behandelnde Arzt entsprechend der aktuellen Resistenzlage ein Antibiotikum als Tablette verschreiben oder in den Muskel injizieren. Noch ist diese Geschlechtskrankheit meist gegen diese Antibiotika sensibel, und es ist zu hoffen, dass dies noch lange so bleibt (Horner et al. 2016).

Nervenreizungen, Erkrankungen der Wirbelsäule und im Becken

Insbesondere wenn sich weder mikroskopisch noch im Gentest Hinweise auf eine Entzündung der Harnröhre feststellen lassen, muss man auch an andere Ursachen denken. Unvergessen ist für uns ein junger Mann, der monatelang mit Schmerzmitteln behandelt wurde. Bei der Computertomografie des kleinen Beckens zeigte sich dann eine Raumforderung, die sich als bösartiger Tumor des Dickdarms herausstellte, der auf die sensiblen Nerven der Harnröhre drückte.

Es gibt noch viele andere Auslöser einer Reizung der Harnröhre. Ein Überblick über dieses schwierige Krankheitsbild, das möglicherweise auch eine Art von projiziertem Phantomschmerz sein kann, findet sich ausführlich im Kapitel 9.

3. Mein plötzlicher Blasendrang wird immer schlimmer

Warum quält mich meine Blase so?

Was glauben Sie, warum die meisten älteren Männer einen Urologen aufsuchen? Entweder haben sie Angst vor einer bösartigen Erkrankung der Prostata, oder sie werden von ihren Blasenbeschwerden getrieben. Denn sie müssen immer überfallsartiger auf die Toilette rennen. Und fast alle Männer glauben, die Prostata sei dafür verantwortlich.

Der Euro-WC-Schlüssel: eine geniale Idee von Betroffenen!

Es ist selten, dass eine lokale Initiative europaweit bekannt wird. Die Darmstädter Initiative CBF, eine Abkürzung für den Club Behinderter und ihrer Freunde, hat es geschafft. Die Gründerin Hannelore Hofmann ärgerte sich über den oft desolaten Zustand von Toiletten für Behinderte. Sie hatte eine Idee. Es müsse ein europaweit passender Einheitsschlüssel her, der einen exklusiven Zugang zu den Behindertentoiletten ermöglicht. Für diese Idee hat sie viele Organisationen begeistern können, und heute gibt es einen Schlüssel, der europaweit in über 12000 Schlösser passt und bei der Initiative gegen einen kleinen Beitrag erworben werden kann. Und da sich unter den Bezugsberechtigten auch Menschen mit einer chronischen Blasen- oder Darmerkrankung finden, können ihn auch Menschen mit einer starken Drangblase kaufen (CBF Darmstadt).

Terrorisierender Blasendrang: Häufiges und Seltenes trennen

Es gibt viele Ursachen, warum eine Blase verrücktspielen kann. Das geht vom Mangel des männlichen Geschlechtshormons bis zu Nervenerkrankungen wie der Schüttellähmung, dem Morbus Parkinson. Aber um das Problem zu lösen, soll man mit häufigen Ursachen beginnen.

Fragt man Männer über sechzig Jahre, sagen dreißig von hundert, sie litten unter vermehrtem Harndrang. Untersucht man diese dreißig Herren, findet man aber nur bei dreien eine greifbare und gut zu behandelnde Ursache. Das wären eine Entzündung, ein Tumor der Blase, ein Blasenstein oder eine Überlaufblase wegen einer Prostatasperre.

Eine wichtige Untersuchung ist die Analyse des Urins, ob sich Blut oder Entzündungszeichen darin zeigen. Außerdem muss man wissen, ob der Betroffene die Blase gut entleert bekommt. Das kann man sehr schnell und unproblematisch mithilfe eines Ultraschallgeräts sehen. Denn ist die Entleerung wegen einer vergrößerten Prostata behindert, läuft die Blase wieder rasch voll. Das wäre wie eine Abwassergrube, die nur halb leer gepumpt wird – dann ist sie bald wieder voll und muss erneut abgepumpt werden.

Häufige Gründe für den zunehmenden Blasendrang

- *Auch die Blase altert:* Der Hohlmuskel Blase wird durch Nerven hochkomplex gesteuert. Er ist extrem dehnungsfähig und kann in der Regel einen halben Liter Urin speichern. Damit die ausgeschiedenen Giftstoffe des Urins nicht in die Blasenwand eindringen und sie schädigen, wird der Muskel innen von einer Schleimhaut bedeckt. Mit zunehmendem Alter verliert der Blasenmuskel aber seine Dehnungsfähigkeit. So wie es im Alter meist immer mühsamer wird, bei gestreckten Beinen mit dem Kopf die Knie zu berühren, so wird aus der Blase als großem Softball ein kleiner steifer Fußball.
- *Problem »Rentnerblase« – wenn man die Blase nicht mehr dehnt:* Eine Erfahrung aus dem Alltag der urologischen Sprechstunde ist, dass die Probleme mit dem Blasendrang

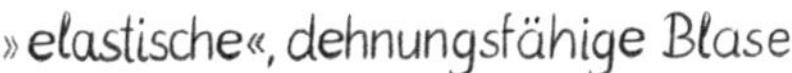

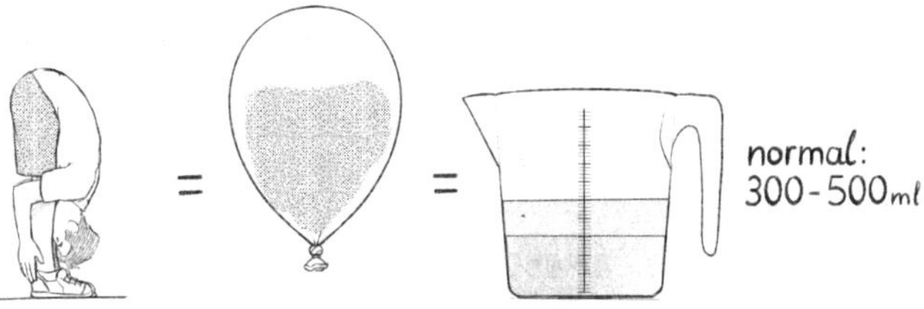

»steife«, dehnungseingeschränkte Blase

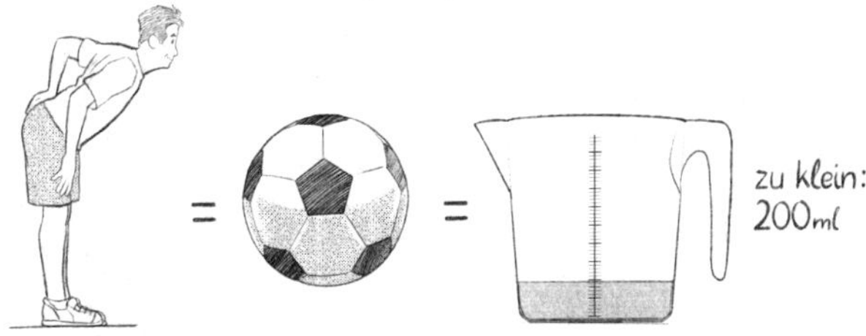

Wenn die Blase altert, steht der Verlust der Dehnungsfähigkeit im Vordergrund. Bei einer ausreichend elastischen Blase kann sie problemlos bis zu einem halben Liter speichern. Steift das Gewebe ein oder wird es nicht mehr ausreichend trainiert, verliert der/die Betroffene oft mehr als die Hälfte des Speichervermögens. Und man muss dementsprechend öfter auf die Toilette rennen.

meist ein bis zwei Jahre nach dem Rentenbeginn zunehmen. Liegt es daran, dass Rentner auf einmal Zeit haben, um bei dem geringsten Blasendruck die Toilette aufzusuchen? Dadurch wird die Blase nicht mehr trainiert und gedehnt. Im 2. Kapitel sind wir im Abschnitt »Entschuldigung, ich muss mal! Was tun, wenn es nicht passt?« schon auf die Bedeutung des Blasenvolumens eingegangen. Wenn Sie durch einen häufigen Blasendrang gequält werden, sollten Sie unbedingt Ihr Blasenvolumen ermitteln. So ein Blasenprotokoll gibt nicht nur ein Bild der individuellen Blasenkapazität, es ist auch hilfreich, wenn man die Blase trainiert. Man hat dann einen Ausgangswert, der dabei hilft, den Effekt des Blasentrainings abzulesen.

- *Im Alter scheidet man nachts mehr Urin aus:* Ein großes Problem ist, wenn Betroffene nachts mehrfach aufstehen müssen. Im medizinischen Fachjargon spricht man von einer »Nykturie«. Weil der Schlaf unterbrochen wird und man eventuell wieder schlecht einschläft, sind die Betroffenen übermüdet. Die Männer gehen zum Urologen, weil sie denken, die Prostata sei schuld. Bei zwanzig von hundert Männern stimmt das, weil die Blase nicht mehr leer wird. Bei den anderen achtzig sieht man im Ultraschall, dass die Blase komplett leer ist. Es muss also einen anderen Grund geben, warum sie nachts so häufig aufstehen. Ein Grund ist, dass man im Alter nachts mehr Urin ausscheidet, denn auch die Nieren altern. In den Nieren werden dem Blut über den Tag verteilt ungefähr 180 Liter Flüssigkeit entzogen, die dann in einem sehr komplizierten Mechanismus auf 2 Liter konzentriert werden. Dieser komplizierte Vorgang der Konzentration des Urins ist störanfällig, und ein Störfaktor ist das Alter. Man weiß, dass ein älterer Mensch nachts ungefähr doppelt so viel Urin ausscheidet wie in jungen Jahren. Wenn diese Urinflut zudem in einer verkleinerten Blase gespeichert werden muss, kommt es bei den Betroffenen zwangsläufig zu einer häufigeren nächtlichen Blasenentleerung.
- *Und was hat die Prostata mit dem Blasendrang zu tun?* Es gibt drei Hinweise, die darauf hindeuten, dass die Prostata bei starkem Blasendrang schuld sein könnte:
  1. Ein Hinweis ist, wenn nach der Blasenentleerung noch viel Restharn in der Blase verbleibt. Denn dann läuft sie schnell wieder voll, und es kommt zum nächsten Harndrang.
  2. Einen weiteren Hinweis liefert die Frage nach der Stärke des Harnstrahls. Bei einer einengenden Prostata schildern die Männer, der Harnstrahl sei abgeschwächt. Fragt man dann nach, ob es einen Unterschied zwischen

dem Harnstrahl am Tag und in der Nacht gebe, sagen Betroffene außerdem, dass der Harnstrahl besonders nachts schlechter sei. Die Ursache ist, dass auch der Blasenmuskel nachts eingeschlafen ist und dann schlechter den Widerstand der einengenden Prostata überwinden kann. Das ist dann wie bei Sportlern, die sich auch vor dem Einsatz warm machen, damit die Muskeln optimiert arbeiten.

3. Einen dritten Hinweis, dass eine vergrößerte Prostata für den Blasendrang verantwortlich sein kann, gibt die Dicke des Blasenmuskels. Die kann man sehr gut mit dem Ultraschall vermessen. Denn wenn die Blase stärker arbeiten muss, um den Urin durch die zu eng gewachsene oder zu große Prostata durchzupressen, wird der Blasenmuskel immer dicker. Es ist einmal mehr wie bei Arnold Schwarzenegger, der auch nur durch ewiges Drücken von Gewichten kräftige Muskeln bekam.

Findet man diese drei Kriterien, steigt die Wahrscheinlichkeit, dass eine vergrößerte Prostata an dem vermehrten Blasendrang ursächlich ist. Dann sollte die Verengung der Prostata mit Medikamenten oder einer Operation behandelt werden. In zwei Dritteln aller Fälle führt das dann zu einer Besserung der Drangbeschwerden.

- *Vergrößerte Prostata und Drangblase: Warum entsteht dann der Drang?* Diese Frage ist elementar und beschäftigt Urologen weltweit. Bereits im ersten Kapitel bei der Frage »Was hat meine schwache Blase mit der Prostata zu tun?« wurde das Problem erörtert. Hat man einen Blasenmuskel, der wegen der verengten Prostata wie bei einem Bodybuilder aufgepumpt ist, steigt das Risiko von elektrischen Kurzschlüssen zwischen den Nerven und Durchblutungsstörungen wie bei einem Infarkt. Dies ist ein wesentlicher Grund, warum Blasendrang und Prostataeinengung zusammenhängen.

- *Ständiger Harndrang bei kleiner Prostata und leerer Blase: Gibt es das?* Bleibt man bei dem Bild der hundert Männer, sind es mindestens siebzig von ihnen, bei denen die Prostata nicht schuld ist. Womöglich ist die Prostata normal klein oder zwar vergrößert, aber in die Breite und flach gewachsen, sodass sie bei der Blasenentleerung keinen Widerstand ausübt. Wenn diese Männer trotzdem über einen immer stärkeren Harndrang klagen, kann das viele Ursachen haben. Dann ist es für den Urologen kompliziert, ein hilfreiches und abgestuftes Therapiekonzept zu erstellen. Oft ist es erforderlich, mit anderen Fachdisziplinen zusammenzuarbeiten, um das Problem zu lösen oder zumindest zu lindern.

Gründe für eine Drangblase auch ohne vergrößerte Prostata

- Überaktiver Blasenmuskel (»Krampfanfälle der Blase«)
- Gestörte Blasenschleimhaut (»Allergie auf Giftstoffe im Urin«)
- Störungen im Kontrollzentrum Gehirn
  - nach einem Schlaganfall,
  - bei Morbus Parkinson oder Multipler Sklerose
- Übergewicht
- Psychische Störungen (Stress, Angst oder Depressionen)
- Mangel am männlichen Geschlechtshormon
- Magen-Darm-Störungen

Der Stein der Weisen: das Blasenprotokoll

Wenn Ihnen ein Mann sagt: »Ich habe kein Geld mehr«, kann das vieles bedeuten. Vielleicht ist er pleite, möglicherweise ist aber auch nur sein Portemonnaie leer, oder er hat es verloren. Vielleicht wurde sein Vermögen gepfändet, oder er hat eine gestörte Wahrnehmung.

Ähnlich ist es mit all den Männern in der Sprechstunde, die über ihren häufigen Blasendrang klagen. Ist es, weil die Blase zu klein geworden ist oder weil der Betroffene extrem viel trinkt? Es könnte aber auch sein, dass alles wie früher ist und sich nur das Empfinden des Betroffenen geändert hat. Oder man findet Auffälligkeiten wie beispielsweise eine hohe nächtliche Urinproduktion, die abgeklärt werden muss.

Selbstverständlich muss man anfangs ausschließen, ob eine Entzündung, eine Blutung oder eine unzureichend entleerte Blase vorliegt, was alles einen Harndrang auslösen kann. Ist all das unauffällig, liegt vermutlich eine funktionsgestörte Blase vor.

Sherlock Holmes, der den Blasentäter erwischt

Genau in der Situation braucht man einen unbestechlichen Zeugen. Und das ist ein sogenanntes Blasen- und Trinkprotokoll. Es ist so einfach, wird aber leider viel zu selten gemacht. Denn es kostet Zeit, es zu erklären, und für den Betroffenen, es zu erstellen.

Das Prinzip ist eine Art Bilanz. Der Betroffene muss über mehrere Tage sein Trinkverhalten und seine Urinausscheidung protokollieren:

- Wann ist er zur Toilette gegangen?
- Wann hat er wie viel getrunken?
- Wie groß war die jeweilige Urinmenge, die er entleert hat?
- Hatte er vor der Blasenentleerung Harndrang?

Was erfahre ich mit dem Blasenprotokoll?

Ein erfahrener Urologe erhält mit dem Protokoll sehr wertvolle Hinweise auf die Ursache der Störung und mögliche Therapien:

- Wie ist die durchschnittliche Kapazität der Blase? Normalerweise fasst sie 400 bis 500 Milliliter. Ist die Blase zu klein, hat das Folgen.

UHRZEIT 0-24 UHR	URINMENGE jedes Mal notieren	DRANG VOR ENTLEERUNG 0 = normal 1 = Drang 2 = starker Drang 3 = nicht aufzuhalten	TRINKMENGE jedes Mal notieren
Uhr	ml		ml
Uhr	ml		ml
Uhr	ml		ml
Uhr	ml		ml
Uhr	ml		ml
Uhr	ml		ml
Uhr	ml		ml
Uhr	ml		ml
Uhr	ml		ml

Bei einem Blasenprotokoll notiert man über mehrere Tage, um welche Uhrzeit welche Urinmenge ausgeschieden wurde (Spalte 1), wie stark vor der Entleerung der Blasendrang war (Spalte 2) und wann über den Tag welche Trinkmengen aufgenommen wurden (Spalte 3). Diese Informationen sind bei der Ursachenfindung einer eventuellen Funktionsstörung der Blase extrem hilfreich und können durch keine technische oder apparative Untersuchung ersetzt werden.

- Ist die abendliche Trinkmenge vielleicht zu hoch? Manche Männer trinken aus Gewohnheit am Tage wenig, dann aber abends beim Fernsehen. Dann ist es verständlich, dass man nachts vermehrt aufstehen muss.
- Wenn man abends zu viel trinkt, kommt das zu der altersentsprechenden Nierenschwäche dazu. Dann konzentrieren die Nieren nicht nur schlecht, sie haben auch noch ein hohes Flüssigkeitsvolumen zu verarbeiten.
- Ist die nächtliche Urinausscheidung im Verhältnis zur Tagesausscheidung zu hoch? Normalerweise scheidet man nachts nicht mehr als ein Drittel der Gesamtmenge des Tages aus. Ist es mehr, gibt das Hinweise. Ursachen kann ein gestörter Schlaf bei Schnarchern oder zu viel Gewebewasser sein.

Wie genau muss das Protokoll sein?

Das Protokoll muss nicht jeden Milliliter erfassen, sollte aber relativ genau sein. Das macht auch deshalb Sinn, da ein Teil der Therapie bei Männern mit einer kleinen Blase das Blasentraining ist. Denn die Erfolge des Blasentrainings stellen sich nur kleinschrittig ein, sodass ein zu grobes Schätzverfahren möglicherweise alle Bemühungen unterlaufen würde.

Aber warum stimmen Trinkmenge und Ausscheidung nicht überein: falsch gerechnet?

Nein, Sie haben nicht falsch gerechnet. Es ist bekannt, dass ein wesentlicher Teil der Flüssigkeit mit der Nahrung zugeführt wird und zusätzlich durch den Stoffwechsel der Zellen Wasser entsteht. Andererseits verlieren wir aber Flüssigkeit nicht nur mit dem Urin, sondern auch mit der Atmung, beim Schwitzen und mit dem Stuhlgang.

Man kann erkennen, dass es neben der reinen Trink- und Ausscheidungsmenge viele Faktoren gibt, die den Flüssig-

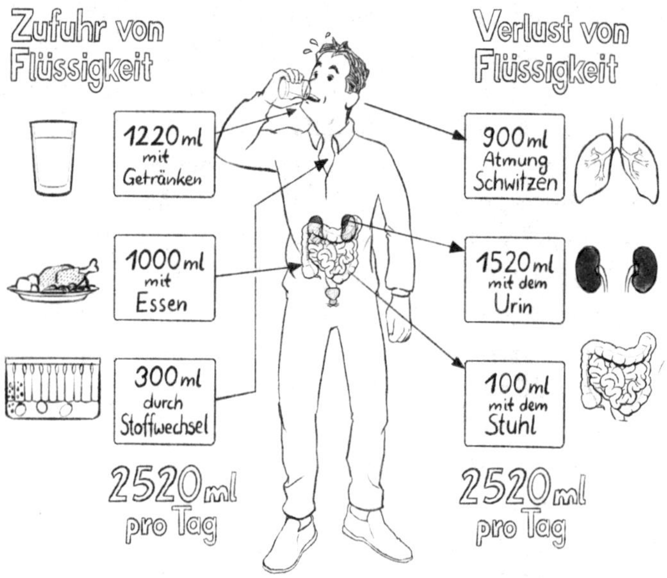

Der Flüssigkeitsexperte Prof. Heinz Valtin hat jahrelang die Protokolle seiner Studenten ausgewertet. Bei einer Messung bei 69 von ihm unterrichteten Medizinstudenten zeigte sich eine ausgewogene Flüssigkeitsbilanz. Obwohl die Trinkmenge scheinbar gering war – der Wassergehalt der Nahrung war so hoch, dass es in der Gesamtmenge zu keiner »Austrocknung« kam (Valtin 2002).

keitshaushalt beeinflussen. Auch wenn man sie detailliert analysiert, bleibt ein sehr wichtiger Regulationsfaktor: die Größe der Blase und ihre Fähigkeit, elastisch auf Schwankungen zu reagieren.

Medikamente gegen den ständigen Blasendrang

Die Blase wird von unserem autonomen Nervensystem gesteuert, einem genialen Werkzeug. Ohne diese Erfindung der Natur könnte unser Körper nicht funktionieren. Die Bestandteile Sympathikus und Parasympathikus regulieren wie Gaspedal und Bremse die Arbeit der inneren Organe, ohne dass der Mensch eingreifen muss, ähnlich wie bei einem selbstfahrenden Auto.

Müssen wir rennen, um uns vor einem bissigen Hund zu retten, koordiniert unser Bewusstsein die Bewegungen, dass wir nicht stolpern. Aber die Flucht führt zu einem Mehrverbrauch an Sauerstoff. Der Sympathikus sorgt dafür, dass wir tiefer einatmen, das Herz schneller schlägt und der Blutdruck gesteigert wird. Außerdem werden die Schweißdrüsen aktiviert, um durch Verdunstungskälte den erhitzten Körper abzukühlen. All dies macht das autonome Nervensystem in einem fein abgestimmten Zusammenspiel selbstständig.

Weil es beim Flüchten vor dem bissigen Hund gefährlich wäre, von einem Blasendrang abgelenkt zu werden, unterdrückt der Sympathikus den Blasendrang. Sportler kennen das sehr gut. Denn wenn sie nach dem Wettkampf ausruhen, bekommen sie auf einmal das Gefühl der vollen Blase. Das macht dann der Gegenspieler, der Parasympathikus. Er wurde einmal als »Wellnessprogramm« für den Körper bezeichnet, denn er verschafft dem Körper Erholung. Dazu gehören das Absenken der Herzfrequenz, die Entspannung der Blutgefäße zur Blutdrucksenkung, eine verminderte Herzfrequenz, aber auch die Entleerung der Harnblase.

Blasendämpfende Medikamente gegen den Harndrang

Will man nun eine überaktive Blase medikamentös hemmen, blockiert man den blasenstimulierenden Parasympathikus. Man nennt diese Medikamente »Anticholinergika«, weil das Acetylcholin als Überträgersubstanz der Nervenfasern blockiert wird und damit die Nerven an den Empfängerstationen der Blase stumm bleiben. Da die Erkrankung so häufig ist, gibt es inzwischen viele Substanzen, die in großen Studien gezeigt haben, dass sie den Betroffenen helfen. Aber man muss ein paar Besonderheiten kennen:

- Ähnlich wie bei den blutdrucksenkenden Medikamenten kann man nicht vorhersagen, ob die Substanz hilft.
- Es ist bekannt, dass die Medikamente oft erst nach zwei bis vier Wochen ihre Wirkung entfalten. Sind die Betroffenen aber zu ungeduldig und brechen die Therapie ab, berauben sie sich einer Chance auf Hilfe.
- Einen Überblick über die krampflösenden Anticholinergika sehen Sie in der Tabelle im Abschnitt »Gibt es Medikamente, die gezielt an der Prostata wirken?« in Kapitel 7 oder im Buch *Blase gut – alles gut* (Roth 2022).
- Helfen die Anticholinergika zum Blockieren des Parasympathikus nicht, gibt es eine Alternative. Schon vor Jahrzehnten hatte man die Idee, dann den Teil des autonomen Nervensystems zu stimulieren, der die Blasenaktivität

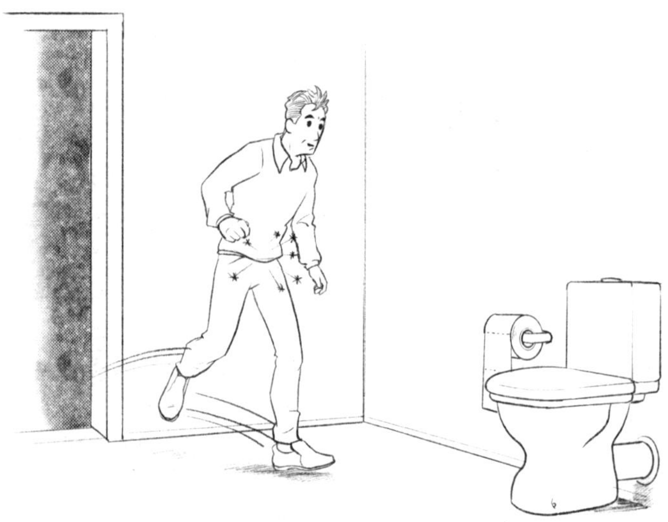

Die Blase wird vom autonomen oder vegetativen Nervensystem reguliert. Der Parasympathikus stimuliert (+), sodass seine Blockade mit Anticholinergika zu einer Blasenberuhigung führt. Der Gegenspieler Sympathikus (–) ist für die Blase der Bremser. Stimuliert man diesen bremsenden Teil der Blasenregulation, wird die Blase auch beruhigt.

hemmt. Das wäre das Gaspedal des Körpers, der Sympathikus, der bei der Flucht vor dem bissigen Hund verhindert, dass man die volle Blase spürt und stehen bleibt. Nach langen Jahren der Forschung und klinischen Testung hat man die Substanz »Mirabegron« gefunden, die unter dem Handelsnamen »Betmiga« seit einigen Jahren zugelassen ist.

Haben diese Medikamente denn keine Nebenwirkungen?

Hemmt man den Parasympathikus, der die Blase anfeuert, werden auch die anderen Körperfunktionen gehemmt, die ebenfalls vom Parasympathikus aktiviert werden. Dazu gehören die Darmaktivität und die Mundspeicheldrüse, sodass die Betroffenen beklagen, ihr Darm würde träge und der Mund trocken. Obwohl man das mit natürlichen Abführmitteln wie Zuckerersatzstoffen, Pflaumensaft oder bei der Mundtrockenheit mit Lutschbonbons ausgleichen kann, sind diese Nebenwirkungen lästig.

Bei der Substanz »Mirabegron«, die den blasenbremsenden Sympathikus stimuliert, können andere »Fluchtreaktionen« des Körpers gesteigert werden. Dazu gehören eine Beschleunigung des Herzschlags und der Anstieg des Blutdrucks.

Ein wenig bekannter Trick, die Nebenwirkungen zu verringern

Nimmt man Tabletten ein, werden sie normalerweise über den Darm aufgenommen und vom Blut in die Leber transportiert. Dort werden sie umgebaut, und es entstehen Abbauprodukte, die Nebenwirkungen auslösen können. Man bezeichnet diesen Effekt der ersten Passage durch die Leber als »First-pass-Effekt«.

Um die Abbauprodukte der krampflösenden Anticholinergika zu vermindern, hat man sich einen Trick überlegt. Die Substanz wurde so »verpackt«, dass sie durch die Haut aufgenommen werden konnte. Damit gelangt sie aber nicht zuerst zur Leber, sondern wurde im gesamten Blutsystem verteilt und nur zu einem geringeren Teil der Leber zugeführt. In der Folge entstehen viel weniger Abbauprodukte mit einer Abnahme der Nebenwirkungen. In der Praxis klebt man sich alle zwei bis drei Tage ein Pflaster, das leider nicht sehr preiswert ist, auf den Oberarm.

Gibt es auch pflanzliche Mittel gegen den ständigen Blasendrang?

Das Problem des plötzlichen Harndrangs schilderte der Schriftsteller und Bestsellerautor Helge Timmerberg sehr eindrücklich. Er wurde einmal gefragt, was ihn am Älterwerden nerve. Seine Antwort: dass er dauernd aufs Klo müsse. Nachts fände er es gar nicht so schlimm, aber wenn man auf der Autobahn ständig rausfahren müsse, um pinkeln zu können, das würde schon ziemlich nerven. Er habe einmal bei Markus Lanz gesessen, musste von der ersten Minute an aufs Klo und kam als Letzter dran. Das sei für ihn »der Horror« gewesen.

Der Effekt der Pflanzenextrakte ist schwer zu beurteilen

Die Phytotherapeutika als pflanzliche Mittel werden seit 2004 nicht mehr von den Krankenkassen erstattet. Aber ist das gerechtfertigt?

Die Bewertung der Pflanzenstoffe ist schwer, weil es keine reinen Substanzen, sondern Gemische sind. Dazu kommt, dass aussagekräftige wissenschaftliche Studien extrem aufwendig und Pflanzenextrakte nicht patentierbar sind. Deshalb investieren die Hersteller das Geld lieber direkt in Werbung (siehe den Abschnitt »Helfen Pflanzenmittel bei einer Prostatavergrößerung?« in Kapitel 7).

Das Fehlen von Studien macht eine Beurteilung aber

schwierig. Letztlich muss der Betroffene entscheiden, ob seine Beschwerden gebessert sind und sich damit sein finanzieller Aufwand lohnt.

Praxistipp: die »New Yorker Drei-Monats-Regel«
Genau dafür haben die New Yorker Urologen Elliot Fagelman und Franklin C. Lowe einen Vorschlag formuliert, den man als »New Yorker Drei-Monats-Regel« beschreiben kann (Fagelman und Lowe 2002). Dabei werden der Reihe nach immer für drei Monate verschiedene Substanzen eingenommen und protokolliert, ob sich die Beschwerden bessern. Wichtig ist dabei, einen Ausgangsbefund in Form eines Blasenprotokolls zu erheben, um einen objektiven Vergleich zu haben. Dabei sollte insbesondere das Hauptproblem dokumentiert werden wie beispielsweise die Häufigkeit des nächtlichen Aufstehens. Dieser Vorschlag ist praktisch und vermeidet unnötige Geldausgaben.

New Yorker 3-Monats-Regel
Ausgangsbefund
Monat 1 = 30 Tage
Monat 2 = 30 Tage
Monat 3 = 30 Tage
SALE
%
NEU
NEU
ohne Medikation
2x Protokoll der Beschwerden
preiswertes Präparat 1
1x wöchentlich Protokoll der Beschwerden
keine Besserung
neues Präparat 2
neues Präparat 2
1x wöchentlich Protokoll der Beschwerden
keine Besserung
neues Präparat 3
neues Präparat 3
1x wöchentlich Protokoll der Beschwerden
keine Besserung
andere Theraphie

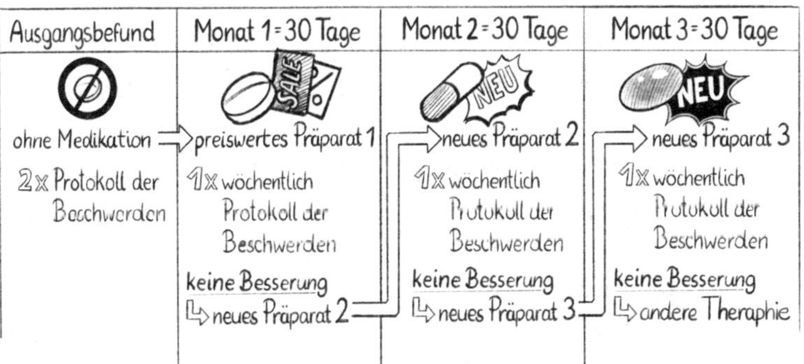

Um den Effekt von pflanzlichen Präparaten zu beurteilen, erscheint das von New Yorker Urologen vorgeschlagene Vorgehen mit dreimonatigen Versuchsphasen sehr hilfreich. Wichtig ist, tatsächlich die Beschwerden vor und während der Behandlung zu protokollieren, um auch geringe Veränderungen beurteilen zu können.

Am besten belegt: Extrakte der Früchte der Sägezahnpalme

Die Sägezahnpalme (Serenoa repens und Sabal serrulata) wächst im Südosten der USA. Die Extrakte ihrer Früchte enthalten Phytosterole und freie Fettsäuren, die das männliche Geschlechtshormon und die Wachstumshormone in ihrer Wirkung mindern und entzündungshemmend sein sollen.

Es wurden mehrere Studien durchgeführt (S2e-Leitlinie 2014), die alle einen Effekt zeigen, der aber nicht über die Wirkung eines Placebos – also eines Scheinpräparates – hinausgeht. Auch eine Steigerung der normalen Dosis von 320 Milligramm Extrakt pro Tag bis auf das Dreifache brachte keinen zusätzlichen Besserungseffekt. Dennoch hat ein spezielles Komitee der europäischen Arzneimittelbehörde (EMA) zur Bewertung pflanzlicher Produkte dem Extrakt der Sägepalmenfrüchte in der Dosierung von 320 Milligramm am Tag aufgrund der Datenlage den Status eines »Well-established Use« zuerkannt. Dies geschah insbesondere aufgrund einer Studie mit 542 Patienten, bei der ein Extrakt der Sägepalmenfrüchte mit einem klassischen Medikament (Tamsulosin) verglichen wurde (Debruyne et al. 2002). Aber noch einmal:

- Die Betroffenen sollten die Probephase auf drei Monate beschränken und dann entscheiden, ob die Beschwerden besser werden.
- Zu glauben, man könne durch die pflanzlichen Präparate eine Krankheitsentwicklung verhindern, ist vollkommen aus der Luft gegriffen. Da sind eine gesunde Ernährung und Sport hilfreicher (siehe die Abschnitte »Gibt es eine schützende Ernährung gegen Prostatakrebs?« und »Prostatakrebs: Einfluss von Sport, Stress und Körpergewicht« in Kapitel 6).

Cholesterinähnliche Phytosterole sollen helfen

Diese Gruppe von chemischen Stoffen sind im Aufbau dem Cholesterin ähnlich und sollen einen positiven Gesundheitseffekt haben. Das wichtigste Phytosterol wurde 1897 in Weizenkeimöl von Richard Burian entdeckt, einem österreichischen Physiologen, der später auf den Lehrstuhl der medizinischen Fakultät der Universität Belgrad berufen wurde. Da »Weizen« im Griechischen *sítos* heißt, nannte er es »b-(Beta-) Sitosterin«.

Es gibt eine Studie, die in einem der berühmtesten Wissenschaftsjournalen der Welt veröffentlicht wurde. Zweihundert Männer erhielten entweder 3×20 Milligramm b-Sitosterol oder ein Scheinpräparat. Es zeigte sich eine statistisch signifikante Besserung der Harnstrahlstärke, aber insbesondere auch der irritativen Beschwerden (Berges et al. 1995). In anderen Studien ließen sich die Ergebnisse nicht wiederholen, was der Grund dafür sein dürfte, dass in der deutschen Leitlinie keine Empfehlung zur Einnahme von Beta-Sitosterin ausgesprochen wird. Gegen einen Versuch nach der »New Yorker Drei-Monats-Regel« spricht aber nichts.

Extrakte der Brennnesselwurzel: merkwürdige Ereignisse

Warum die Extrakte der Brennnesselwurzel (Urtica dioica) bei Prostatabeschwerden helfen sollen, ist vollkommen unklar. Es gibt zwei Studien mit 226 und 558 Männern. In der ersten aus Deutschland trat bei den Männern mit dem Brennnesselpräparat im Vergleich zu einem Scheinpräparat nur eine minimale Verbesserung ein. Deutlicher waren die Ergebnisse der zweiten Studie aus Teheran mit mehr als 550 Männern (Safarinejad 2005). Allerdings wurde die Arbeit nur in einer wenig anerkannten Zeitschrift veröffentlicht, und andere Arbeiten des Autors wurden wegen Datenmanipulationen zurückgezogen. Dies lässt berechtigte Zweifel auch an der Korrektheit der Daten dieser Arbeit aufkommen (Retraction Watch 2013).

Pollenextrakte

Extrakte aus verschiedenen Gräserpollen von Roggen und Timothy Gras sind in zahlreichen europäischen Ländern populär (Secale cereale). Grundlage der Werbekampagnen sind Zellkulturen, bei denen man einen hemmenden Einfluss auf Entzündungsaktivitäten und Prostatazellen gefunden haben will. Es gibt nur eine schlecht gemachte Studie mit wenigen Patienten, sodass man mit der Empfehlung sehr zurückhaltend sein sollte.

Kürbissamen: Halloween für die Prostata?

In den Samen bestimmter Kürbisse (Cucurbita pepo) sind Fettsäuren mit einem hohen Anteil von Linolsäure, Sterolen und Carotinoiden. Experimentell fanden sich Hinweise, dass diese Substanzen die Wirkung des männlichen Geschlechtshormons an Prostatazellen mindern sollen. Das würde durch eine Hemmung des Prostatastoffwechsels die Wirkung auf die Prostata erklären, müsste dann aber auch die Sexualfähigkeit senken. Es gibt eine kontrollierte Studie, die einen positiven Effekt auf die Blasenentleerung zeigte (Bach 2000), was allerdings durch keine Wiederholungsstudie bestätigt werden konnte.

Rinde des Afrikanischen Pflaumenbaums

In Extrakten der Rinde des Afrikanischen Pflaumenbaums (Pygeum africanum) fanden sich langkettige Fettsäuren und Phytosterole. Sie sollen beruhigend auf die Muskulatur der Blase wirken. Die Datenlage erlaubt keine Aussage, ob die Verbesserung der Beschwerden des Wasserlassens deutlich und eindeutig ist. Auch sogenannte Metaanalysen ergaben keinen Hinweis, sodass derzeit keine Empfehlung für diese Substanz ausgesprochen werden kann.

Wenn schon, dann Sägezahnpalme und Brennnesselwurzel
Die Kombination der beiden Einzelstoffe gilt derzeit immer noch als das am besten untersuchte Präparat zur Besserung von Beschwerden bei der Blasenentleerung (Lopatkin et al. 2005, Soekeland und Albrecht 1997). Es gibt vier kontrollierte klinische Studien mit einer mindestens sechsmonatigen Behandlungsdauer. Dabei wurde die Kombination der beiden Pflanzenstoffe in zwei Studien gegen ein Scheinpräparat und in zwei Studien gegen zugelassene Substanzen wie Finasterid und Tamsulosin getestet. In allen Studien kam es zu einer messbaren Besserung der Symptomlast, und die pflanzlichen Präparate waren den zugelassenen Medikamenten nicht unterlegen. Die Studien zeigten aber auch, dass das Größenwachstum der Prostata durch die pflanzlichen Substanzen nicht beeinflusst wurde.

Pflanzliche Präparate gegen den Harndrang

Pflanze	Pflanze (lateinisch)	Präparate	Wissenschaftlicher Nachweis
Sägezahnpalme	Serenoa repens, Sabal serrulata	Zum Beispiel Prostagutt® uno, Prostess® uno	Gering
Brennnesselwurzel	Urtica dioica	Zum Beispiel Bazoton®, Prostagutt® duo, Urtica Sandoz®, Prostamed® Urtica	Gering
Kombination Sägezahnpalme und Brennnesselwurzel	Serenoa/Sabal und Urtica	Zum Beispiel Prostagutt® forte, Prosta Komplex® forte	Gut
Kürbissamen	Cucurbita pepo	Zum Beispiel Granu Fink® Prosta forte, Prosta® Sabal-Kürbis, Prosta Fink®	Mäßig
Pollenextrakte	Secale cereale	Zum Beispiel Pollstimol®	Gering
Rinde Afrikanischer Pflaumenbaum	Pygeum africanum	Zum Beispiel Tadenan®, Prosta360®	Gering
Phytosterole	Mehrere	Zum Beispiel Azuprostat®, Harzol®, Beta-Sitosterin®	Mäßig

Welche pflanzlichen Präparate können beim Harndrang vielleicht helfen? Zusammenfassende Bewertung der angebotenen Phytotherapeutika auf der Grundlage der Leitlinie der Deutschen Urologen (S2e-Leitlinie 2014) und nach Fürst und Zündorf 2016.

Zusammenfassende Wertung

Einige pflanzliche Präparate können bei Betroffenen leichtere Drangbeschwerden durchaus positiv beeinflussen. Auch weil die Präparate selbst gezahlt werden müssen, sollte man kritisch prüfen, ob sich eine dauerhafte Einnahme lohnt. Deshalb sei allen Betroffenen die »New Yorker Drei-Monats-Regel« empfohlen.

Aber glauben Sie nicht, dass man mit den Pflanzenpräparaten die Entwicklung einer Krankheit verhindern kann. Das konnte nie gezeigt werden. Da sind eine gesunde Ernährung und ein sportlicher Lebensstil bewiesenermaßen sinnvoller.

Der Urologe sagt, meine Blase sei zu klein! Wie bekomme ich sie größer?

»Weniger müssen müssen«, der Inhalt dieses Slogans einer Firma, die pflanzliche Präparate vertreibt, ist für viele Betroffene ein unerreichbarer Traum. Denn was einem Gesunden als selbstverständlich erscheint, ist für Menschen mit einer kleinen Blase eine Tortur. Man geht nicht einkaufen, sondern von Toilette zu Toilette und kauft zwischendurch ein …

Die Pinkelplatte der Discjockeys – damit das Publikum weitertanzt

Im Jahr 2018 erschien in der *Süddeutschen Zeitung* ein Artikel mit dem Titel »Mitreißend trocken« (Kedves 2018). Da wird die bekannte deutsche Plattenauflegerin Helena Hauff gefragt, mit welcher Nummer sie es schaffe, auf die Toilette zu kommen, ohne dass die Tanzfläche verwaist. Denn viele Discjockeys haben eine spezielle lange Platte, auch »Pinkelplatte« genannt, die so lang ist, dass der Gang zum Lokus möglich wird, ohne dass die Tanzenden aus der Stimmung kommen.

»Ich habe keine Pinkelplatte«, sagt Helena Hauff. »Mein Trick ist: auf gar keinen Fall Bier trinken während eines längeren Sets. Und Wasser nur zur Benetzung der Schleimhäute. Und dafür ganz viel Wodka. Der trocknet nämlich krass aus.« Ein interessanter Weg, doch als Therapeutikum für Blasenkranke eher ungeeignet.

Blasentraining: warum das denn?

Gibt man aber in der Suchmaschine das Stichwort »Blasentraining für Männer« ein, finden sich Tipps wie das Vermeiden von kohlensäurehaltigen Getränken und die Empfehlung zum Trinken von Leitungswasser. Wieso das ein Blasentraining unterstützen soll, bleibt unbeantwortet, und dass kohlensäurehaltige Getränke die Blase reizen sollen, gehört eher in Grimms Märchenstunde als in ein Gesundheitsportal. Auch Empfehlungen wie »Trinken Sie weder zu viel noch zu wenig« oder »Pinkeln Sie bewusst« sind weniger Rat- als pseudointellektuelle Querschläge.

Dabei geht es meistens darum, etwas wieder zu vergrößern, was zu klein geworden ist. Natürlich gibt es Gründe für eine zu klein gewordene Blase. Darauf sind wir schon eingegangen:

- Selbstverständlich muss man ausschließen, dass die Blase nicht einfach überläuft, weil sie gar nicht mehr richtig leer wird.
- Obligatorisch muss der Hausarzt oder Urologe durch eine Urinanalyse ausschließen, dass kein Blasenstein, kein Tumor oder keine Entzündung für den Blasendrang verantwortlich ist.
- Aber bei der überwiegenden Mehrzahl der älteren Männer ist die Blase einfach zu klein (geworden), eben eine »Rentner- oder Altersblase« ...

Beim Blasentraining den Blasendrang mindern: Gibt es dafür Tricks?

Um die zu kleine Blase wieder zu dehnen, muss man – wie im Sport – regelmäßig üben. Versuchen Sie einmal, einen Spagat zu machen. Und wenn es, was wahrscheinlich ist, nicht klappt, trainieren Sie, bis es funktioniert. Es wird lange dauern, bis Sie das schaffen! So ist es auch mit der zu kleinen Blase.

Das Blasentraining ist anstrengend, aber unerlässlich, denn es gibt keine Wunderpille. Es werden blasenberuhigende Medikamente angeboten (siehe den Abschnitt »Medikamente gegen den ständigen Blasendrang« in diesem Kapitel), aber sie machen keine kleine Blase groß. Deshalb ist ein unterstützendes Blasentraining wichtig. Machen Sie Folgendes:

- Führen Sie einmal im Monat ein Blasenprotokoll, um zu sehen, ob sich die Kapazität und damit die Elastizität der Blase verbessert hat.
- Wenden Sie konsequent die im Abschnitt »Entschuldigung, ich muss mal! Was tun, wenn es nicht passt?« (Kapitel 2) vorgeschlagenen Übungen und Ratschläge an, um den Blasendrang zu vermindern und durch dieses Hinauszögern die Blase zu dehnen.
- Der »Renner« der Tipps und Tricks ist das, was dort in der Übersicht unter »Trick 4: Ein Gegenreiz kann die Blase beruhigen« aufgeführt ist. Die mechanische Stimulation des Schamnervs auf dem Penis führt nach der praktischen Erfahrung bei Tausenden Männern und gut belegten medizinischen Untersuchungen zu einer deutlichen Minderung des Blasendrangs. Der Gewinn ist doppelt: Einmal können sich Betroffene in den gefürchteten Grenzsituationen beim Autofahren, vor der besetzten Toilette oder mitten in der Stadt sehr gut helfen und den Drang der Blase mindern. Und außerdem wird durch diese Verzögerung die Blase gedehnt und langsam wieder größer.

Anstrengendes Blasentraining: »Medikamente wären mir lieber«

Die Erfahrung aus der Praxis zeigt, dass Männer meist aus Angst oder Bequemlichkeit erst dann zum Arzt oder Urologen gehen, wenn der Verbrauch an Vorlagen störend oder zu teuer wird. Vorher haben sie schon das probiert, was ihnen rezeptfrei angeboten wird. Und das sind die pflanzlichen Präparate, wie sie im Fernsehen oder auf öffentlichen Toiletten angeboten werden.

Viele Untersuchungen haben aber gezeigt, dass selbst chemisch definierte Substanzen alleine sehr viel weniger wirken, als wenn man ergänzend ein Blasentraining durchführt. Ein Medikament oder eventuell eines der pflanzlichen Präparate kann den Reiz zwar dämpfen, aber zu kurz gewordene Muskeln nicht verlängern. Das geht nur durch Dehnung und dies wiederum nur durch Füllung der Blase.

Machen Sie also erst einmal das Blasentraining. Schaffen Sie aber keinen Kapazitätsgewinn, dann bitten Sie Ihren Urologen, Ihnen mit Medikamenten zu helfen. Es gibt gute »blasenberuhigende« Substanzen, die man zur Unterstützung geben kann.

Blasentraining oder »Pilates für die Blase«

Ziel: die Blase nur noch alle drei bis vier Stunden zu entleeren.

Was tun?

- Versuchen Sie, die Zeit zwischen den Blasenentleerungen zu verlängern. Schaffen Sie eine Stunde? Dann verlängern Sie langsam jeweils um fünfzehn Minuten.
- Messen Sie zwischendurch das Volumen der Blase und schreiben Sie den Wert auf. Nur dann merkt man, dass das Volumen der Blase langsam steigt.
- Mehr als 50 Milliliter Steigerung in vier Wochen werden Sie kaum schaffen. Sie brauchen wirklich Geduld, um die Blasenkapazität wieder zu erhöhen.
- Ist der Blasendrang so überwältigend, dass Sie es einfach nicht hinbekommen, die Blase zu dehnen, denken Sie an die Tricks, den Blasenreiz zu mindern (siehe den Abschnitt »Entschuldigung, ich muss mal! Was tun, wenn es nicht passt?« in Kapitel 2).

Heilung durch Strom – Unsinn oder eine Option?

An öffentlichen Orten sieht man immer öfter rucksackähnliche Geräte mit der Aufschrift »Defibrillator«. Fällt jemand plötzlich bewusstlos um, kann er ein Herzversagen wegen eines Kammerflimmerns haben. Dann ist die elektrische Reizüberleitung im Herz so gestört, dass keine Pumpaktionen mehr stattfindet und das Herz mit bis zu dreihundert Zuckungen *flimmert,* aber nicht mehr effektiv pumpt.

Als Erste-Hilfe-Maßnahme sollte eine Herzmassage erfolgen, damit das Gehirn mit Sauerstoff versorgt wird. Hat man einen Defibrillator, kann man versuchen, mit einem starken elektrischen Impuls die elektrische Fehlschaltung des Herzens zu durchbrechen, damit es wieder anfängt, effektiv Blut zu pumpen.

Ähnliches kann man bei der Blase machen, wenn auch nicht so dramatisch und nicht unter Zeitdruck. Vielmehr ist es möglich, durch schwache Stromimpulse die Nervenversorgung der Blase neu auszurichten und Störungen eventuell zu mindern oder zu beheben.

Elektrische Stimulation eines Nervs am Innenknöchel

Die Idee ist alt und geht auf die traditionelle chinesische Akupunktur zurück. Einer der am häufigsten genutzten Punkte heißt »Milz 6« und liegt an der Innenkante des Schienbeins, eine Handbreit oberhalb des Innenknöchels.

Anfang der Achtzigerjahre kamen Urologen in den USA auf die Idee, diesen klassischen Akupunkturpunkt zu testen und elektrisch zu stimulieren. Die Hoffnung war, dadurch den Schließmuskel stärken zu können. Bei den wissenschaftlichen Blasendruckmessungen stellte man dann eher durch Zufall fest, dass die Reizung dieses Akupunkturpunkts weniger den Schließmuskel als vielmehr autonome Fehlfunktionen wie den Blasendrang verbesserte.

Ein batteriegetriebener Impulsgeber wird über Kabel mit

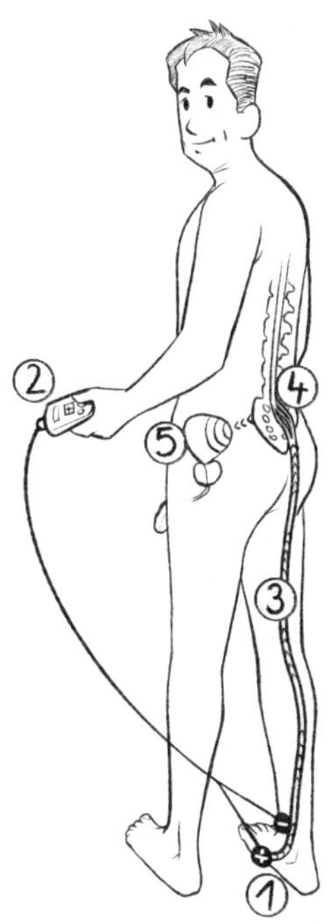

Die Reizung des Nervs (Nervus tibialis posterior) am Innenknöchel erfolgt meist nicht mehr mit Nadeln, sondern einfacher mit Klebeelektroden (1). Der Reizstrom vom Impulsgeber (2) gelangt über einen Nerv des Beins (3) zum Rückenmark (4). Durch eine elektrische Rückkopplung wird die Blasenversorgung (5) moduliert. Etwa 60 Prozent der Betroffenen mit einer überaktiven Blase beschreiben eine Verbesserung der Symptomatik.

Klebeelektroden verbunden, die auf der Haut aufgebracht werden. Über diese Hautelektroden werden die schwachen elektrischen Reize verabreicht, die der Patient als ein leichtes Nervenkribbeln wahrnimmt. An dem Gerät können Reizstärke und auch das Stimulationsmuster eingestellt werden. Dies erfolgt einmal täglich für eine halbe Stunde und wird insgesamt über zwölf Wochen wiederholt. Das Verfahren wurde in vielen Untersuchungen getestet. Bei rund 60 Prozent der Betroffenen kommt es zu einer Verbesserung zum Teil mit einem anhaltenden Besserungseffekt.

Elektrische Stimulation des Penisnervs

Es wurde bereits erwähnt, dass eine mechanische Reizung des Schamnervs durch Kneifen oder Drücken des Penis einen starken Blasendrang unterdrücken kann (siehe den Abschnitt »Entschuldigung, ich muss mal! Was tun, wenn es nicht passt?« in Kapitel 2). Den gleichen Effekt kann man erzielen, wenn man diesen Nerv mithilfe einer kleinen Manschette elektrisch stimuliert. Bei Querschnittsgelähmten ist dies heutzutage eine von mehreren Möglichkeiten, unwillkürlichen Blasenreiz zu dämpfen.

Elektrische Modulation über den Enddarm

Führt man ein sondenförmiges Stimulationsgerät durch den Enddarm ein, können die Beckennerven breitflächig moduliert werden. Bei Männern kann man versuchen, damit die Beschwerden einer Drangblase oder auch den möglicherweise durch eine Operation geschwächten Schließmuskel zu verbessern.

Erfolgt die Reizstromtherapie einmal am Tag für zwanzig bis dreißig Minuten, hat man eine 50-prozentige Chance, die Drangepisoden zu verbessern. Die Einstellung der Reizstromabgabe entspricht in etwa derjenigen bei der Stimulation im Bereich des Schienbeinnervs. Bei vergleichenden Untersuchungen mit Frauen hat sich gezeigt, dass die elektrische Stimulation vor Ort (durch die Scheide oder den Enddarm) einen größeren Effekt hatte als die Stimulation des Nervs im Bereich des Schienbeins.

Zum Problem der Kostenerstattung

Normalerweise wird die Elektrotherapie als eine Form der alternativen Heilmethoden eingeordnet. Einige gesetzliche und die meisten privaten Kassen übernehmen die Kosten ganz oder anteilig. Die Geräte bestehen aus wiederverwendbaren Modulen, sodass beispielsweise der Stromgenerator wiederverwendet werden kann. Die meisten Krankenkassen haben mit bestimmten Anbietern Leihverträge, die dann die Geräte zunächst probeweise zur Verfügung stellen, um die Therapie zu erproben.

Betroffene sollten sich mit der Krankenkasse oder den zuständigen Sachbearbeitern in Verbindung setzen. Viele von ihnen haben einen Ermessensspielraum oder können beraten, welche Begründung auf der ärztlichen Verordnung zu einer teilweisen oder kompletten Kostenübernahme führt.

Der Blasenschrittmacher als »elektronische Beruhigungspille« für die Blase

Die Idee zu dieser inzwischen weltweit anerkannten Therapie entstand durch die quälenden Rückenschmerzen des früheren Präsidenten der USA John F. Kennedy. Einer seiner behandelnden Ärzte war der Neurochirurg Dr. Blaine Nashold. Bei Versuchen zur schmerzlindernden elektrischen Stimulation der Rückenmarksnerven hatte sich gezeigt, dass die Stimulation auch auf die Blase wirkt. Zu dieser Zeit arbeitete an der Urologischen Universitätsklinik in San Francisco Dr. Emil Tanagho, der 1966 aus Ägypten in die USA geflüchtet war. Als er von der Zufallsentdeckung erfuhr, dass eine elektrische Stimulation der Nerven im Kreuzbein auch zu einer Reaktion im Blasenmuskel führte, verfolgte er die Idee wissenschaftlich. Hoffte man anfangs, dass man mit der elektrischen Stimulation den Schließmuskel der Blase verbessern könnte, zeigte sich dann, dass die autonome Nervenregulation der Blase viel besser ansprach. Damit gab es eine Chance, die unwillkürlichen Drangepisoden der Blase zu beherrschen; und nach Jahren gelang es schließlich, ein Gerät zur Neuromodulation bis zur klinischen Marktreife zu entwickeln (Tanagho und Schmidt 1982, Tanagho 2010).

Bei der streng kontrollierten Zulassungsstudie der amerikanischen Gesundheitsbehörde zeigte sich, dass es durch die

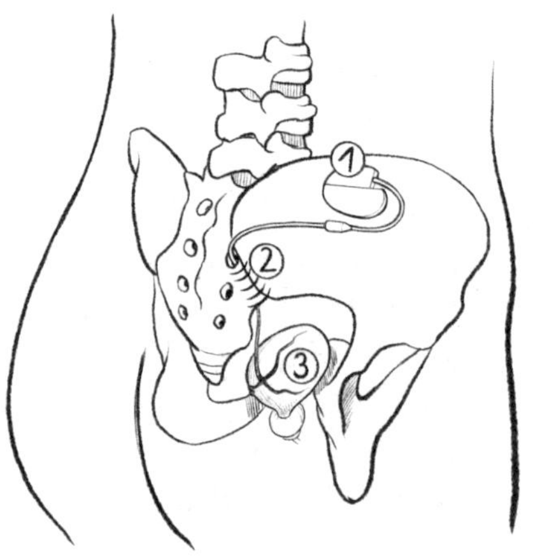

Das Stimulationsgerät des Blasenschrittmachers wird unter der Haut platziert (1). Die davon ausgehende Stimulationssonde (2) kommt in den Rückenmarksbereich in die Nähe des Nervs, der die Blase versorgt. Durch Änderung der Stärke und Frequenz der Stimulation am Impulsgeber kann es zu beruhigenden Effekten auf die Nervenversorgung der Blase (3) kommen.

Neuromodulation gelang, sowohl die Häufigkeit der Blasenentleerung als auch die Blasenkapazität deutlich zu verbessern. Die Toilettengänge über 24 Stunden reduzierten sich von durchschnittlich siebzehn Episoden auf neun, und dazu passend konnte die Blasenkapazität von zuvor 118 auf 226 Milliliter verdoppelt werden.

Der Eingriff kann in Lokalbetäubung erfolgen. Im Unterschied zu einem Herzschrittmacher wird der Blasenschrittmacher nicht in die Blase gelegt, weil er dort verkrusten und sich entzünden würde. Stattdessen wird die borstenartige Stimulationssonde unter Röntgenkontrolle durch eines der hinteren Löcher des Kreuzbeins in den Bereich unterhalb des Rückenmarks vorgeschoben. Dort verlaufen die Austrittsnerven des Rückenmarks schweifähnlich im Wirbelkanal. Durch leichte Reizströme und dadurch provozierte Muskelzuckungen wird getestet, wann die Sonde richtig liegt.

Auch wenn der Schrittmacher bei ungefähr der Hälfte der

Betroffenen erfolgreich ist, kann man nicht vorhersagen, bei welchem Patienten er wirkt. Deshalb macht man immer über eine gewisse Zeit eine Probetestung. Ist diese erfolgreich, bekommen die Betroffenen eine Dauersonde.

Lange Zeit dachte man, dass die elektrische Stimulation direkt an der Nervenversorgung der Beckenorgane von Blase und Darm wirkt und dort die Rhythmusstörung der Blase normalisiert. Die Impulse gehen zwar zu den Beckenorganen, übrigens auch zum Dickdarm, und sind dort spürbar. Da aber weder die Blase noch der Dickdarm ein lernendes Nervengeflecht haben, geht man heute eher davon aus, dass die Stimulation das Gehirn zu einer Art Neuorganisation von Fehlschaltungen anregt.

Kann man den Blasendrang auch wegoperieren?

Haben alle Versuche mit dem Blasentraining, Medikamenten und der Reizstromtherapie nicht funktioniert, kommt von Betroffenen unweigerlich die Frage, ob man das Problem nicht wegoperieren könne. Und in der Tat gibt es hier einige Möglichkeiten.

Wenn Blasensteine die Prostata und Harnröhre reizen

Blasensteine treten fast nur bei Männern auf, und die Ursache ist fast immer eine zu große oder zu eng gewachsene Prostata. Dadurch entleert sich die Blase nicht mehr komplett, und in der Aussackung hinter der vorspringenden Prostata sammeln sich die Urinkristalle und verkleben. Anfangs sind es meist kleine Kristalle, die dann zu größeren Steinen wachsen.

Die Drangblase entsteht, weil die Steine ab einer gewissen Größe die Prostata und die in die Prostata mündende Harnröhre reizen. Einige Männer beklagen einen stotternden Harnstrahl, weil die Steine die Harnröhre verstopfen. Man kann die Steine relativ einfach entfernen. Man führt in Kurznarkose ein Gerät zur Blasenspiegelung ein und kann die Steine mit Laser oder Zangen zerkleinern und absaugen.

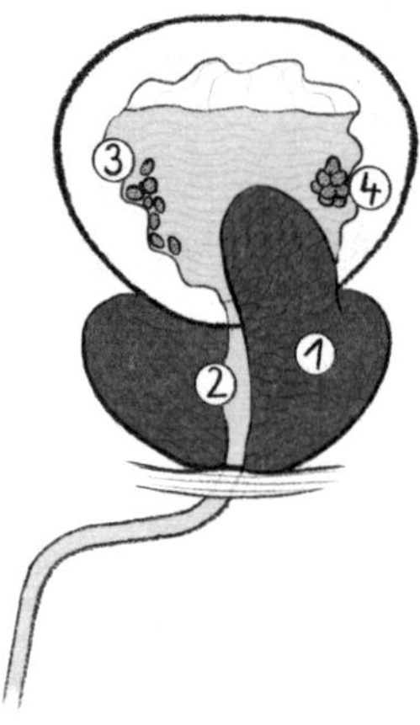

Bei einer zu großen Prostata (1) wird die Harnröhre (2) verengt. Dadurch bildet sich hinter der Prostata eine Aussackung, in der Resturin verbleibt. Hier wachsen die Steine heran, die anfangs oft klein sind (3), aber im Laufe der Zeit zu einem größeren Stein verkleben können (4).

Muss bei der Blasensteinentfernung auch die Prostata verkleinert werden?

Vielfach wird angenommen, Blasensteine gäbe es nur bei einer großen Prostata. Das würde bedeuten, dass man bei der Entfernung der Blasensteine auch die Prostata verkleinern sollte, um ein Wiederauftreten der Steinbildung zu verhindern. Inzwischen weiß man, dass dies in mehr als der Hälfte aller Fälle nicht notwendig ist, weil die Männer nur wenig Restharn haben.

Das Argument, man solle den operativen Eingriff zur endgültigen Lösung nutzen, ist jedoch nicht stichhaltig. Denn jeder operative Eingriff hat ein Restrisiko, dass Folgeschäden auftreten. Deshalb gilt: Es sollte nur das gemacht werden, was eindeutig zu einer Verbesserung von Funktion oder Lebensqualität führt oder was Folgeschäden vermeidet. Wenn ein Mann nur durch die Blasensteine ausgelöste Blasenirritationen ohne Einschränkung des Harnstrahls und ohne Restharnbildung hat, spricht nichts dagegen, zunächst lediglich die Blasensteine zu entfernen.

Botox hilft auch dem Blasenmuskel

Die Einspritzung von hochverdünntem Botulinumgift in den Blasenmuskel zur Beruhigung der überaktiven Drangblase ist mittlerweile eine Standardbehandlung. Dabei bedurfte es mutiger Schritte und Zufälle, bis es zu einer Therapie wurde, die heutzutage vielen Menschen hilft.

Erstmals nutzte es der amerikanische Augenarzt Dr. Alan Scott Mitte der Achtzigerjahre bei einem Patienten, den er bereits dreimal operiert hatte und der immer noch schielte und Doppelbilder sah. Er wusste aufgrund von eigenen Untersuchungen im Rahmen seiner Doktorarbeit, dass die Substanz die Muskeln nicht schädigt, sondern je nach Konzentration nur für eine bestimmte Zeit lähmt. Er hatte dann die Idee, diese extrem giftige Substanz (in einem streng genehmigten Heilversuch) stark zu verdünnen und in den Augenmuskel zu spritzen. Das Ergebnis war sensationell, denn die Fehlstellung des Auges war beseitigt. 1989 wurde das Medikament unter dem Namen »Oculinum« zugelassen. Später wurde es auch zur Behandlung von krampfhaften Verschlüssen des Augenringmuskels zugelassen, dem sogenannten Blepharospasmus (Schönstein 2014).

Auf die Idee, damit einen spastischen Blasenmuskel ruhigzustellen, kam weltweit erstmals Prof. Manfred Stöhrer, der eine große urologische Klinik mit querschnittsgelähmten Patienten in Murnau leitete. 1998 erfolgte die erste Gabe in den Blasenmuskel eines Mannes, der schon lange wegen seiner überaktiven Blase einen Katheter tragen musste. Leider war der Effekt nur gering, da der Mann wegen der langen Katheterableitung eine Schrumpfblase hatte. Dafür war der Erfolg bei den drei nächsten Patienten umso überzeugender. Er hat dann die Ergebnisse gemeinsam mit der Neurologin Prof. Brigitte Schurch, die ein Rehabilitationszentrum in der Schweiz leitete, im Jahr 1999 veröffentlicht (persönliche Mitteilung Prof. Stöhrer).

Das hochverdünnte Gift spritzt man an mehreren Stellen in kleinen Mengen direkt in das Muskelgewebe der Blase. Dazu wird die Blase mit einem Gerät zur Blasenspiegelung ausgeleuchtet, und durch den sogenannten Arbeitskanal wird eine flexible Nadel in die Blase geführt.

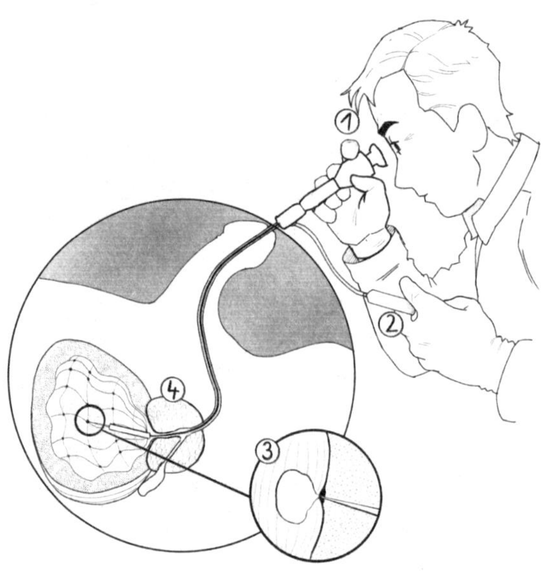

Bei der Botox-Behandlung erfolgt eine Blasenspiegelung (1), und durch den Arbeitskanal des Gerätes (2) wird die flexible Nadel unter optischer Kontrolle an mehreren Stellen der Blasenwand (3) tief in den Blasenmuskel eingeführt und dort das Medikament eingespritzt, wo es sich dann in der Umgebung verteilt. Beim Mann ist das Problem, dass eine vergrößerte Prostata (4) nach der Behandlung zu einer Behinderung der Blasenentleerung führen kann.

Meist kommt es direkt nach der Operation zu einem verstärkten Reiz, der nach einigen Tagen nachlässt. Dann erst tritt die gewünschte Blasenberuhigung ein. Wie lange der gewünschte Effekt anhält, ist nicht genau vorherzusagen und hängt von der Dosis ab.

Bei der ersten Behandlung fängt man meist mit der geringsten Dosis an, um eventuell bei zu kurzem Ansprechen bei den Folgebehandlungen die Menge zu steigern. Normalerweise hält die Behandlung sechs bis zwölf Monate, aber es gibt auch Fälle, in denen es über mehrere Jahre zu einer spürbaren Verminderung des Drangs kommt.

Wiederholungsbehandlungen sind problemlos möglich. Nach aktuellem Wissen sind es weniger als 5 Prozent der Betroffenen, die nicht auf eine Botox-Behandlung ansprechen. Allerdings empfiehlt man, mit einer Folgebehandlung zumindest drei Monate zu warten, um die Bildung von Antikörpern zu verhindern.

Grundsätzlich wirkt Botulinum bei Mann und Frau gleich. Das besondere Problem ist die Prostata! Denn wenn die Prostata vergrößert ist oder einengend wächst, muss der Blasenmuskel mehr arbeiten, um den Urin aus der Blase zu pressen. Diese Überanstrengung des Blasenmuskels führt dann zu Irritationen im Blasenmuskel, die sich als »Rhythmusstörungen« einer überaktiven Drangblase äußern.

Wird dieser »überanstrengte« Blasenmuskel aber durch Botulinum gedämpft, besteht das Risiko, dass die verbleibende Kraft zur Urinaustreibung nicht mehr funktioniert. Dann kann es zur Harnverhaltung kommen, und man muss warten, bis das Botulinum vom Körper abgebaut wurde, und solange einen Katheter legen. Dieses Problem des gesteigerten Risikos, dass es zu einem Harnverhalt kommen kann, ist beim Mann im Vergleich zur Frau deutlich gesteigert.

Um das Risiko einer Harnsperre nach der Injektion von Botulinum zu senken, muss man den Grad der Flussbehinderung durch die Prostata abschätzen. Dazu gehört neben der Größe auch die Form der Prostata. Hebt sie den Blasenboden weit an, ist das Risiko einer drohenden Harnsperre größer als bei einer breit gewachsenen Prostata. Weitere Gradmesser sind die Stärke des Blasenmuskels und die Menge an Restharn nach der Blasenentleerung (siehe den Abschnitt »Wenn die große Prostata zum Sprengstoff wird« in Kapitel 7).

Eine zusätzliche Untersuchung, die einem bei der Einschätzung des Risikos einer drohenden Harnsperre hilft, ist die Blasendruckmessung oder Urodynamik. Dabei wird ein sehr kleiner Katheter über die Harnröhre in die Blase vorgeführt und dann die Blase langsam mit Flüssigkeit gefüllt. Irgendwann muss der Betroffene die Blase entleeren, was er neben dem Katheter macht. An der Spitze des Katheters ist eine kleine Mikrosonde, die nun genau misst, wie hoch der Druck ist, den die Blase zur Entleerung aufwenden muss. Hierbei gibt es Grenzwerte, die anzeigen, ob die Blase zu stark pumpen muss.

Ist der notwendige Druck in der Blase bei der Entleerung »zu hoch«, sollte man nicht mit Botulinum den Blasenmuskel noch zusätzlich schwächen. Dann ist es sinnvoller, die Prostata operativ zu verkleinern, da sich dann in ungefähr drei Viertel aller Fälle die Drangbeschwerden nach einigen Monaten bessern, weil der Blasenmuskel nicht mehr dauernd überstark pumpen muss. Sollten die Drangbeschwerden danach trotzdem weiter bestehen, kann mit guten Erfolgsaussichten Botox in den Blasenmuskel gegeben werden.

Die Blase operativ vergrößern

Eine operative Vergrößerung der Blase ist heute nur noch selten erforderlich. Früher führten Infektionskrankheiten wie die Tuberkulose zu einer Blasenschrumpfung, aber die operativen Möglichkeiten waren eingeschränkter als heutzutage. Ein Verfahren ist zum Beispiel, dass man die verkleinerte Blase eröffnet und dann mit einem eingenähten Darmstück vergrößert. Im Extremfall muss man aus patienteneigenem Darm ein neues Speicherorgan bilden und mithilfe eines operativen Tricks dann so an den Bauchnabel anschließen, dass sich das System selbst abdichtet. Die Patienten können und müssen dann die Bauchnabelblase regelmäßig mit einem Katheter selbstständig entleeren, was vollkommen schmerzfrei möglich ist.

Ich kann in Anwesenheit anderer nicht pinkeln! Gibt es das?

Die älteren und fußballbegeisterten Männer werden ihn kennen: Klaus Augenthaler, der als Abwehrspieler mit Bayern München mehrere deutsche Meistertitel holte und seine Karriere mit dem gewonnenen Finale der Weltmeisterschaft 1990 im Rom krönte. Aber dann passierte die Katastrophe: Er musste zur Dopingkontrolle! Und das Reglement schreibt vor: »Der Spieler uriniert unter strikter Überwachung des Doping-Arztes, der dasselbe Geschlecht wie der Spieler haben muss, in den Sammelbecher.« Aber Klaus Augenthaler konnte nicht, er brauchte geschlagene vier Stunden – und da war der schönste Teil der WM-Feier schon vorbei.

Die »schüchterne Blase«: eine echte Krankheit

Bei dieser Störung handelt es sich um einen Krankheitsmechanismus, der erst seit den 1980er-Jahren anerkannt ist und als »Shy Bladder Syndrome«, »schüchterne Blase« oder »Paruresis« bezeichnet wird. Gemeint ist damit, dass die Betroffenen unter bestimmten Umständen – unter Zeitdruck, in Anwesenheit anderer Personen oder beim Gefühl, während der Blasenentleerung beobachtet zu werden – verkrampfen und nicht pinkeln können. Es sollen fast 7 Prozent der männlichen Bevölkerung darunter leiden, was in den USA mehr als zwanzig Millionen Menschen wären.

Warum wird aus der normalen eine »schüchterne« Blase?
Haben wir Stress oder müssen wir flüchten, wird die Blase vom sympathischen Nervensystem stillgestellt und der Schließmuskel aktiviert, um die Flucht nicht zu stören (siehe den Abschnitt »Ich kann im Stehen besser Wasser lassen« in Kapitel 2). Ähnliches passiert möglicherweise bei kleinen Jungen, wenn sie beim pubertären Wettbewerb des Weitpinkelns verlieren. Häufen sich diese Einzelereignisse, verkrampfen die Jungens immer mehr. Als Resultat kommt es zu dem Phänomen, dass man die Blase nicht entleeren kann, auch wenn der Druck groß ist.

Was hätte Klaus Augenthaler tun sollen?
Entscheidend ist Entspannung, damit die Verkrampfung des Schließmuskels gelöst wird. Hierzu gibt es verschiedene Techniken, die sogar in einem eigenen Buch beschrieben wurden (Hammelstein 2005). Sollten Sportler wie Klaus Augenthaler mit der Situation konfrontiert werden, können sie sich vielleicht ein Beispiel an dem russischen Nationalspieler Oleg Salenko nehmen, der bei der WM 1994 in einem Spiel gegen Kamerun fünf Tore schoss. Als er dann bei der Dopingprobe Probleme wie einst Klaus Augenthaler hatte, trank er nicht nur zwei Gläser Wasser, sondern auch fünf alkoholfreie Biere für jedes erzielte Tor und beendete die Dopingprobe trotz »schüchterner Blase« sehr schnell (Trede 2007).

4.
Die Blase stört meine Nachtruhe

Immer wieder nachts wegen der Blase aufstehen: Was ist da los?

Mehrfaches nächtliches Aufstehen, was von Medizinern als »Nykturie« bezeichnet wird, ist ein gesundheitliches Risiko, weil die Gefahr von Stürzen und Knochenbrüchen deutlich erhöht ist. Haben die Betroffenen dazu noch Einschlafstörungen, lässt irgendwann auch die Leistungsfähigkeit nach. Berufliches Versagen, soziale Isolation bis hin zu einem erhöhten Sterberisiko können die Folge sein.

Nykturie: nicht nur ein Männerproblem

Es ist ein weitverbreiteter Irrtum, dass überwiegend Männer von diesem Problem betroffen sind. Vielmehr gehen die Männer bei diesem Problem zum Urologen, weil die Ursache der Prostata zugeschrieben wird. Dabei ist die Prostata maximal in einem Viertel aller Fälle daran schuld.

Dass das vermehrte nächtliche Aufstehen in gleichem Maße die Frauen betrifft, hat die Forschung schon lange bewiesen. Aber an wen sich die betroffenen Frauen wenden, ist ein Rätsel.

Nachts schlafen und nicht wegen der Blase aufstehen: ein genialer Mechanismus der Natur

Nur beim Schlaf können das Gehirn und viele Körperfunktionen regenerieren. Nicht umsonst ist Schlafentzug eine tödliche Foltermethode und chronischer Schlafmangel lebensverkürzend. Aber wie schafft es der Körper, die Urinausscheidung zu drosseln, obwohl die Nieren nachts genauso weiterarbeiten?

Dafür gibt es einen unglaublich raffinierten biologischen Regelmechanismus. In der Hirnanhangsdrüse wird ein Hormon ausgeschüttet, das ähnlich einem Wasserhahn in der Niere regelt, wie konzentriert der Urin ist. Dieses Hormon heißt »antidiuretisches Hormon (ADH)« oder auch »Vasopressin«. Je mehr von dem Hormon ausgeschüttet wird, desto konzentrierter wird der Urin und desto geringer die Urinmenge. Dann kann der Mensch schlafen und sich regenerieren.

Es gibt aber mehrere Ursachen, die diesen hochsensiblen Regulationsmechanismus stören können und die Betroffenen immer wieder aus dem Bett und Schlaf jagen.

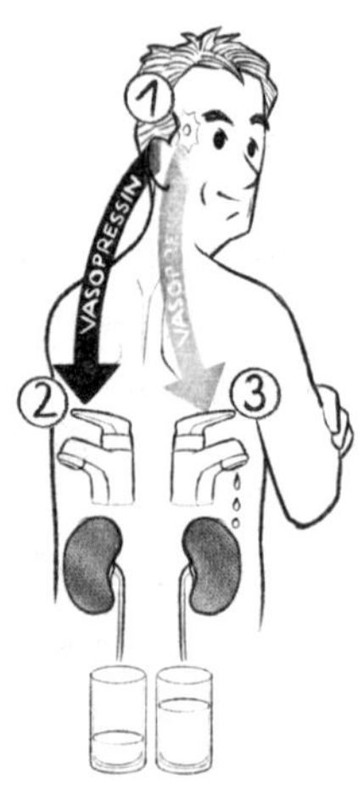

In der Hirnanhangsdrüse (1) wird das wassersparende Hormon Vasopressin (auch »antidiuretisches Hormon [ADH]« genannt) gebildet. Es ist einem Wasserhahn vergleichbar. Wird das Hormon ausgeschüttet (2), ist es wie ein geschlossener Wasserhahn. Der Urin in der Niere wird immer konzentrierter, und dafür wird weniger Urinvolumen ausgeschieden. Ist aber die Bildung dieses Hormons gestört, ist das wie ein tropfender Wasserhahn (3). Dann wird aus dem gebildeten Urin in der Niere nur wenig Wasser zurücktransportiert und die Urinmenge größer. Genau dieser Mechanismus hilft dem Körper auch, bei Hitze oder wenig Trinkwasser den Flüssigkeitshaushalt aufrechtzuerhalten.

Nykturie-Ursache 1: zu viel Flüssigkeit

Dass zu viel Flüssigkeit schlimme Folgen haben kann, wissen wir nicht erst seit den Flutkatastrophen. Für die Therapie ist es wichtig zu verstehen, dass mehrere und eventuell unabhängige Mechanismen zu einer erhöhten Flüssigkeitsmenge führen:

- *Auch die Nieren altern und können nicht mehr so gut konzentrieren:* Zu den vielfältigen Aufgaben der Nieren gehört neben der Entgiftung des Körpers auch die Regulation des Flüssigkeitshaushalts. Jeden Tag zirkuliert unser gesamtes Blut mehrere Tausend Male durch die Nieren und wird gefiltert. Dabei entstehen ungefähr 180 Liter sogenannter Primärurin. Der wird dann von den Nieren in einem extrem komplizierten Schleifensystem so konzentriert, dass am Ende 2 Liter Urin übrig bleiben. Ähnlich den Muskeln werden auch die Nieren, wenn sie viele Jahrzehnte gearbeitet haben, im Alter schwächer. Dazu gehört neben einer schlechteren Elimination von Giftstoffen auch die nachlassende Konzentration oder Verdichtung des Urins. Deshalb scheiden wir mehr Urin aus. Ein Forscher in den USA hat festgestellt, dass ältere Menschen nachts die doppelte Menge an Urin ausscheiden wie früher (Miller 2000), und ein Forscher aus Kanada fand heraus, dass der entscheidende Faktor die nachlassende Fähigkeit der Niere ist, das Natrium aus dem Primärurin wieder zurück in das Nierengewebe zu pumpen (Kaye 2008a). Als Folge der Nierenalterung kommt es also zu einem erhöhten Urinvolumen, das die Menschen dann auch nachts aus dem Bett treibt.
- *Wenn man abends zu viel trinkt:* Viele Menschen haben sich während des Berufslebens angewöhnt, am Tage wenig zu trinken, was sie dann am Abend oder beim gemütlichen Zusammensein mit Freunden oder vor dem Fernseher nachholen. Man kann das sehr einfach herausfinden, wenn man ein Blasenprotokoll schreibt, wie es im Ab-

schnitt »Der Stein der Weisen: das Blasenprotokoll« (Kapitel 3) beschrieben wurde. Und trifft eine hohe abendliche Trinkmenge oft von mehr als 1 Liter dann auf altersgeschwächte Nieren, wird die Blasentätigkeit strapaziert.

- *Herzschwäche führt zu Wassereinlagerung im Gewebe:* Arbeitet das Herz als der »zentrale Motor« des Körpers nicht mehr richtig, stauen sich Blut und Wasser – ähnlich wie bei einer Überschwemmung – in das Gewebe neben den Blutgefäßen. Wenn man mit dem Daumen auf die »dicken Beine« drückt und die Gewebemulde nicht elastisch zurückfedert, sondern wie ein Teigabdruck stehen bleibt, hat man Wasser in den Beinen. Da es noch andere Erkrankungen gibt, die zu solchen Wassereinlagerungen führen können, sollte das von Ihrem Arzt abgeklärt werden. In jedem Fall kann das auch eine Ursache des vermehrten nächtlichen Aufstehens sein, weil das Gewebewasser dann während der Nachtruhe in das Blut und anschließend in die Nieren »ausläuft«.
- *Altersbedingte Wassereinlagerung im »Keller unseres Körpers«:* Im Alter kommt es oft – auch ohne Erkrankung wie eine Herzschwäche – zu einer Wassereinlagerung im Gewebe, insbesondere in den unteren, herzfernen Extremitäten. Mit speziellen Geräten kann man von außen den Wasseranteil in den Gewebearealen des Körpers messen. Prof. K. Torimoto aus Japan hat bei 34 älteren Männern mit starken Nykturiebeschwerden mehrmals am Tag diese Messungen durchgeführt. Es zeigte sich, dass die Wassereinlagerungen nicht im gesamten Körper passierten, sondern fast ausschließlich in den Beinen. Und je mehr Wasser eingelagert wurde, desto ausgeprägter war die Nykturie (Torimoto et al. 2009).

Diese Ergebnisse sind deshalb so bedeutsam, weil sie klarmachen, dass auch durch einfache Maßnahmen wie Hochlagern der Beine am Abend, durch das Tragen von Kompressionsstrümpfen oder einen abendlichen Spaziergang eine Flüssigkeitseinlagerung im Gewebe der Beine entweder verhindert oder die eingelagerte Flüssigkeit ausgedrückt werden kann (siehe hierzu den nächsten Abschnitt »Was tun zur Besserung der Nykturie?«).

Nykturie-Ursache 2: wenn die große Blase zu einer kleinen »Rentnerblase« geworden ist

Warum die Blase alters- und verhaltensbedingt zu klein wird, wurde ausführlich im Abschnitt »Warum quält mich mein Blasendrang so?« (Kapitel 3) besprochen. Es ist, als ob man mit Wassergläsern statt mit Eimern den vollgelaufenen Keller trockenlegt. Folglich muss man viel öfter rennen. Kommen also eine zu kleine Blase und ein vermehrter nächtlicher Zustrom von Urin – aus welchem der oben aufgeführten Gründe auch immer – zusammen, dann wird die Blase unruhig.

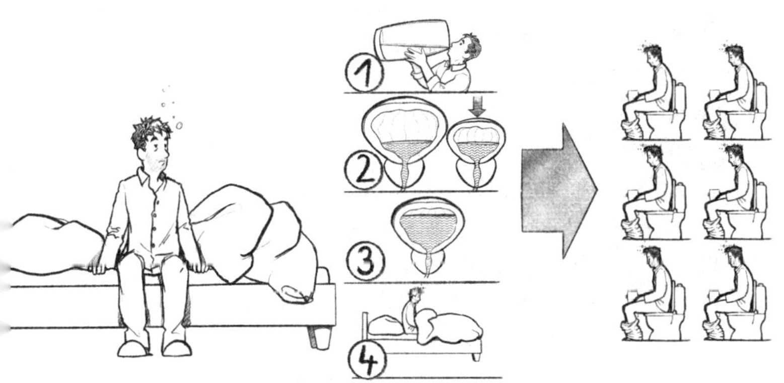

Die klassischen Ursachen für zu häufiges nächtliches Aufstehen sind allein oder in Kombination entweder ein zu hoher Zustrom von Flüssigkeit (1), eine zu kleine Blase (2), eine unzureichend entleerte Blase, die dann immer wieder zu schnell vollläuft (3), oder Schlafstörungen (4).

Nykturie-Ursache 3: Die Blase wird nicht leer und läuft zu schnell wieder voll

Das Phänomen einer unvollständig entleerten Blase ist typisch für ältere Männer, weil die Prostata die Blasenentleerung behindert (siehe Kapitel 7). Der Urologe kann das sehr leicht durch eine Messung des Resturins mit dem Ultraschall feststellen, aber die Männer können Hinweise durchaus selbst beobachten:

- Der Harnstrahl ist im Vergleich zu früher deutlich abgeschwächt.
- Die Blasenentleerung dauert immer länger.
- Man hat das Gefühl, es verbleibe noch ein Rest in der Blase.
- Nachts ist der Harnstrahl schlechter als am Tag.

Die Erklärung für die Verschlechterung des Urinstrahls in der Nacht ist einfach. Auch der Blasenmuskel ist eingeschlafen und braucht Zeit »aufzuwachen«. Ähnlich wie bei Sportlern, die sich vorm Wettkampf warm machen, damit dann die Muskeln die Höchstleistung erbringen, muss der Blasenmuskel nachts erst aufwachen und vorgespannt werden. Ist das nicht der Fall, zeigt sich besonders nachts der erhöhte Widerstand durch die enge Prostata.

Wenn die Nieren im eigenen Urin ersaufen

Der Extremfall der nicht entleerten Blase ist eine sogenannte Überlaufblase. Noch vor hundert Jahren war es eine häufige Todesursache, weil die Männer sich daran gewöhnten, so schlecht und häufig Wasser lassen zu müssen. Dabei war die Blase fast zum Platzen voll, manchmal mit bis zu mehreren Litern gefüllt. Irgendwann war dann der Druck in der Blase so groß, dass der Urin aus den Nieren nicht mehr ablief und sich wie ein gestauter Fluss bis in die Nieren zurückstaute. Dieser Stauungsdruck zerstört das innere Nierengewebe, und es mündet im tödlichen Nierenversagen.

Nykturie-Ursache 4: Kopf und Blase wecken sich gegenseitig

Bei einem gestörten Schlaf wird man durch geringste innere oder äußere Signale wach. Dazu gehören auch Blasenreize, die normalerweise »überspielt« werden. Da der ungestörte Schlaf aber überlebenswichtig ist, hat sich die Natur einen Trick »ausgedacht«.

Über eine reflexartige Nervenverbindung kommunizieren Blase und Beckenboden. Ist die Blase voll, wird ein Nerv gereizt, der die Muskeln des Beckenbodens anspannt und ein »Auslaufen« verhindert. Hat man Schlafstörungen, kommt es zwar ebenfalls zum Anspannen dieser Muskeln, aber auch zum Aufwachen. Ein Hinweis auf solch eine »nervöse Blase« ist, wenn die Betroffenen schildern, dass das Problem phasenweise auftritt und beispielsweise im Urlaub deutlich geringer ist.

Was tun zur Besserung der Nykturie?

In der Hoffnung auf eine Wunderpille werden Sie enttäuscht. Auch eine Schritt-für-Schritt-Strategie, heute bei Ratgebern sehr beliebt, ist nur teilweise möglich. Denn es kommt auf die Ursache der Störung an: Eine zu kleine Blase muss anders behandelt werden als eine zu hohe nächtliche Flüssigkeitsausscheidung oder eine Schlafstörung.

Der erste Weg zur Therapie: die Ursache eingrenzen

Wenn Ihr Wagen nicht mehr läuft, kann man natürlich den ganzen Motor ausbauen und nach der Demontage wieder neu einbauen – aber möglicherweise läuft er dann immer noch nicht, weil es die Elektrik war. Also macht man einige wegweisende Untersuchungen. So auch bei der Nykturie, dem vermehrten nächtlichen Aufstehen. Von elementarer Bedeutung sind wegweisende Fragen und Untersuchungen:

- Sind die Beschwerden konstant oder wechselnd?

- Wann fingen die Beschwerden an? Plötzlich, oder wurde es allmählich zunehmend schlimmer?
- Wie ist der Harnstrahl im Vergleich zu früher: gleich, deutlich verlangsamt oder insbesondere in der Nacht schlechter als am Tag?
- Haben Sie das Gefühl, dass die Blase nicht mehr leer wird?
- Ist der Urin in Ordnung, also frei von Entzündungen und Blutbeimengungen?
- Machen Sie ein Blasenprotokoll (siehe den Abschnitt »Der Stein der Weisen: das Blasenprotokoll« in Kapitel 3).
- Der Arzt sollte einen Ultraschall von Blase und Prostata machen, am besten vor und nach dem Wasserlassen. Denn dann sieht man die Größe der Prostata, man sieht, ob die Blasenwand zu muskelstark ist und ob die Blase ausreichend entleert wird.

Sicher gibt es noch andere Untersuchungen, die nötig werden können, aber eher als Ausnahme und nicht im Regelfall. Denn mit diesen einfachen Fragen und Untersuchungen kann man schon gut einschätzen, welcher der im Abschnitt »Immer wieder nachts wegen der Blase aufstehen: Was ist da los?« genannten Gründe wahrscheinlich ist.

Was kann ich zur Verbesserung meiner »falschen Flüssigkeitsbilanz« machen?

- *Kann ich die Alterung der Nieren mit viel trinken verhindern?* Nein, mit Ausnahme den allgemeinen Regeln zu einer gesunden Lebensweise kann man das nicht verhindern. Das hört sich banal an, hat aber einigen Sprengstoff. Denn überall liest man, man solle viel trinken, denn das sei »gut für die Nieren«. Aber erscheint Ihnen logisch, dass permanentes Joggen die Gelenke der Beine schont?
  Eines Tages las der berühmte kanadische Nierenspezialist W. F. Clark eine Studie über die Frage, ob Wasserverunrei-

nigungen mit bestimmten Bakterien zu Gesundheitsschäden führen. Bei mehreren Tausend Personen zeigte sich, dass je mehr Urin die Menschen ausschieden, desto besser nach sechs Jahren die Nierenfunktion war (Clark et al. 2011). Diese Ergebnisse waren interessant, aber trotzdem kein Beweis. Denn es war keine exakte Messung der Trinkmenge erfolgt. Prof. Clark startete daraufhin in neun kanadischen Zentren eine spannende Zusatzuntersuchung mit mehr als 600 Patienten, die alle bereits eine Nierenschädigung hatten. 316 Nierenkranke bildeten eine Wassergruppe, die vermehrt trinken »musste«, und 315 Nierenkranke eine Kontrollgruppe, die ihre normalen Trinkgewohnheiten beibehielt. Nach einem Jahr zeigte sich, dass die Vieltrinker sich in demselben Maße verschlechtert hatten wie die Normaltrinker. Das vermehrte Trinken hatte also nicht geholfen, die Verschlechterung der Nierenfunktion aufzuhalten (Clark et al. 2018). Diese extrem aufwendige und hochrangig publizierte Studie wird lange Zeit ein wissenschaftlicher Leuchtturm bleiben. Es gibt keinen Hinweis dafür, dass viel trinken die Nieren gesund hält oder schützt.

- *Die abendliche Zufuhr von Flüssigkeit reduzieren.* Selbstverständlich muss man ausreichend trinken, denn 60 bis 70 Prozent unseres Körpers bestehen aus Flüssigkeit. Und weil es so wichtig ist, haben Säugetiere und Menschen mit dem Durstzentrum im Gehirn ein hocheffektives Messorgan. Es misst den Salzgehalt des Blutes, und ist der zu hoch, wird ein Signal gesendet, das wir als Durst wahrnehmen. Trinkt man und verdünnt damit den Salzgehalt im Blut, verschwindet das Durstgefühl. Wenn Sie im Blasenprotokoll feststellen, dass Sie die Hauptmenge Ihres Flüssigkeitsbedarfs abends nach 18 Uhr trinken, weil Sie »ausgetrocknet« sind, sollten Sie die Flüssigkeit besser über den Tag verteilen. Denn wie wir im vorherigen Kapitel gesehen haben, führt die hohe abendliche Trinkmenge auch zu einem erhöhten Blasendrang, da die Alterungsvorgänge von Blase und Nieren keinen anderen Ausweg zulassen.

- *Was kann ich gegen die Wassereinlagerungen im Gewebe machen?*
  - Man muss durch den Hausarzt abklären lassen, ob beispielsweise eine Herzschwäche vorliegt. Aber vorab: Wenn Sie ohne große Not und Luftnot mehrere Stockwerke hochlaufen können, haben Sie keine Herzschwäche. Und dennoch kann es bei älteren Menschen durch eine allgemeine Gewebeschwäche zu Wassereinlagerungen kommen, wie die erwähnten Messungen aus Japan gezeigt haben (siehe den Abschnitt »Immer wieder nachts wegen der Blase aufstehen: Was ist da los?« in diesem Kapitel).
  - Um Gegendruck auf das Gewebe in den Beinen auszuüben, kann man Kompressionsstrümpfe anziehen. Das hilft insbesondere bei Betroffenen, die viel stehen oder mit abgewinkelten Beinen sitzen. Alternativ hilft auch das Hochlegen der Beine am Abend, damit sie »auslaufen« können.
  - Durch einen abendlichen Spaziergang kann die Muskelpumpe das Gewebewasser aus dem Zwischengewebe in den Blutkreislauf pumpen und abtransportieren. Der Effekt ist nicht nur rechnerisch, sondern auch im Alltag bedeutend, da die Betroffenen einen von drei Toilettengängen in der Nacht einsparen können (Torimoto et al. 2009).
  - Hilfreich ist es oft, gegen 16 Uhr ein schnell wirkendes wassertreibendes Medikament einzunehmen. Es darf kein langsam wirkendes »Schleifendiuretikum« sein, weil sonst der Effekt der Wasseraustreibung zu spät in der Nacht erfolgt.

    In wissenschaftlichen Untersuchungen wurde gezeigt,

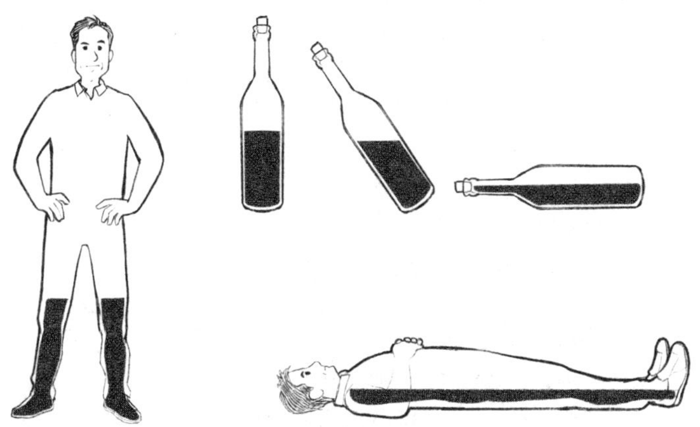

Das Phänomen der Wassereinlagerung lässt sich gut mit einer Flasche vergleichen. Das Gewebewasser ist der Schwerkraft folgend hauptsächlich in den Beinen; und legt man sich abends hin, fließt es in den Körperkreislauf zurück und wird dann über die Nieren ausgeschieden.

dass bestimmte beruhigende Medikamente die nächtliche Urinproduktion hemmen. Das Antidepressivum Imipramin kann in einer Dosis von 1 Milligramm abends genommen werden (Hunsballe et al. 1997). Ein anderes Beruhigungsmittel, das nachweislich zu einer Verminderung der Harnmenge führt, ist Oxazepam (Adumbran®) (Kaye 2008b).

Auch sogenannte nichtsteroidale entzündungshemmende Substanzen halten die Urinproduktion auf. Zu den bekanntesten Substanzen gehören Diclofenac, Ibuprofen und Indometacin. In dem Selbstversuch des kanadischen Nierenspezialisten Michael Kaye führte das Schmerzmittel Naproxen (Dolormin®) zu einer nachweislichen Minderung der Urinproduktion (Kaye 2008b).

Am stärksten wirkt das wassersparende Hormon ADH (siehe den Abschnitt »Immer wieder nachts wegen der

Blase aufstehen: Was ist da los?« in diesem Kapitel). Es ist synthetisch herstellbar und wird als Desmopressin beispielsweise bei bettnässenden Kindern eingesetzt. Es hemmt die Wasserausscheidung der Nieren und kann als Tablette oder als Nasenspray vor der Nachtruhe eingenommen werden.

Man beginnt mit einer Dosis von 0,1 Milligramm und steigert es im Bedarfsfall jede dritte Nacht um 0,1 Milligramm bis zu einer maximalen Dosis von 0,4 Milligramm. Man sollte aber sieben Tage nach Beginn der Einnahme die Blutwerte kontrollieren, ob es zu einer Störung der sogenannten Elektrolyte kommt, also der im Blut gelösten Salze und Mineralstoffe.

In einer sehr aufwendigen Langzeitstudie mit fast 250 Männern und Frauen zeigte sich, dass die Anzahl der nächtlichen Blasenentleerungen nach Festlegung der effektiven Dosis ungefähr halbiert werden konnte und proportional auch die Schlaflänge anstieg. Zu Nebenwirkungen, die einen Abbruch erforderten, kam es bei 14 Prozent der Männer und 10 Prozent der Frauen (Lose et al. 2004).

- *Schnarchen Sie?* Und zwar so, dass Sie zwischendurch Atemaussetzer haben? Dann schauen Sie sich Ihr »Blasenprotokoll« an, und rechnen Sie die Urinmenge aus, die Sie ab dem Zubettgehen einschließlich des ersten Morgenurins ausscheiden. Ist diese Menge deutlich mehr als ein Drittel der Gesamtmenge des Tages, nennt man das eine »nächtliche Wasserflut (Polyurie)«. Dann lesen Sie unbedingt das nächste Kapitel »Sonderfall Schnarchen«. Den Betroffenen kann sehr gut geholfen werden.

Mögliche Maßnahmen bei Nykturie

Ursache feststellen (Blasenprotokoll)	Zu kleine Blase (»Rentnerblase«)? Unzureichend entleerte Blase? Abends zu hohe Flüssigkeitszufuhr durch Getränke, Obst? Herzschwäche (Gewebewasser)? Schnarcher (Atemaussetzer?)
Abends eventuell weniger Flüssigkeit	
Gewebewasser in Beinen reduzieren	Beine hochlagern Kompressionsstrümpfe Abendlicher Spaziergang (Muskelpumpe aktivieren)
Wassertreibendes Medikament	Nachmittags um 16 Uhr einnehmen, nicht abends
Beruhigende Medikamente	Imipramin (Antidepressivum), Oxazepam (Sedativum)
Schmerzmittel	Diclofenac, Ibuprofen, Indometacin, Naproxen zur Nacht
Synthetisches wasserspa-rendes Hormon	Desmopressin (langsam steigernd zur Nacht)
Atemmaske bei Schlafapnoe	
Therapie einer zu kleinen Blase	Blasentraining, blasenberuhigende Medikamente Botulinumtoxin, Reizstromtherapie (Neuromodulation)

Therapie der zu kleinen »Rentnerblase«

Ob Ihre Blase zu klein ist, finden Sie mit einem Blasen- oder Miktionsprotokoll heraus (siehe den Abschnitt »Der Stein der Weisen: das Blasenprotokoll« in Kapitel 3). Wem das zu aufwendig ist, der sollte sich aber wenigstens in einer Drogerie oder einem Geschäft für Haushaltswaren einen Messbehälter kaufen, um sein Blasenvolumen zu ermitteln. Denn noch einmal: Mit einem Wasserglas kann man keinen Garten wässern. Wie Sie Ihre Blase vergrößern können, wurde bereits ausführlich besprochen (siehe den Abschnitt »Der Urologe sagt, meine Blase sei zu klein! Wie bekomme ich sie größer?« in Kapitel 3).

Sonderfall Schnarchen: Warum muss ich deswegen nachts immer pinkeln?

Nicht jeder, der schnarcht, muss deshalb nachts dauernd auf die Toilette. Es gibt aber eine besondere Form des Schnarchens, bei der es zu längeren Atemaussetzern kommt, gefolgt von einem tiefen, fast seufzenden Einatmen. In der medizinischen Fachsprache nennt man diese Form des Schnarchens »obstruktives Schlafapnoe-Syndrom (OSAS)«. Dabei fällt der Zungengrund in die Atemwege und versperrt die Luftzufuhr. Dadurch kommt es zu einem Abfall der Sauerstoffsättigung im Blut, als ob man zu lange unter Wasser taucht. Irgendwann ist der Sauerstoffmangel so groß, dass der Betroffene ganz tief einsaugt, um den Widerstand im Zungengrundbereich zu überwinden.

Bei den Dreißig- bis Sechzigjährigen gab es in den letzten Jahrzehnten einen dramatischen Anstieg dieses Problems. Es sollen bis zu 10 Prozent der Frauen und 20 Prozent aller Männer und bei Diabetikern noch einmal doppelt so viele davon betroffen sein (Jordan 2014).

Warum führen die Atemaussetzer zu einer vermehrten Urinproduktion?

Durch die Atemaussetzer kommt es zu einem doppelten Effekt, der eine erhöhte Urinproduktion auslöst:

- *Effekt 1: Schlafstörung mit Hormondefizit.* Durch die Atemaussetzer wird der Schlaf unterbrochen oder, wie die Fachleute sagen, fragmentiert. Die Betroffenen leiden unter

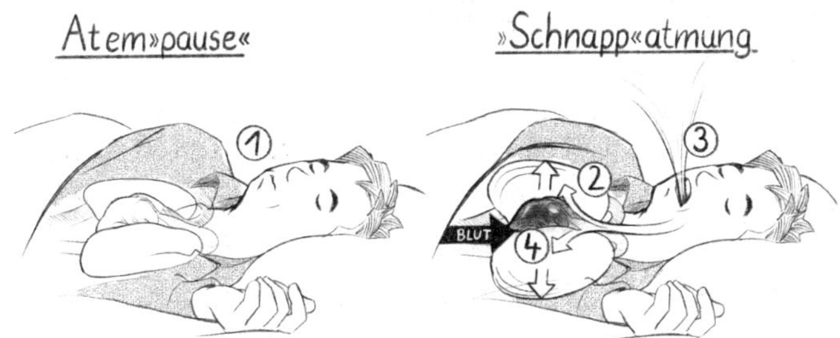

Obstruktive Schlafapnoe: Nach langen Atempausen (1) ist irgendwann die Atemnot so groß, dass durch massives Anheben des Brustkorbs (2) genügend Luft angesaugt wird (3). Als Nebeneffekt wird aber aus dem Körperinneren Blut in den Lungenkreislauf gezogen (4), der das Herz belastet. Das Herz schützt sich, indem es mit einem eigenen Hormon die Urinausscheidung antreibt.

einer starken Tagesmüdigkeit, und es kommt zu einer Störung bei der Bildung von Hormonen. Davon ist insbesondere das wassersparende Hormon ADH oder Vasopressin betroffen, sozusagen der Wasserhahn der Nieren. Wird es nicht mehr richtig gebildet, wird auch der Urin nicht mehr ausreichend konzentriert, und die Urinausscheidung steigt.

- *Effekt 2: Der Ansaugeffekt führt zu einem Bluthochdruck in der Lunge.* Um den Sauerstoffmangel auszugleichen, wird der Brustkorb stark hochgehoben, und dadurch wird Luft angesaugt. Gleichzeitig bewirkt das Anheben des Brustkorbs aber auch einem Sogeffekt des Blutes aus dem Körperinneren. Das angesaugte Blut muss dann vom Herzen in den Lungenkreislauf gepumpt werden. Gegen diese chronische Mehrarbeit schützt sich das Herz und schüttet das Hormon ANF (Atrialer Natriuretischer Faktor) aus, das an den Nieren wirkt und zu mehr Urinausscheidung führt. Dadurch wird der Druck im Lungenkreislauf vermindert und die Herzbelastung reduziert.

Woher weiß ich, ob ich an dieser »Pinkel«-Schnarchstörung leide?

Man kann die Männer oder ihre Frauen fragen, ob sie schnarchen, und bekommt meist hilfreiche Hinweise. Aber ob das Schnarchen des Betroffenen zu den nächtlichen Urinanflutungen führt, bleibt unklar. Denn das passiert nur bei Schnarchern mit einem Sauerstoffmangel. Sie können Folgendes tun:

- *Urinausscheidung messen:* Die vermehrte Urinausscheidung zur Nacht kann man einfach messen. Entscheidend ist dabei der Verhältniswert der nächtlichen Urinproduktion zur Gesamtmenge über 24 Stunden. Deshalb ist das »Blasenprotokoll« so wichtig (siehe den Abschnitt »Der Stein der Weisen: das Blasenprotokoll« in Kapitel 3). Normalerweise scheidet der Mensch zwei Drittel seiner Urintagesproduktion am Tag und maximal ein Drittel in der Nacht aus. Das ist biologisch auch sinnvoll, damit sich der Organismus durch einen ungestörten Schlaf erholen kann. Bei Betroffenen mit einer ausgeprägten obstruktiven Apnoe zeigen sich oft erhebliche Verschiebungen, und es wird mehr als die Hälfte des Gesamturins nachts ausgeschieden.
- *Sauerstoffsättigung mit Fitnesstrackern selbst messen.* Entscheidend für die Diagnose ist der Mangel an Sauerstoff. Im Gegensatz zu früher ist es mit den heutigen Smartwatches oder Fitnesstrackern sehr einfach, den nächtlichen Abfall des Sauerstoffs zu messen. Dabei wird die Sättigung des Blutes mit Sauerstoff in Prozent angegeben und beträgt bei Gesunden über 96 Prozent. Zeigt sich, dass die Betroffenen nachts immer wieder in einen Sauerstoffmangel rutschen, wird der Verdacht auf eine »obstruktiven Schlafapnoe« wahrscheinlich. In einem Zentrum mit einem Schlaflabor kann dann ein Schlafprotokoll erstellt und können bei Bestätigung der Diagnose entsprechende Therapiemaßnahmen eingeleitet werden.

Eine revolutionäre Idee bringt die Wende

Was heute so selbstverständlich erscheint, wurde vor vierzig Jahren entdeckt und war eine Revolution. Der australische Arzt Colin Sullivan war Ende der Siebzigerjahre für einen Forschungsaufenthalt in Kanada und experimentierte mit Beatmungsverfahren bei Hunden. Nachdem er an die Universität Sydney zurückgekehrt war, widmete er sich der Behandlung schwer erkrankter Schnarchpatienten. Einer seiner Patienten war ein vierzehnjähriger Junge, der ständig in der Schule einschlief und wegen seiner schlechten Schulleistungen als geistig behindert galt. Andererseits wusste man, dass die Schlafstörung durch den zurückgefallenen Zungengrund und den Sauerstoffmangel verursacht wurde.

Bei schweren Verlaufsformen war damals die letzte Wahl, einen dauerhaften Luftröhrenschnitt unterhalb des Kehlkopfs anzulegen. Der Eingriff war effektiv, aber verstümmelnd, weil das Sprechvermögen gestört wurde. Das erklärt die hohe Rate an Ablehnung.

Plötzlich hatte Sullivan eine Idee, die mit seinem Forschungsaufenthalt zu tun hatte. Warum sollte man nicht versuchen, durch eine Überdruckbeatmung das Zurückfallen des Zungengrundes in die Luftwege zu verhindern? Dann käme es vielleicht zu keinem Sauerstoffmangel. Sullivan hatte durch seine Forschung bei Hunden große Erfahrung in der Konstruktion von dichten Atemmasken. Er testete seine Idee mit einer selbst konstruierten Maske und einer Art umgedrehtem Staubsauger, der permanent Luft in die Lunge blies. Anfangs war er zögerlich, er wusste ja nicht, ob der Patient durch die andauernde Überdruckbeatmung nicht »vielleicht explodieren würde« (Sullivan 2001).

Aber bereits der erste Versuch war sensationell gut. Er probierte es an noch vier weiteren Patienten. Alle fühlten sich nach jahrelangem Martyrium endlich ausgeschlafen und sensationell erholt. Obwohl er seine Ergebnisse mit fünf Patienten in einer der angesehensten wissenschaftlichen Zeitschriften veröffentlichen konnte (Sullivan et al. 1981), dauerte es noch Jahre, bis die Methode auch international anerkannt wurde. Heute gilt sie als Goldstandard und ist Therapie der ersten Wahl. Prof. Sullivan ist immer noch an der Universität in Sydney tätig und genießt als Koryphäe Weltruhm.

Was kann man bei der Schlafapnoe tun?

- Sind die Betroffenen übergewichtig, ist Gewichtsreduktion hilfreich. Ist die Schlafstörung mild, kann sie durch Gewichtsreduktion in 63 Prozent der Fälle geheilt werden (Jordan 2014).
- Immer wieder werden operative Verfahren angeboten, durch die der Kollaps der oberen Atemwege verhindert werden soll. Es ist sehr schwer, zuverlässige Daten zu erhalten, aber die Erfolgsrate liegt teilweise unter 50 Prozent (Jordan 2014).
- Theoretisch hilft auch eine Änderung der Schlafposition, erscheint aber auf lange Sicht wenig Erfolg versprechend. Vor einigen Jahren schrieb ein Patient: »... Aufgrund Ihres Hinweises, dass der vermehrte nächtliche Harndrang auf Schnarchen zurückgeführt werden könnte, habe ich sofort nach der Untersuchung eine Maßnahme ergriffen, um Schnarchen so weit wie möglich zu vermeiden. Mithilfe eines Gurtes und einer daran befestigten Schnalle trage ich während des Schlafs eine elastische Rolle auf dem Rücken, wodurch verhindert wird, dass ich in Rückenlage gerate. Der Erfolg dieser Umstellung: nur noch ein Gang zur Toilette während der Nacht!«
- Hocheffektiv ist die kontinuierliche Überdruckbeatmung mit einer Maske (sogenannte CPAP-Geräte [Continuous Positive Airway Pressure]). 60 bis 70 Prozent der Betroffe-

nen haben dadurch eine nachhaltige Verbesserung ihrer Beschwerden, sodass sie trotz der Einschränkung durch die Maske das Verfahren beibehalten. Wichtig ist eine gute Anpassung der Maske, damit der Überdruck nicht seitlich entweicht.

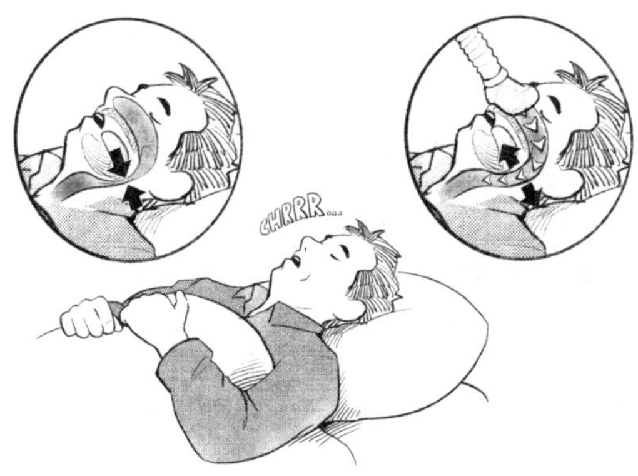

Prinzip der kontinuierlichen Überdruckbeatmung mit einer Maske. Während es beim Kollaps der Atemwege (linker Bildkreis) zu einem Stopp der Luftzufuhr kommt, kann man mit der kontinuierlichen Überdruckbeatmung (rechter Bildkreis) die Atemwege offen halten.

Fazit

Viele Schlafmediziner sagen heutzutage, dass den Urologen zumindest bei den Männern eine sehr wichtige Rolle bei der Diagnose des Syndroms der »obstruktiven Schlafapnoe« zukommt. Denn die vermehrte nächtliche Ausscheidung treibt sie zum Urologen, weil sie glauben, die Prostata sei schuld. Vielleicht trägt dieses Buch dazu bei, dass in Zukunft auch Frauen darum wissen und die Erkrankung in Betracht ziehen.

In jedem Fall handelt es sich um eine Erkrankung, bei der mit einer sehr hohen Wahrscheinlichkeit durch eine gezielte Maßnahme eine dramatische Besserung der Beschwerden erreicht werden kann.

Halb volle Blase – wie bekomme ich sie vor der Bettruhe oder vor Autofahrten trotzdem leer?

Die Suche nach einer Toilette im öffentlichen Raum kann zu einem strategischen oder hygienischen Martyrium werden. Viele versuchen deshalb, die Blase vor dem Verlassen des Hauses noch einmal zu entleeren. Ähnlich ist es abends vor dem Zubettgehen, um nicht nach ein, zwei Stunden aufstehen zu müssen. Leider gelingt die Entleerung der Blase aber nicht, weil sie nicht anspringt.

Ein Trick hilft: die Blase wach klopfen. Die Blase verfügt über ein sehr sensibles Blasengeflecht, das den Dehnungszustand an die Koordinierungsstelle im Gehirn sendet und einen Blasendrang auslöst. Was aber nur die wenigsten Menschen wissen: Man kann die Blase wecken und den Entleerungsreiz frühzeitig auslösen. Dieser Trick ist vielen Kinderärzten bekannt, wenn sie bei Säuglingen Urin zur Untersuchung gewinnen müssen. Klopft man bei den Säuglingen vorsichtig auf die Blase, entleert sie sich irgendwann spontan, und man kann den Urinbecher in den Strahl halten.

Erwachsene können den Trick für sich nutzen. Man sollte sich relaxt auf die Toilette setzen, weil dann die Bauchdecke entspannt ist. Dann drückt man im Bereich über dem Schambein mit den Fingern in die Tiefe. Man muss es ausreichend fest und ungefähr im Sekundentakt machen. Meist bemerkt man nach einer halben Minute ein Druckgefühl der Blase. Dann sollte man mit dem Drücken eine Pause machen, um die Blase nicht zu überreizen. Springt die Blase dann an, bemerkt man das durch ein allmählich stärker werdendes Dranggefühl.

Mitunter muss man den Vorgang wiederholen. Natürlich gibt es keine Garantie für die erfolgreiche Aktivierung der Blase – aber viele Betroffene schildern, dass es sehr oft funktioniert.

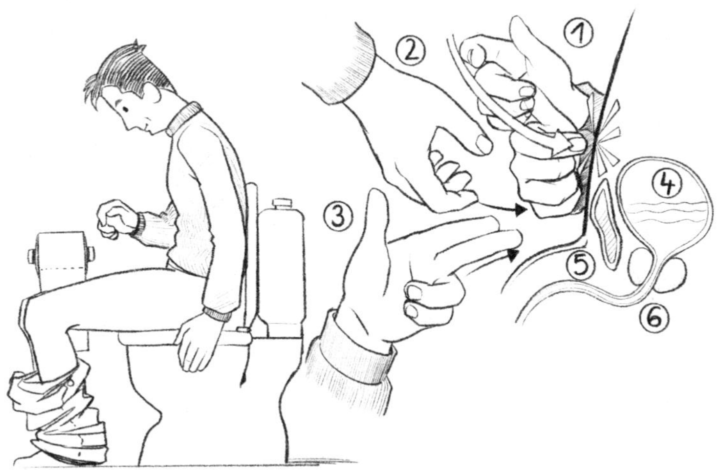

Das Wachklopfen der Blase (4) ist ein Phänomen des Triggerns. Durch die wiederholte mechanische Druckerhöhung mittels Klopfen (1) im Blasenbereich wird der Innendruck der Blase gesteigert und irgendwann dann der Impuls zur Blasenentleerung ausgelöst. Effizienter gelingt das mit der flach geöffneten Hand (2) oder den gestreckten Fingern (3). (5 = Schambeinknochen, 6 = Prostata).

Kann die Blase platzen?

So selbstverständlich uns Erwachsenen die Blasenentleerung vorkommt, so sensationell ist die Mechanik. Eine Kugel dazu zu bringen, sich wie ein Hohlmuskel zusammenzuziehen, wäre auch für jeden Ingenieur eine Meisterleistung. Denn der Innendruck muss flächig und synchron aufgebaut werden, um Einschnürungen oder ein pingpongartiges Hin-und-her-Pumpen zu vermeiden. Die Meisterleistung des ausreichenden Druckaufbaus in die Harnröhre gelingt nur deshalb, weil die Muskeln turbanförmig angeordnet sind und sich dadurch die Einzelkräfte überlappen.

Normalerweise entsteht ab einer Füllung von 400 bis 500 Millilitern eine Dehnung, die zu Harndrang führt. Ist die Blasenentleerung allerdings zum Beispiel durch eine einen-

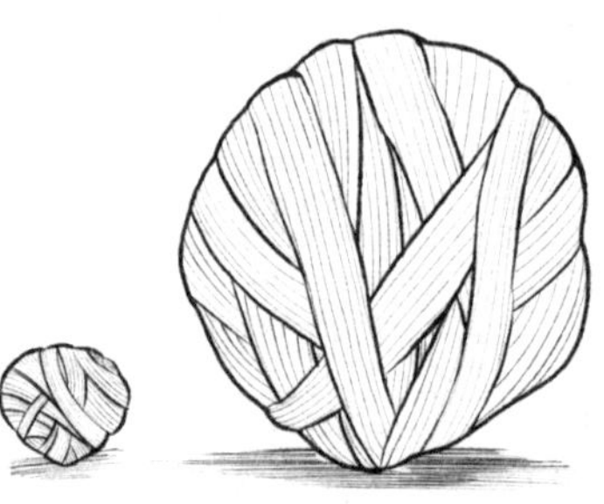

Die wie bei einem Turban schlingenförmig angeordneten Muskeln ermöglichen einen flächigen Druckaufbau mit Entleerung der Blase nach unten. Neben dem Herz ist der Blasenmuskel der einzige kräftige Muskel, der kontinuierlich den Inhalt auspressen muss. Auch wenn die Schlagfrequenz und der Innendruck der Blase geringer sind als beim Herzen, ist es eine technische Meisterleistung.

gende Prostata gestört, kommt es zu einer Überdehnung der Blase. In Einzelfällen fasst die Blase dann mehrere Liter, und der Urin staut sich bis in die Nieren zurück. Trotzdem reißt die Blase nicht, weil das Gewebe elastisch ist und die Dehnung langsam passiert. Man kann es mit einem Spagat vergleichen. Langsam eingesprungen, ist es für viele möglich, aber eine plötzliche Dehnung wird bei den meisten zu Muskelrissen führen.

Die Blase kann bei einem plötzlichen Aufprall platzen

Genau das passiert bei der Blase. Kommt es zu einer plötzlichen Druckerhöhung, etwa wie bei einem Schlag oder einem Aufpralltrauma mit plötzlichem Zug des unteren Teils des Sicherheitsgurtes, kann die Blase einreißen. Die Betroffenen können dann blutigen Urin haben. Ist der Einriss im oberen Blasenanteil und tritt Urin in den Bauchraum, führt das zu stärksten Bauchschmerzen. Wenn der Einriss zu groß ist, muss er in einer Notoperation genäht werden, kleinere Einrisse verheilen ohne Operation, wenn die Blase lange genug »ruhiggestellt« wird.

Eine volle Blase ist wie Schlafentzug und stört die Konzentration

Harndrang fesselt unsere Aufmerksamkeit und vermindert die Konzentrationsfähigkeit wie ein 24-stündiger Schlafentzug. Jeder kennt das, dieses pressierende Suchen oder Aufschieben bei zum Bersten gefüllter Blase – für ruhiges Abwägen und Nachdenken bleibt da kein Raum.

Untermauert wurde diese Lebenserfahrung bei achtzig Freiwilligen, die man in kurzen Abständen glasweise Wasser trinken ließ. Die Blase durfte nicht entleert werden, und in regelmäßigen Abständen erfolgten Denk- und Verhaltenstests. Es zeigte sich, dass die Konzentrationsfähigkeit umso mehr abnahm, je größer der Harndrang wurde. Für diese Arbeiten erhielten die australischen Forscher um Matthew Lewis (Lewis 2011) im Jahr 2011 sogar die höchste Auszeichnung für skurrile Forschungsarbeiten, den sogenannten Ig-Nobelpreis von der Harvard-Universität in Cambridge, USA (von engl. *ignoble* [unwürdig]). Dieser Nobelpreis, auch als »Anti-Nobelpreis« bezeichnet, soll diejenigen ehren, deren wissenschaftliche Arbeiten die »Menschen zuerst zum Lachen, dann zum Nachdenken« gebracht haben. Trotzdem freuen sich die meisten Ausgezeichneten über diese Anerkennung, auch weil es mit einer starken medialen Aufmerksamkeit verbunden ist.

5. Wie kann ich meine Blase gesund erhalten?

Anti-Aging für die Blase: Geht das?

Ein ist ein alter Menschheitstraum: das Altern aufzuhalten. Vor einigen Jahrzehnten blieb außer der gesunden Lebensführung nur die Hoffnung auf ein hohes Lebensalter der Eltern, um von deren genetischen Vorteilen zu profitieren. Jetzt gibt es aber revolutionäre Ansätze, die das Altern aufzuhalten scheinen. Denn Forschern ist es gelungen, in die genetische Struktur der Zellen einzudringen und sie so zu verändern, dass Alterungsprozesse gestoppt und Krankheiten behandelt werden können.

Nobelpreisgekrönt: aus alten Zellen wieder junge machen

Für diese geniale Entdeckung bekam der Japaner Shin'ya Yamanaka im Jahr 2012 den Nobelpreis für Physiologie oder Medizin (Takahashi und Yamanaka 2006). Die Revolution gelang ihm nach langer Suche mit nur vier körpereigenen Eiweißen, die mithilfe von Viren in ausgewachsene Zellen eingebracht werden. Diese vier Eiweiße, die man heute als »Yamanaka-Faktoren« bezeichnet, lösen in den Zellen eine Neuprogrammierung aus. Entnimmt man einem schwer leberkranken Mann eine Hautzelle und schleust die Yamanaka-Faktoren hinein, bildet sich die Hautzelle in eine genetische Babyzelle zurück. Dann kann aus ihr wieder eine neue Spezialzelle entstehen.

Bereits kurze Zeit später gelang es, damit erste Krankheiten zu heilen. Einer Japanerin, die an einer altersbedingten Form der Erblindung litt, wurden im Labor gezüchtete »Augen-Babyzellen« transplantiert, und damit wurde das

Fortschreiten der Erblindung gestoppt. Weil Körperzellen der Betroffenen selbst zurückprogrammiert werden, kommt es nicht zu den gefürchteten Abstoßungsreaktionen. Inzwischen wird dies auch bei anderen Erkrankungen wie am Herzen versucht.

Spektakuläre Entdeckung für die Altersforschung: die Horvath'sche Lebensuhr

Vor einigen Jahren hat der Deutschamerikaner Steve Horvath, der seit vielen Jahren an der Universität in Los Angeles über das Thema des Alterns forscht, ein verblüffendes Phänomen entschlüsselt (Horvath 2013). Denn er fand einen zuverlässigen Schlüssel, das Alter einer Zelle zu bestimmen.

Die Entdeckung war kein Zufall, sondern das Ergebnis einer komplexen biostatistischen Analyse. Wie bei einem Sternenhimmel wurden charakteristische Merkmale der äußeren Hülle des Kernmaterials der Zellen analysiert, eine Methode, die heute unter dem Begriff »Epigenetik« bekannt geworden ist. Man kann diese charakteristischen Merkmale, sogenannte Methylierungen, mit Leuchttürmen an nebelverhangenen Küsten vergleichen. Die neue Erkenntnis von Horvath war jetzt, dass sich diese Leuchttürme je nach Alter der Zelle unterschiedlich positionieren. Als ob man eine unbekannte Schrift entschlüsselt hat, können Forscher nun in aller Welt mit einer entsprechenden Software bei jedem Gewebe mit einer sehr hohen Zuverlässigkeit bis auf wenige Monate genau das Alter von Zellen und Geweben bestimmen.

Die Entdeckung ist inzwischen als »Horvath's Clock« weltweit bekannt geworden und hat revolutionäres Potenzial. Es fanden sich Hinweise, dass sich diese Altersmarkierungen bei bestimmten Erkrankungen schneller verändern als bei Gesunden. Vielleicht kann man in Zukunft damit sehr frühzeitig Krankheitsentwicklungen entdecken. Da diese Methylierungen als oberflächliche Markierungen aber auch veränderbar sind, wäre es auch vorstellbar, das Voranschreiten des Alters aufzuhalten. Noch ist es nur eine Idee – aber es könnte ein weiterer Baustein gefunden worden sein, in den Prozess des Alterns einzugreifen.

Kann man eine alte Blase durch eine neue ersetzen wie bei einer Transplantation?

Die letzte Rettung eines Patienten mit einem kranken Herzen ist eine Herztransplantation. Da Organe aber immer schwieriger zu bekommen sind, muss man bei einem schweren und schnell voranschreitenden Organversagen eventuell ein Kunstherz zur Überbrückung einsetzen. Aktuellste Entwicklungen mit genveränderten Schweineherzen werden dabei möglicherweise die gesamte Transplantationschirurgie in eine neue und schnellere Richtung verändern.

Eine Kunstblase zu konstruieren, hat man in der Urologie nach vielen Versuchen aufgegeben. Denn Urin enthält zu viele Kristalle, die zu Verkrustungen und Blockaden führen. Die Bemühungen kamen deshalb nie über Tierversuche hinaus. Sie wurden zudem durch eine Entwicklung abgelöst, die heutzutage als Standard gilt.

Denn es ist inzwischen möglich, eine erkrankte Blase zu ersetzen. Dazu verwendet man den eigenen Darm des Erkrankten, schaltet ihn aus der Darmkontinuität aus und formt ihn neu zu einer kugelförmigen Blase. Die technische Herausforderung ist, dass diese »Darmkugel« weiter gut durchblutet und dann oberhalb des willkürlichen Schließmuskels wieder an die Harnröhre angenäht werden muss (siehe den Abschnitt »Wenn die Blase blutet: Gefahr in Verzug« in diesem Kapitel).

Wann ist eine Blase denn gealtert?

Unsere Haut wird im Alter faltig, die Muskeln verlieren ihre Spannkraft, und die Gelenke steifen ein. Ähnliches passiert mit unserer Blase. Die Muskelfasern werden mit Bindegewebe durchsetzt, das wie Bremsklötze sowohl auf die Dehnbarkeit als auch die Spannkraft der Muskeln wirkt. Das führt zu zwei wesentlichen Einschränkungen des Blasenfunktion:

- Die Kapazität der Blase wird kleiner, kann also im Alter oft nur noch sehr viel weniger Urin speichern, und
- das Nervensystem der Blase altert und führt zu Übererregbarkeiten, die man mit Rhythmusstörungen des Herzens vergleichen kann.

Der in New York tätige Pathologe Ahmed Elbadawi konnte im Jahr 1993 erstmals sichtbare Veränderungen am Muskelgewebe von altersschwachen Blasen beschreiben (Elbadawi 1993). Es handelte sich um ältere Menschen, die alle an einer überaktiven Blase litten, also plötzlich einschießende Drangattacken der Blase. Der Pathologe fand im Muskelgewebe Ausstülpungen, die er als *»protrusion junctions«* bezeichnete. Sie sehen aus wie aus der Verankerung gerissene Steckdosen, sind schlecht isoliert und führen zu kurzschlussartigen Impulsen, was möglicherweise die Drangattacken der Blase auslöst.

Anti-Aging der Blase: Was steckt dahinter?

Es soll in den nachfolgenden Abschnitten darauf eingegangen werden, ob man seine Blase vor Erkrankungen schützen und insbesondere ob man verhindern kann, dass sie im Alter ihre Funktion als Speicherorgan einbüßt:

- Was weiß man über die Ernährung und andere Verhaltensweisen, damit das Risiko einer Krebserkrankung der Blase reduziert werden kann? Denn der Blasenkrebs ist viel häufiger, als viele denken. Weltweit steht der Blasenkrebs an neunter Stelle aller bösartigen Erkrankungen.

- Kann man durch Ernährung und Trinkverhalten den natürlichen Alterungsprozess der Blase verlangsamen?
- Wichtig ist, die altersbedingte Schrumpfung der Blase zu verhindern. Anleitungen dazu finden Sie im Abschnitt »Der Urologe sagt, meine Blase sei zu klein! Wie bekomme ich sie wieder größer?« in Kapitel 3.

Man liest immer wieder, die Blase sei der Spiegel der Seele. Vor allem ist sie aber ein vergessenes Organ, das jahrzehntelang selbstverständlich funktioniert. Menschen rennen ins Fitnessstudio und machen Rückentraining – vergessen aber leider allzu oft, dass man auch den Alterungsprozess der Blase verlangsamen kann.

Gefahren für die Blase

Spricht man heutzutage von einer Blase, denkt man eher an die Immobilienblase oder andere finanzielle Risikogebilde, aber nur selten an unser wertvolles Speicherorgan, ohne das ein hygienisches Zusammenleben kaum vorstellbar erscheint.

Dabei gäbe es reichlich Gelegenheit, auch in den Medien über die Blase des Menschen zu reden. Denn deren Erkrankungen und Funktionsstörungen schränken die Lebensqualität vieler Betroffener stark ein. Aber es ist wie so oft: »Gesellschaftsfähig« sind Themen wie das Herz, der Blutdruck oder die Knie, doch Probleme mit der Blase bleiben ausgegrenzt und totgeschwiegen. Sie gelten gemeinhin als »unanständig« und fallen in die Kategorie »Das sollten wir nicht bei Tisch besprechen«.

Blasenkrebs: viel häufiger als gedacht

Im Jahr 2018 erkrankten laut offiziellen Statistiken in Deutschland circa 31000 Personen an einem Blasenkrebs. In einem

Drittel der Fälle waren es in die Tiefe der Blasenwand einwachsende Tumore, die lebensgefährlich werden können, weil sie unter Umständen Metastasen verursachen.

Männer sind immer noch deutlich häufiger betroffen als Frauen, und der Harnblasenkrebs ist mit 5,1 Prozent aller Krebserkrankungen die fünfthäufigste bösartige Erkrankung des Mannes. Erfreulicherweise sind die Erkrankungs- und Sterberaten seit 1990 rückläufig, was wahrscheinlich Folge des verminderten Tabakkonsums und der geringeren Belastung mit Umweltgiften ist (Leitlinienprogramm Onkologie 2020).

Krebserkrankungen: ein Problem des Alters

Über 65-Jährige haben im Vergleich zu Jüngeren ein elffach höheres Risiko, an Krebs zu erkranken, und ein fünfzehnfach erhöhtes Risiko, an der Krebserkrankung zu versterben. Das trifft auch für die Krebserkrankung der Blase zu, bei der mehr als 70 Prozent der Betroffenen älter als 65 Jahre sind. Aber warum ist das so?

- Mit zunehmendem Alter werden die hochkomplexen Arbeitsmechanismen der Zellen fehleranfälliger. Treten Schäden auf, erkennt und repariert man sie im Normalfall. Aber sowohl das Spürsystem der Blase als auch die Fähigkeit zur Selbstreparatur werden schwächer.
- Ältere Zellen haben schon eine jahrzehntelange Konfrontation mit Giftstoffen hinter sich. Da auch die zellulären Abwehrstrategien ermüden, steigt das Risiko von Falschantworten.
- Eine Schlüsselrolle im Kampf gegen Zellen, die aus dem Zellverbund ausbrechen und unkontrolliert wachsen, spielt das Immunsystem. Aber auch diese interne Schutzpolizei altert. Deshalb sind in Zeiten der Corona-Bedrohung besonders ältere Menschen gefährdet.

Viel zu wenig bekannt: Rauchstopp verhindert Blasenkrebs

Dass erhöhte Fettwerte im Blut einen Herzinfarkt auslösen können, ist den allermeisten Menschen geläufig. Dass aber Rauchen für den Blasenkrebs ein bewiesener Risikofaktor ist, wissen drei von vier Blasenkrebspatienten nicht. Denn die beim Rauchen eingeatmeten krebsauslösenden Substanzen gelangen über das Blut zu den Nieren und werden dann in die Blase ausgeschieden.

- Generell haben Raucher ein fünf- bis sechsmal höheres Risiko, an Blasenkrebs zu erkranken.
- Es ist bewiesen, dass eine Beziehung zwischen Dosis und Wirkung besteht. Je mehr Zigaretten jemand raucht, desto höher ist sein Risiko, an einem Blasenkrebs zu erkranken.
- Männer sind dreimal so häufig betroffen wie Frauen, auch wenn die Erkrankung bei Frauen zunimmt. Dies wird auf den zunehmenden Zigarettenkonsum zurückgeführt.
- Bereits vier Jahre nach einem Rauchstopp ist das Risiko, an einem Blasenkrebs zu erkranken, um 40 Prozent gesunken (Leitlinienprogramm Onkologie 2020).

Chronische Blasenreizung und Krebsgefahr

Beim Leberkrebs ist gut erforscht, dass eine chronische Reizung die Entstehung von Krebs fördert. Sowohl eine chronische Virusinfektion wie Hepatitis C, aber auch ein chronischer Alkoholkonsum können Leberkrebs auslösen.

Ähnlich ist es beim Blasenkrebs. Saugwürmer wie die Bilharziose können sich nach der Infektion in der Blasenwand festsetzen und dort eine chronische Entzündung verursachen, die später möglicherweise in einen Blasenkrebs übergeht. Dies kann auch als Folge einer jahrelangen Reizung durch einen Blasenkatheter oder Blasensteine entstehen. Ob chronische bakterielle Entzündungen vermehrt zu Blasenkrebs führen, wurde bislang nicht nachgewiesen.

Blasenkrebs als Berufskrankheit

Dass Giftstoffe einen Blasenkrebs auslösen können, wurde einer größeren Öffentlichkeit bekannt, als Ludwig Rehn auf dem Chirurgenkongress 1895 über »Blasentumore bei Fuchsinarbeitern« berichtete. Vier von 43 Arbeitern, die in dem Fuchsinraum arbeiteten, bekamen Blasenkrebs, sodass ein Zusammenhang mit den Farbdämpfen wahrscheinlich wurde. Da Fuchsin ein Zwischenschritt bei der Gewinnung von Farben ist und man die als »Anilinfarben« bezeichnete, bekam der Blasenkrebs den Namen »Anilinkrebs«. Die jahrzehntelange Auseinandersetzung, ob ein Zusammenhang zwischen den Farbdämpfen und Blasenkrebs besteht, liest sich aus heutiger Sicht geradezu unglaublich. Weil die Fabriken eine Anerkennung als Berufskrankheit fürchteten, verbaten die Firmendirektionen ihren Betriebs- und Werksärzten, Informationen über Blasenerkrankungen zur Verfügung zu stellen (Hien 2001). Es dauerte Jahrzehnte, bis die Beweislage so erdrückend war, dass Blasenkrebs als Berufserkrankung bei Chemiearbeiten anerkannt wurde.

Als gefährdet gelten auch heute noch Chemiearbeiter, Lackierer, Arbeiter der Gummiverarbeitung, Automechaniker, Friseure und Zahntechniker. Obwohl in Europa die risikoerhöhenden Arbeitsstoffe heute weitgehend aus dem Berufsalltag verschwunden sind, ist die Entwicklungszeit bis zum Auftreten der Erkrankung zum Teil sehr lang. Deshalb wird der Blasenkrebs auch heute noch von den Berufsgenossenschaften bei einem bestimmten Risiko als Berufserkrankung anerkannt.

Gefahr durch chinesische Kräutermittel, ein Diabetesmedikament und Chemotherapie

Substanzen in den Wurzeln der »gewöhnlichen Osterluzei« sind seit Jahrhunderten als Heilstoffe bekannt und werden auch als Schlankheitsmittel verbreitet. Heute weiß man, dass die als Aristolochiasäure bezeichneten Pflanzenstoffe sehr giftig sind und zum Nierenversagen und Auftreten von Blasenkrebs führen können. Deshalb hat man sie verboten, wobei unklar ist, ob die Inhaltsstoffe in Heilmittelimporten aus China verarbeitet werden.

Beim Diabetesmittel Pioglitazon gab es bereits im Zulassungsverfahren Hinweise, dass es zum vermehrten Auftreten von Blasentumoren kommen könnte. Auch Folgeuntersuchungen haben den Verdacht erhärtet. Trotzdem ist die Substanz als Reservemittel weiterhin zugelassen, da es Patienten gibt, denen kein anderes Mittel hilft, und man Höchstdosen definieren konnte, ab denen das Risiko der Tumorentstehung auftritt.

Auch bestimmte Krebsmittel, die sogenannten Cyclophosphamide, werden nach ihrer Gabe über die Nieren in die Blase ausgeschieden. Sie können zu einer chemisch ausgelösten Blasenentzündung führen, weswegen man heute bei Anwendung dieses Mittels Schutzstoffe gibt, welche die Giftstoffe in der Blase neutralisieren.

Wenn die Blase blutet: Gefahr in Verzug

Wenn man es bemerkt, erschrickt man. Der goldgelbe Urin – auf einmal rot. Das wird mit Gefahr verknüpft. Nicht zu Unrecht, doch es ist nicht immer gefährlich. Eine Rotfärbung des Urins kann auch harmlos sein. Das reicht von Nahrungsstoffen über Medikamente bis zu kleinen Verletzungen. Aber es kann auch ein frühes Zeichen von Blasenkrebs sein. Was soll man machen? Nur eines nicht: wegspülen und ignorieren. Besser genau darauf achten, sich ein paar Fragen stellen und im Zweifelsfall einen Urologen aufsuchen.

Roter Urin: Kann es auch etwas anderes als Blut sein?
Ein Klassiker ist der Verzehr von Roten Beten, da dann der Urin, aber auch der Stuhl am kommenden Tag fast immer eine dunkle oder rote Farbe hat. Ähnlich ist es bei bestimmten Medikamenten oder wenn man reichlich eisenhaltiges Essen zu sich nimmt. Wenn Blut im Urin ist, kann das entweder am Blutfarbstoff, dem Hämoglobin, oder an echten roten Blutkörperchen, den Erythrozyten, liegen. Um das festzustellen, nutzt man Teststreifen und ergänzend ein Mikroskop.

Im Alltag kommt es immer wieder vor, dass Betroffene roten Urin haben. Da es aber nicht wehtut und wieder aufhört, wird es ignoriert oder vergessen. Dabei muss man wissen, dass es sich um das Frühzeichen einer ernsthaften Erkrankung handeln kann. Deshalb sollten Betroffene das abklären lassen.

Blutiger Urin und Schmerzen bei der Blasenentleerung
Wenn es nicht nur blutet, sondern auch schmerzt, ist dies das klassische Zeichen einer bakteriellen Blasenentzündung. Die ist beim Mann sehr viel seltener als bei der Frau, kann jedoch auftreten, wenn sich die Blase beispielsweise wegen einer großen Prostata nicht mehr richtig entleert. Man sollte aber bei anhaltenden oder wiederkehrenden Blasenentzündungen – insbesondere bei älteren Menschen – nicht alles auf bakterielle Entzündungen schieben. Denn auch ein Blasentumor bildet Entzündungszellen, sodass bei wiederkehrenden Blasenentzündungen auch daran gedacht werden muss. Deshalb muss in Zweifelsfällen eine Spiegelung der Blase erfolgen, die mit den modernen und flexiblen Geräten in Lokalbetäubung und komplett schmerzfrei möglich ist.

Sichtbares Blut im Urin ohne Schmerzen: ein ernsthaftes Alarmsignal
Hat man eine schmerzlose Blutung, steigt das Risiko einer ernsthaften Ursache. Auch wenn die Blutung durch Steine

oder geplatzte Gefäße einer vergrößerten Prostata kommen kann, muss gerade beim älteren Mann ein Tumor im Bereich der Schleimhaut von Blase, Harnleiter und Nierenbecken ausgeschlossen werden. Die Wahrscheinlichkeit, dass dies die Ursache einer schmerzlosen Blutung ist, beträgt immerhin 25 Prozent, bei bestimmten Risikofaktoren wie jahrelanger Einnahme eines Schmerzmittels, früheren Bestrahlungen im Beckenbereich oder starkem Rauchen ist der Prozentsatz noch deutlich höher.

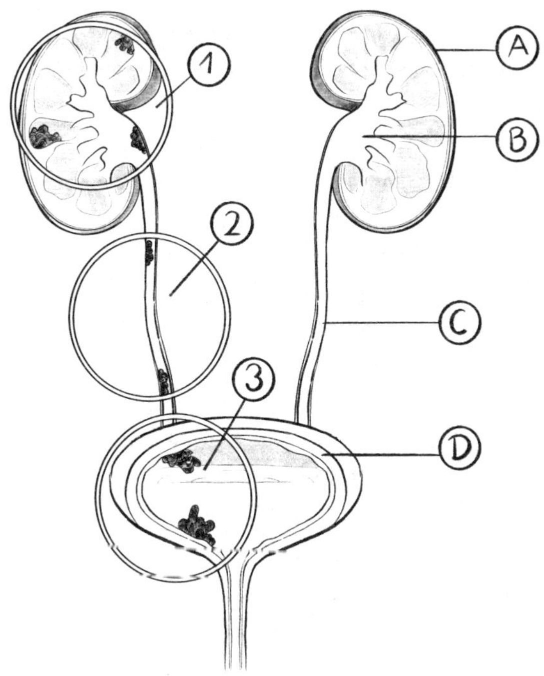

Auch in der Niere (A) gibt es eine Schleimhaut, in der der Urin gesammelt wird. In diesem Nierenbecken (B) können ebenso bösartige Tumore (1) wachsen wie auf der Schleimhautauskleidung der Harnleiter (C, 2), wenn auch relativ selten. Denn 95 Prozent aller Tumore der Schleimhautauskleidung im Harntrakt wachsen in der Blase (D, 3). Und der Blasenkrebs gehört inzwischen zu den häufigsten Krebserkrankungen.

Zwei unterschiedliche Gruppen von bösartigen Wucherungen der Urinschleimhaut

Bösartige Tumore insbesondere auf der Schleimhaut der Blase sind in Europa inzwischen die sechsthäufigste Krebserkrankung. Es gibt aber bei diesen Tumoren zwei große Gruppen, einmal die eher ungefährlichen oberflächlichen und andererseits die immer gefährlichen, in die Tiefe wachsenden Tumore.

Die oberflächlichen Tumore können sehr groß werden, an mehreren Stellen in der Blase auftreten und stark bluten – aber sie wachsen nur selten in die Tiefe. Deshalb sind sie in den meisten Fällen nicht tödlich, können jedoch leider schnell nachwachsen und müssen dann wieder entfernt werden.

Ganz anders muss man den Schleimhautkrebs von Blase, Harnleiter und im Nierenbecken bewerten, der in die tieferen Gewebeschichten einwächst. Die Zellen dieser Tumore entziehen sich jeder Kontrolle und wachsen im wahrsten Sinne wild, durchbrechen Körpergrenzen und können Metastasen bilden.

Wie erkennt man einen Tumor der Urinschleimhaut?

Größere Tumore kann man bei einer gut gefüllten Blase sehr deutlich mit dem Ultraschall sehen, weil dann die Blasenwand pilzartige Auswüchse ins Blaseninnere zeigt. Auch durch eine mikroskopische Untersuchung des Urins – die sogenannte Urinzytologie – kann man Tumorzellen erkennen, die in den Urin gespült werden. Zur Sicherung muss man aber eine Spiegelung ähnlich der Magenspiegelung machen.

Früher war die Blasenspiegelung ein Schreckgespenst. Das ist heute anders, denn moderne Geräte sind sehr dünn, kleiner als der Durchmesser der Harnröhre und flexibel. Damit passen sie sich insbesondere beim Mann dem kurvigen Verlauf der Harnröhre an. Es wird ein betäubendes Gleitgel be-

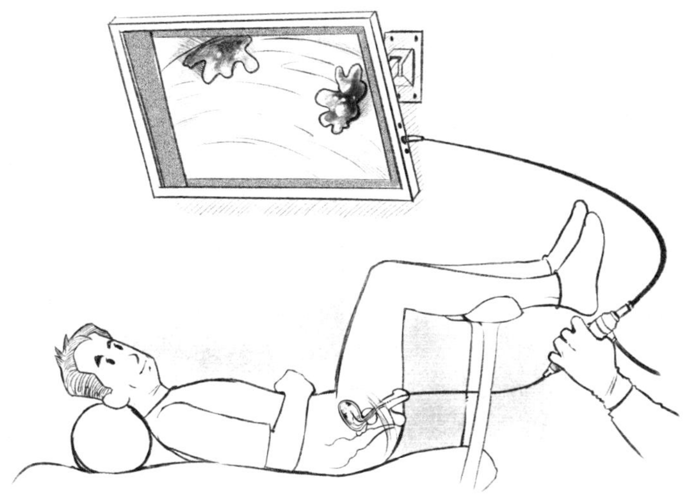

Bei der flexiblen Blasenspiegelung wird ein dünnes Endoskop in Lokalanästhesie unter Sicht über die Harnröhre in die Blase eingeführt. Dann kann man in der Blase gut die oberflächlichen Schleimhauttumore oder tiefer eingewachsene Tumore erkennen. Viele Praxen und Kliniken können den Patienten auf Wunsch den Befund auf einem Monitor zeigen, was die meisten Betroffenen begrüßen.

nutzt, und die Untersuchung ist allenfalls unangenehm, aber keinesfalls mehr schmerzhaft.

Was tun, wenn so was in der Blase wächst?

Die letzte Sicherheit, ob es sich bei dem Blasentumor um einen gut- oder bösartigen Befund handelt und ob dieser nur auf der Oberfläche oder in tiefere Gewebeschichten eingewachsen ist, kann nur der Pathologe nach einer mikroskopischen Gewebeuntersuchung geben. Die Tumore müssen dann in Narkose mit einem speziellen Gerät durch die Harnröhre abgetragen werden. Dabei kann man mit Strom oder Laserenergie arbeiten, und der Vorgang wird portionsweise durchgeführt.

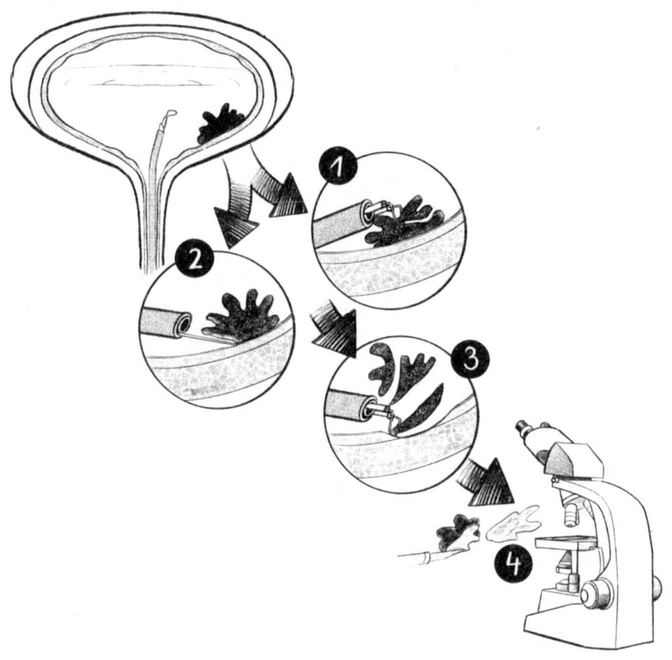

Solch ein Tumor der Harnblase wird durch die Harnröhre entfernt. Dabei wird ein dünnes Instrument in Narkose genutzt, das im Inneren einen beweglichen Schlitten hat, an dessen Ende sich eine halbrunde Schlinge befindet (1). Mit elektrischem Strom wird ein Schneidestrom erzeugt, mit dem man das Gewebe abtragen kann. Alternativ kann man die Abtragung auch durch Laserenergie durchführen (2). Wichtig ist, auch den Grund zur Feststellung der Eindringtiefe separat zu entfernen (3). Das entfernte Gewebe wird dann beim Pathologen unter dem Mikroskop analysiert (4).

Was passiert beim oberflächlichen Blasenkrebs?

Da die oberflächlichen Tumore fast nie in die Tiefe und damit streuend wachsen, ist das Risiko, daran zu versterben, sehr gering. Leider wachsen sie ähnlich dem Unkraut im Garten häufig nach, im Durchschnitt bei der Hälfte aller Betroffenen innerhalb von fünf Jahren. Deshalb müssen sich die Patienten regelmäßig mit Urinuntersuchungen und Blasenspiegelungen kontrollieren lassen.

Viele Betroffene fragen, wie man sich vor einem Wiederauftreten der Tumore schützen kann. Leider gibt es noch keine Medikamente in Tablettenform. Ob vermehrtes Trinken zum Ausspülen von Giftstoffen hilft, ist zumindest nicht bewiesen, und Gleiches trifft auch für pflanzliche Mittel oder Nahrungsergänzungen zu.

Gut belegt ist aber, dass man mit Spüllösungen direkt in die Blase das bösartige Zellwachstum teilweise hemmen kann. Dazu kann man ein Chemotherapeutikum über einen dünnen Katheter in die Blase geben und dann ein bis zwei Stunden einwirken lassen. Alternativ gibt es ein Mittel, das die lokale Immunabwehr stimuliert. Es handelt sich um ungefährlich gemachte Tuberkulosebakterien, die in der Blase eine Abwehrreaktion in Gang setzen, sodass die erkrankte Blasenschleimhaut bekämpft und durch neue Zellen ersetzt wird. Diese sogenannte BCG-Immuntherapie wurde vor mehr als vierzig Jahren eher durch Zufall entdeckt und ist bei ungefähr der Hälfte der Betroffenen extrem effektiv. Lesen Sie hierzu gern den Beitrag »Therapie des Blasenkrebs: Entdeckung von BCG« (Roth 2020).

Was tun bei einem in die Tiefe wachsenden Tumor der Blase?

Hat man einen in die Blasenwand eingewachsenen Tumor, ist das Risiko hoch, dass der Tumor über die Organgrenzen hinauswächst und streut. Vor einer Entscheidung, ob man den Betroffenen durch eine operative Organentfernung heilen kann, muss man aber sichern, ob der Tumor noch auf die Blase beschränkt ist oder bereits gestreut hat. Das macht man mit verschiedenen bildgebenden Verfahren, von denen die Computertomografie (CT) und die Magnetresonanztomografie (MRT) immer noch am häufigsten eingesetzt werden und eine hohe Aussagekraft besitzen.

Was tun, wenn der Tumor bereits gestreut hat?

Hat der Tumor bereits Tochtergeschwülste gebildet, ist die operative Entfernung des tumortragenden Organs nur sinnvoll, wenn die Betroffenen dadurch weniger Beschwerden oder Schmerzen haben. Ansonsten muss erst mit einer Systemtherapie versucht werden, die Tochtergeschwülste zu eliminieren, und dann eventuell im zweiten Schritt operieren. Alle großen Kliniken haben inzwischen sogenannte Tumorkonferenzen, bei denen Fachleute verschiedener Disziplinen gemeinsam die beste Therapiemöglichkeit für die Betroffenen diskutieren. Für die Entscheidung sind die Art des Tumors, die Schwere der Metastasierung, das Alter der Betroffenen, ihre Nebenerkrankungen und ihre Vorstellungen von Bedeutung.

Was tun, wenn der Tumor auf ein Organ begrenzt ist?

Hat der Betroffene einen in die Tiefe wachsenden Blasenkrebs, der noch auf die Blase begrenzt ist, muss man der Gefahr der Tumorstreuung durch eine Blasenentfernung zuvorkommen. Insbesondere wegen der Notwendigkeit, einen Ersatz für die Urinspeicherung zu finden, ist die Operation lebensverändernd. Einerseits geht es um die Heilung vom Blasenkrebs, andererseits merkt man erst bei der Frage des Ersatzes die faszinierend selbstverständliche Arbeitsweise dieses elementaren Organs. Insbesondere bei alten oder sehr kranken Menschen birgt die Operation aber auch Risiken. Dann kommen auch Alternativen wie die Bestrahlung der Blase infrage.

Wohin mit dem Urin, wenn die Blase fehlt?

Sicher ist, dass der Urin ablaufen muss. Denn wenn das nicht erfolgt, führt die innere Nierenvergiftung innerhalb weniger Tage zum Tode. Die entscheidende Frage in dieser Situation mit einem Blasentumor ist aber: Entfernt man die tumorbe-

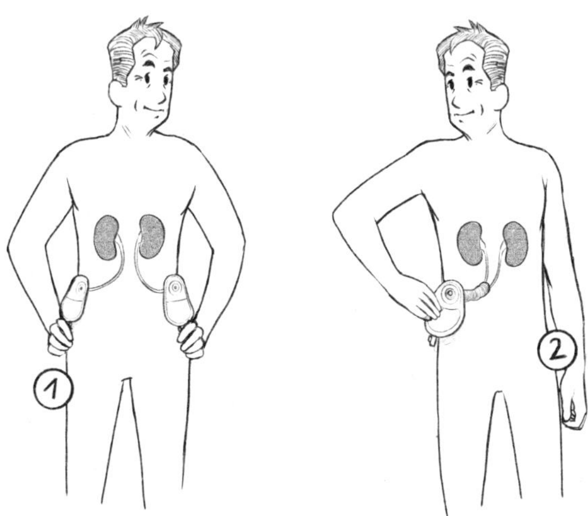

Nach einer Blasenentfernung muss der Urin weiter ablaufen. Bei alten und sehr kranken Betroffenen werden die Harnleiter in die Haut eingenäht und mit Beuteln versorgt (1). Die Operation geht schnell und ist ungefährlich, aber die beidseitige Beutelversorgung ist für die Betroffenen aufwendig. Besser ist ein sogenanntes Conduit (2), bei dem der Urin durch eine kurzes Dünndarmstück geleitet wird, das aus der Darmkontinuität ausgeschaltet wurde. Der künstliche Ausgang auf der Haut kann sehr viel besser mit Beuteln versorgt werden, aber durch die Dünndarmausschaltung ist die Operation aufwendiger.

fallene Blase, wohin mit dem Urin? Soll das Speicherorgan Blase mit körpereigenem Material rekonstruiert werden, oder soll nur sichergestellt werden, dass der Urin gut und geruchsfrei abläuft? Das hängt vom Alter des Betroffenen, seiner Prognose, seinem Wunsch, aber auch seiner Belastungsfähigkeit ab, denn natürlich ist die Rekonstruktion einer Ersatzblase aufwendiger als eine Ableitung ohne Zwischenspeicher.

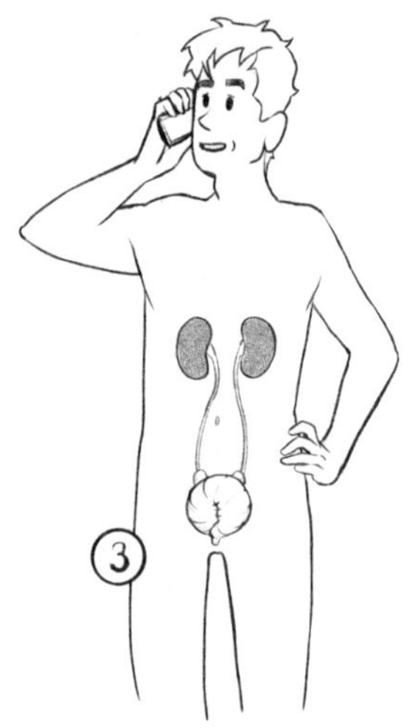

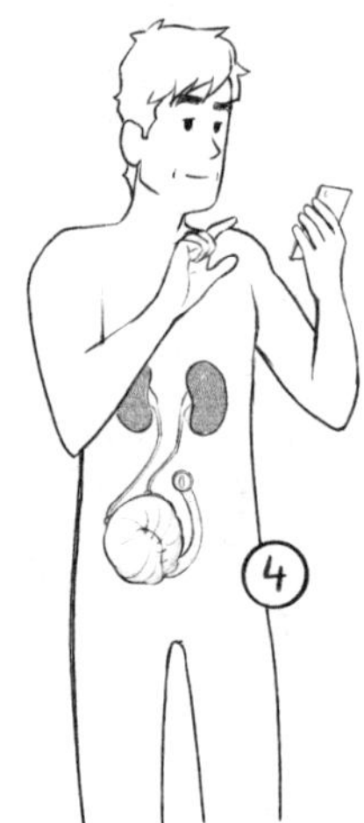

Seit mehr als dreißig Jahren können Urologen die Blase als Speicherorgan operativ ersetzen. Dazu wird aus patienteneigenem Darm eine Kugel genäht, die oberhalb des Schließmuskels wieder an die Harnröhre angeschlossen wird, sodass man die Blase auf natürlichem Wege entleeren kann (3). Geht das nicht mehr, weil der Tumor beispielsweise schon in den Schließmuskel gewachsen ist, kann man einen Pouch aus patienteneigenem Darm konstruieren, der an den Bauchnabel angeschlossen wird (4). Durch einen operativen Trick ähnlich einem Ventilmechanismus wird verhindert, dass der Urin unkontrolliert ausläuft, aber dafür gesorgt, dass man mit einem Katheter den Pouch entleeren kann. Dies ist vollkommen schmerzfrei möglich und muss alle vier bis fünf Stunden erfolgen.

Gibt es denn eine Ersatzblase ähnlich dem Kunstherz?

In der Urologie hat man sehr schnell aufgegeben, eine Kunstblase zu konstruieren, da es ständig zu Verkrustungen und Steinbildungen kam, weil der Urin viele steinbildende Kristalle enthält. Die versteinerten Kunstblasen wurden dadurch funktionsunfähig. Deshalb gingen die Bemühungen nie über Tierversuche hinaus.

Die vor mehr als dreißig Jahren gefundenen alternativen Wege gelten heute als Standard und funktionieren ein Leben lang. Man nutzt einen Teil des Darms des erkrankten Patienten, den man zu einer kugeligen Blase umnähen kann, wobei der Darm weiter an die Blutversorgung angeschlossen bleiben muss. Anderenfalls wäre das Darmstück innerhalb weniger Stunden abgestorben.

Anfangs glaubte man, den Darm als schlauchförmiges Gebilde nutzen zu können. Man nähte die beiden Harnleiter aus der Niere in den Darm und den Darm dann am tiefsten Punkt auf die Harnröhre. Die Patienten konnten aber nur sehr geringe Mengen Urin halten, weil die Kraft des pumpenden Darms größer als die des Schließmuskels war. Die Lösung dieses Problems war einfach – man musste nur darauf kommen!

Schneidet man nämlich den Darm an der der Blutversorgung gegenüberliegenden Seite auf, bekommt man eine Art längliche Darmplatte. Legt man sie in Wellenform und vernäht die Seiten neu, kann man aus der Platte eine Kugel formen, in die dann die beiden Harnleiter eingenäht werden, die den Urin aus den Nieren in die Darm-Ersatzblase transportieren. Der Vorteil dieser Technik ist, dass man ein großes Reservoir hat, das problemlos bis zu einem halben Liter Urin speichern kann, und dass der Muskeldruck der Darmschlingen durch das Aufschneiden und Neuvernähen aufgehoben wurde. Dadurch ist der Innendruck der neuen Blase gering, und der Schließmuskel kann die gespeicherte Menge halten.

Mit der Ersatzblase haben Urologen etwas geschaffen, von dem andere Fachrichtungen nur träumen können – nämlich aus körpereigenem Material ein Ersatzorgan zu schaffen, das die wesentlichen Funktionen der Blase (die verlustfreie Speicherung des Urins) gewährleistet. Ein Meilenstein, den wir unseren operativen urologischen Vätern aus den Sechzigerjahren verdanken.

Kann man die Blase mit gesunder Ernährung schützen?

Die Buchhandlungen sind voll von Diät- und Kochbüchern. Für jedes Organ und jede Erkrankung gibt es inzwischen spezialisierte Ernährungstipps. Unbestritten ist, dass eine Ernährung mit viel Obst und Gemüse gesundheitsfördernd ist. Aber die Deutsche Gesellschaft für Ernährung rät auch davon ab, isolierte Nahrungsergänzungsmittel zuzuführen, da es in Einzelfällen dosisabhängig negative Wirkungen haben kann (Deutsche Gesellschaft für Ernährung 2014). So hat sich beispielsweise bei Rauchern und Nichtrauchern gezeigt, dass die Zufuhr von Betacarotin zu einer Risikoerhöhung für eine Reihe von Krebserkrankungen führte. Ausdrücklich wird deshalb vor dem gegenwärtigen Trend der Lebensmittelindustrie gewarnt, Lebensmittel mit sekundären Pflanzenstoffen anzureichern.

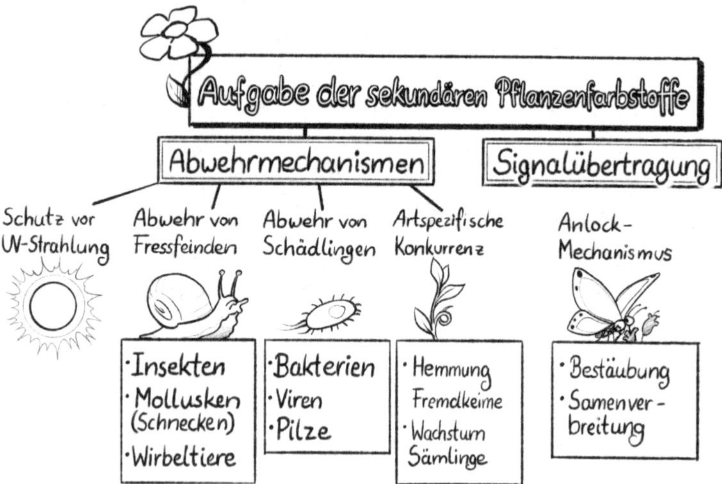

Die sekundären Pflanzenstoffe haben vielfältige Schutzaufgaben bei den Pflanzen, sind aber auch für Menschen bedeutsam und können vom Menschen nicht selbst synthetisiert werden.

Das Geheimnis der sekundären Pflanzenstoffe

In Pflanzen gibt es spezialisierte Stoffe, die sogenannten sekundären Pflanzenstoffe, deren Funktion lange unbekannt war. Das Geheimnis scheint jetzt entschlüsselt.

Lange glaubte man, dass sie quasi eine Art Abfall des Stoffwechsels sind. Das ist falsch. Vielmehr sind es Stoffe, die für Pflanzen lebensnotwenig sind, sich zu verteidigen, zu schützen und fortzupflanzen. Dank dieser Pflanzenstoffe kann beispielsweise das Sonnenlicht gefiltert werden, sodass die Blätter nicht verbrennen. Oder sie wirken als Bitterstoffe und schützen die Pflanze vor einem Befall mit Fressparasiten, oder sie wirken als Duftstoffe, um Bienen anzulocken, damit die Fortpflanzung gesichert ist. Letztlich sind die sekundären Pflanzenstoffe also chemische Waffen, Schutz-, Lock- und Speicherstoffe zugleich.

Diese Stoffe, von denen man inzwischen viele Tausend verschiedene Substanzen isoliert hat, können weder von Tieren noch von Menschen gebildet werden. Oft weiß man nicht, welche Einzelsubstanz schützend oder regulierend wirkt, aber ihre Mischung in Obst und Gemüse hat eine allgemein anerkannte gesundheitsfördernde Wirkung. Man darf jedoch nie vergessen, dass sekundären Pflanzenstoffen auch schädlich oder giftig sein können. Beispiele dafür sind die Gifte der Tollkirsche, des Fingerhuts oder der Tabakpflanze.

Schützen Gemüse und Obst vor Blasenkrebs?

Auch wenn man aufhört zu rauchen (siehe den Abschnitt »Gefahren für die Blase« in diesem Kapitel), bleiben als Risikofaktoren für die Entstehung des Blasenkrebses das Alter und die täglich mit der Umwelt aufgenommenen Giftstoffe. Die Frage ist also, ob eine spezielle Ernährung vor Blasenkrebs schützen kann.

Untersuchungen stützen diese Annahme. Unter der Leitung der Universität in Maastricht fand man in der sogenannten BLEND-Studie mit mehr 550000 Teilnehmern, von denen 3200 Personen einen Blasenkrebs hatten, interessante Zusammenhänge (Yu 2021):

- Frauen, die viel Gemüse essen, erkranken seltener an Blasenkrebs.
- Bei Männern war es ähnlich, aber statistisch nicht eindeutig. Ob dies an der Methodik der Studie oder tatsächlich biologischen Unterschieden zwischen Mann und Frau lag, ist unklar.
- Besonders deutlich war der Schutzeffekt, wenn viel Grünkohl verzehrt wurde. Warum das so ist, muss noch untersucht werden.
- Der gesundheitsfördernde Effekt von gemüsereicher Kost kommt nicht nur durch die sekundären Pflanzenstoffe, sondern vermutlich auch wegen des hohen Anteils an Vitaminen, Mineralstoffen, Fasern und anderen bioaktiven Komponenten zustande.

Eine zweite Datenanalyse des gleichen Kollektivs ergab weitere interessante Hinweise (Witlox 2020):

- Auch eine mediterrane Ernährung mit viel Obst und Gemüse, Hülsenfrüchten, Vollkorn-Getreideprodukten, Olivenöl, gemäßigtem Fischverzehr und geringen Mengen an Wein, Milchprodukten und Fleisch senkt das Risiko, an Blasenkrebs zu erkranken.
- Ein besonderer Schutzfaktor scheint Olivenöl zu sein. Dies wurde bereits in früheren Untersuchungen herausgestellt. Eine Ursache könnte der hohe Gehalt an Polyphenolen in Oliven sein, die zu den oben erwähnten sekundären Pflanzenstoffen gehören.
- Wein und insbesondere Rotwein, die ja beide auch Bestandteil der mediterranen Kost sind, enthalten Polyphen-

ole. Sie verleihen dem Rotwein einen kräftigen und adstringierenden Geschmack, was Weinkenner auch als »Kratzen im Hals« beschreiben würden.

Vitamin-D-Mangel steigert das Blasenkrebsrisiko

Vor Jahren festigte sich die Erkenntnis, dass Krebserkrankungen in sonnenreichen Ländern seltener auftreten als in sonnenarmen Gegenden. Inzwischen wurde das für mehr als hundert Länder und bei vielen Krebsformen gezeigt. Die Vermutung ist, dass das etwas mit der erhöhten Vitamin-D-Produktion in sonnenreichen Regionen zu tun hat, denn

- die Häufigkeit einiger Krebserkrankungen sinkt bei steigenden Vitamin-D-Spiegeln,
- Vitamin D steuert zentrale Mechanismen, die bei Zellregulation elementar sind, und
- Vitamin D hat in vielen Tierversuchen die Entstehung sowie Ausbreitung von Krebs gehemmt.

Bei einer Analyse von mehr als 90000 Personen, von denen mehr als 2500 einen Blasenkrebs hatten, sah man einen Zusammenhang zwischen dem Vitamin-D-Spiegel und dem Risiko, einen Blasenkrebs zu bekommen. Bei einem erniedrigten Vitamin-D-Spiegel war das Risiko um 60 Prozent erhöht (Zhao 2016). In einer anderen Studie aus Norwegen waren die Daten nicht so dramatisch, aber auch hier war bei normalem Vitamin D Spiegel das Risiko der Entstehung von Blasenkrebs niedriger (Hektoen 2021).

Melatonin schützt nicht nur den Schlaf, sondern auch die Blase

Melatonin ist ein Hormon, das den Tag-Nacht-Rhythmus und den Schlaf steuert. Bei Licht ist die Bildung unterdrückt, bei Dunkelheit aktiviert, und das führt dann zu Müdigkeit. Einer der Gründe, warum ältere Menschen oder Schichtarbeiter

Schlafstörungen haben, ist unter anderem die nachlassende Bildung von Melatonin. Man kann es inzwischen synthetisch herstellen und beziehen. Vor einer Dauereinnahme zur Schlafförderung wird jedoch wegen unklarer Nebenwirkungen gewarnt. Melatonin hat neben der Schafregulation noch andere wichtige Funktionen:

- *Melatonin als Entgiftungsstoff:* Es ist noch wenig bekannt, dass Melatonin in der Lage zu sein scheint, die sogenannten freien Radikale, die als zellschädlicher Abfallstoff beim Stoffwechsel anfallen, zu entsorgen (Meng 2017). In vielen Untersuchungen wurde beschrieben, dass Melatonin ebenso die Heilung positiv beeinflussen soll. Auch in der Krebstherapie wurde Melatonin versucht und soll positive Effekte haben.
- *Melatonin in Lebensmitteln:* Melatonin kommt in pflanzlichen und in geringer Menge auch tierischen Lebensmitteln vor. Den höchsten Melatoningehalt in Früchten hat die Haut von Weintrauben, Sauerkirschen und Erdbeeren. Man findet es aber auch in Pfifferlingen, den meisten Getreidearten, Walnüssen, Pistazien, Tomaten und Paprika. Trotz der Passage durch den Magen-Darm-Trakt wird Melatonin nicht zerstört, denn nach dem Verzehr von melatoninhaltigen Lebensmitteln fanden sich im Blut erhöhte Melatoninspiegel.
- *Melatonin und Blasengesundheit:* Labor- und Tierversuche haben gezeigt, dass die Zufuhr von Melatonin einen positiven Einfluss auf unterschiedliche Funktionen der Blase haben kann (Fathollahi 2015). Bislang gibt es eine Studie, bei der sich ein positiver Einfluss auf die nächtliche Entleerungsfrequenz der Blase zeigte (Drake 2004). Ob sich das in einen spürbaren Gewinn für betroffene Männer übersetzen lässt, ist noch unklar.

Übergewicht: ein unterschätzter Risikofaktor für die Blase

Vor circa fünfzig Jahren wurde der Begriff des »metabolischen Syndroms« geprägt, der viel griffiger auch als »tödliches Quartett« bezeichnet wird. Gemeint ist damit das Zusammentreffen von Bluthochdruck, einem gestörten Stoffwechsel von Fetten und Zucker sowie Übergewicht. Es führt zu einer Schädigung der Blutgefäße und einem deutlich erhöhten Risiko von Herzinfarkten. Da die Blase ein hochkomplexes Organ mit einem sehr störanfälligen Zusammenspiel von Muskulatur und Nervensystem ist, wundert es nicht, dass sich das tödliche Quartett auch auf die Blase auswirkt:

- Der dauerhaft zu hohe Spiegel an Blutzucker führt zu Nervenschäden, die wiederum Drangattacken der Blase auslösen können. Durch eine verbesserte Stoffwechsellage können die Schäden zumindest teilweise wieder umgekehrt werden.

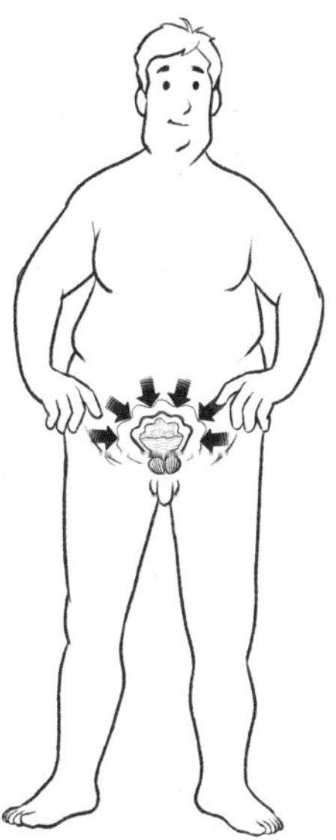

Der Risikofaktor Übergewicht schwächt auch die Funktion der Blase des Mannes.

- Männer mit einem metabolischen Syndrom haben möglicherweise ein erhöhtes Risiko, an Blasenkrebs zu erkranken (Häggström 2011). Gesichert ist, dass ein erhöhtes Risiko besteht, an Prostatakrebs zu erkranken (siehe den Abschnitt »Prostatakrebs: Einfluss von Sport, Stress und Körpergewicht« in Kapitel 6).
- Auch wenn es »nur« in Tierversuchen bewiesen werden konnte: Eine kalorienreduzierte Kost hält die Blase länger jung (Ito 2016). Typische Alterserscheinungen wie eine schlechtere Blasenentleerung mit erhöhtem Restharn und beschädigten Nerven werden reduziert. Interessant ist die Theorie, dass dies nicht nur auf die verminderte Kalorienzufuhr zurückgeführt wird, sondern auch durch das ernährungsbedingt andersartige Mikrobiom des Darms beeinflusst werden soll.

Viel trinken: Schützt das Blase und Nieren vor Erkrankungen?

Gesundheitsthemen gehören bei Zeitschriften und Online-Portalen zu den Spitzenreitern. Es erscheint verständlich, dass man viel trinkt, denn man meint: »Je mehr Wasser, desto sauberer wird es.« Demnach wäre viel trinken das Werkzeug, um Giftstoffe auszuspülen. Auch der Urologe wird gefragt, wie viel man trinken soll.

Das Thema ist schon in Kapitel 4 angesprochen worden (siehe unter anderem den Abschnitt »Was kann ich zur Verbesserung meiner ›falschen Flüssigkeitsbilanz‹ machen?«). Die Antwort ist allerdings komplex! Die Getränkeindustrie hat es durch geschicktes Marketing verstanden, das Trinken zu befördern – aber man muss wie gesagt wissen, dass nur für wenige Situationen bewiesen ist, dass viel trinken gesund ist.

Messstation für den Durst: ein genialer Mikrochip

Ohne Wasser kein Leben! Weil der menschliche Körper zu 60 bis 70 Prozent aus Flüssigkeit besteht und wir dauernd durch Atmung, Schwitzen und den Urin Wasser verlieren, musste die Natur einen hochsensiblen Kontrollmechanismus erfinden, um das Überleben zu sichern. Deshalb gibt es im Gehirn eine winzige Messstation, in der das Blut äußerst genau auf seine Dichte und ausreichende Verdünnung getestet wird. Bereits bei Abweichungen von 0,5 Prozent werden Gegenmaßnahmen eingeleitet. Damit das Blut ausreichend dünnflüssig bleibt, wird das Durstgefühl ausgelöst und mehr getrunken. Der zweite Mechanismus ist, dass über die Niere weniger Wasser ausgeschüttet wird. Das funktioniert mithilfe eines »wassersparenden Hormons«, das auch »antidiuretisches Hormon (ADH)« genannt wird. Es führt zu dem konzentrierten und sichtbar dunkel gefärbten Urin.

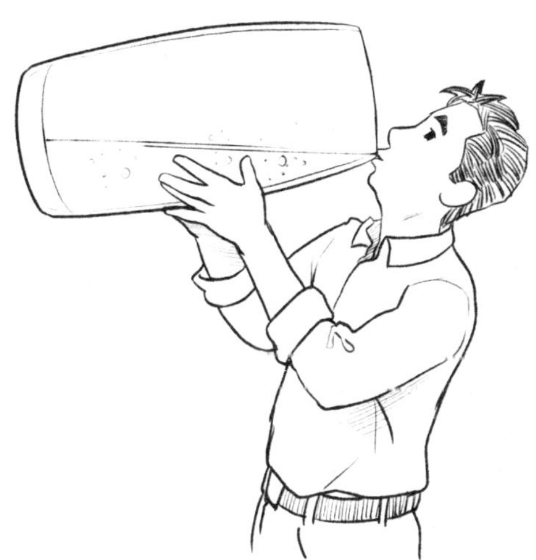

Eine ausreichende Flüssigkeitszufuhr ist sicher lebensnotwendig, aber welche Menge als »ausreichend« definiert wird, ist im Fokus vieler wissenschaftlicher Untersuchungen.

Trotz vielen Trinkens angeblich kein Schutz vor Blasenkrebs

Nierenbecken, Harnleiter und Blase sind alle mit dem gleichen Oberflächengewebe ausgekleidet. Trotzdem wachsen die Tumore der Schleimhaut fast nur in der Blase und nur selten im Harnleiter oder Nierenbecken. Liegt es daran, dass mit dem Urin die Giftstoffe ausgeschieden werden und bei Niere und Harnleiter nur durchlaufen, aber in der Blase gespeichert werden und eine lange Kontaktzeit haben? Dann müsste es helfen, viel zu trinken, um die Giftstoffe auszuspülen.

Aber keine der durchgeführten Studien konnte das bestätigen (Kwan 2019). Auch bei einer sehr großen Untersuchungsgruppe mit mehr als 230000 Teilnehmern und einem Beobachtungszeitraum von mehr als neun Jahren fand sich kein Hinweis, dass viel trinken vor Blasenkrebs schützt (Ros 2011). Aber vielleicht ist der Nachweis so schwer, weil es neben der Kontaktzeit der Gifte in der Blase noch viele andere Einflussfaktoren gibt.

Erst 2018 bewiesen: Viel trinken schützt vor Blasenentzündungen

Über Jahrzehnte wurde diese Frage kontrovers erörtert. Oft hat man sogar vor übermäßigem Trinken gewarnt, um ein zu starkes Ausschwemmen von schützenden Eiweißen aus der Blase zu vermeiden. Jetzt weiß man es besser. Dr. Thomas Hooton aus den USA hat eine Untersuchung mit 140 gesunden Frauen durchgeführt, die alle im Vorjahr der Untersuchung mehrfache Blasenentzündungen hatten (Hooton 2018).

Er ließ eine Hälfte der Frauen ihre normale Menge trinken, während die anderen Frauen außer der Normalmenge zusätzlich jeden Tag noch 1,5 Liter trinken sollten. Nach einem Jahr war der Unterschied enorm: Die Frauen in der Gruppe der Normaltrinker hatten über das Jahr 216 bakterielle Blasenentzündungen, die Frauen in der Gruppe der

Vieltrinker aber nur 111. Damit ist bewiesen: Viel trinken senkt die Rate der Blasenentzündungen fast um die Hälfte (48 Prozent).

Falscher Mythos: Viel trinken schützt die Nieren

Es gab einmal eine Studie zur Beantwortung der Frage, ob Wasserverunreinigungen mit Bakterien zu Gesundheitsschäden führen. Dabei hatte man bei mehr als 3000 Personen auch die Nierenfunktion und Urinausscheidung gemessen; und man fand Hinweise darauf, dass mit zunehmender Urinmenge auch die Nierenwerte besser wurden.

Wegen dieser Studie startete Prof. W. F. Clark, ein weltberühmter kanadischer Nierenspezialist, in neun Zentren in Kanada eine spannende Zusatzuntersuchung mit mehr als 600 Patienten. Das Besondere: Alle hatten bereits einen leichten, aber messbaren Nierenschaden. Eine Hälfte der Nierenkranken wurde der sogenannten »Wassergruppe« zugelost, deren Mitglieder vermehrt trinken »mussten«. Die andere Hälfte bildete die Kontrollgruppe, die ihre normalen Trinkgewohnheiten beibehielt. Nach einem Jahr zeigte sich, dass sich die Nieren der Vieltrinker in demselben Maße verschlechtert hatten wie die der Normaltrinker. Das vermehrte Trinken hatte also nicht geholfen, die Verschlechterung der Nierenfunktion aufzuhalten (Clark et al. 2018). Diese herausragende Studie wird lange Zeit der Maßstab dafür sein, dass der Mythos, viel trinken würde die Nieren schützen, falsch ist.

Stimmt: Viel trinken reduziert das Risiko von Nierensteinen

Nierensteine und Nierenkolik sind nicht nur extrem schmerzhaft, sondern auch häufig. Und es erscheint nachvollziehbar, dass viel trinken hilft; denn dadurch können die kleineren Steinkristalle ausgespült werden, bevor sie zu größeren Steinen zusammenwachsen. Das wurde auch wissenschaftlich bewiesen. Fast 200 Patienten, die immer wieder Nierensteine bildeten, wurden einer Gruppe von Normal- und einer Gruppe von Vieltrinkern zugelost. Tatsächlich gelang es durch die Steigerung der Trinkmenge von ungefähr 1 Liter auf 2,6 Liter pro Tag, das Risiko einer Nierenkolik um mehr als die Hälfte zu reduzieren (Borghi 1996).

Der berühmter Harnsteinforscher Birdwell Finlayson von der Universität Florida, der leider viel zu früh mit 56 Jahren an einem Herzversagen starb, wurde auf einem Kongress einmal nach dem wichtigsten Ergebnis seiner Steinforschung gefragt. Seine treffende Antwort: »So viel trinken, dass man die Pisse nicht mehr sieht.«

Auch beim Herzinfarkt:
Viel trinken ist nicht besser als normal trinken

Überall im Körper können Blutgefäße verstopfen. Weil es beim Herzinfarkt so dramatisch ist, fragt man sich, ob eine natürliche Blutverdünnung durch Trinken hilft.

Dazu hat man fast 20000 Personen über sechs Jahre beobachtet. Diejenigen, die mehr als fünf Gläser oder fast 1,2 Liter tranken, hatten im Vergleich zu Wenigtrinkern mit weniger als zwei Gläsern oder 470 Millilitern ein deutlich erniedrigtes Risiko. Es wurde bei Frauen um 41 Prozent und bei Männern sogar um 51 Prozent gesenkt (Chan et al. 2002).

Trotzdem sind wir mit der Empfehlung, viel zu trinken, zurückhaltend. Denn diejenigen, die nur drei bis vier Gläser oder 700 bis 950 Milliliter tranken, hatten den gleichen Schutzeffekt wie Vieltrinker. Und das ist die normale Flüssigkeitsmenge, was dafür spricht, dass es ausreicht, normal zu trinken. Auch da ist das heute oft propagierte »Trink dich gesund« falsch.

Viel trinken: Aber wo bleibt das Wasser in der Nahrung?
Die Firma Danone ist nach Nestlé der größte Verkäufer von Trinkwasser und vertreibt unter anderem die Marken Evian®, Volvic® und Badoit®. Auf ihrer Internetseite mit dem Namen »Hydration for health« wird genau vorgegeben, wie viel Wasser man trinken soll. Für erwachsene Männer werden 2,5 Liter und für Frauen 2 Liter pro Tag unabhängig vom Alter empfohlen. Wird hier versucht, den Umsatz an Trinkwasser und damit das Geschäft zu steigern, ohne zu differenzieren (Taubert 2017)?

Zufuhr von Flüssigkeit
1220 ml mit Getränken
1000 ml mit Essen
300 ml durch Stoffwechsel
2520 ml pro Tag
Verlust von Flüssigkeit
900 ml Atmung Schwitzen
1520 ml mit dem Urin
100 ml mit dem Stuhl
2520 ml pro Tag

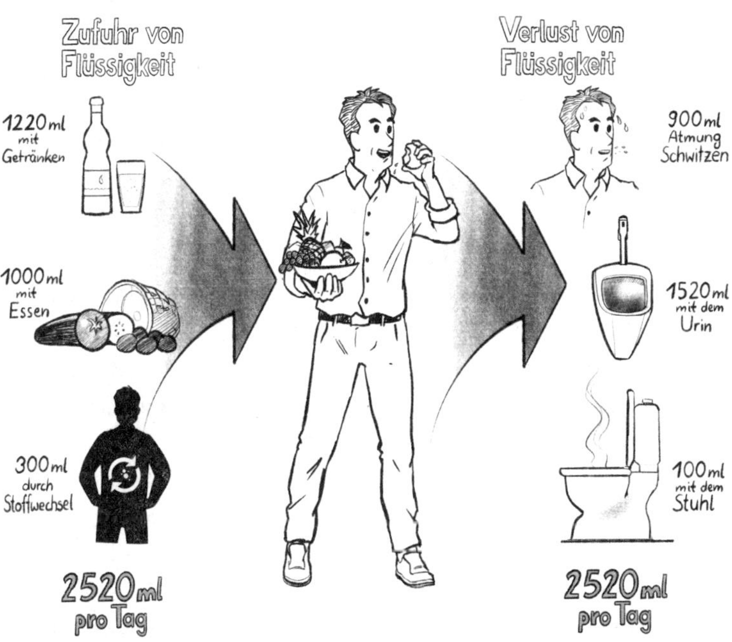

Im Jahr 1994 hat Prof. H. Valtin bei 69 Medizinstudenten über einen längeren Zeitraum exakt den Flüssigkeitshaushalt protokolliert (Valtin 2002). Die Flüssigkeitszufuhr durch die Nahrung war hoch und der Urin ausreichend verdünnt. Auch diese Daten widersprechen der Regel, nach der sehr viel mehr Wasser, nämlich circa 2 Liter, getrunken werden müsste. Vielmehr ist die mit der Nahrung zugeführte Flüssigkeit ein wichtiges Moment.

Denn ein nicht unerheblicher Teil unserer Flüssigkeit wird mit der Nahrung zugeführt. Der Wasseranteil in Milch, Müsli, Gemüse und Obst schwankt, ist aber bedeutsam. Salatgurken und Tomaten bestehen zu über 95 Prozent, Milch zu 85 Prozent und selbst Camembert zu 50 Prozent aus Wasser.
Prof. H. Valtin hat jahrelang die Protokolle zur Flüssigkeitsaufnahme seiner Studenten ausgewertet. Obwohl die Trinkmenge scheinbar gering war, ergab der Wassergehalt der Nahrung einen hohen Flüssigkeitsanteil, sodass es zu keinem Defizit kam (Valtin 2002).

Deshalb ist die Forderung, jeder Mensch solle mindestens 2 Liter Flüssigkeit am Tag trinken, Unsinn. Denn es ist überhaupt nur bei einigen Erkrankungen wie Blasensteinen und Blasenentzündungen bewiesenermaßen hilfreich – und man findet in so vielen Nährstoffen so viel Wasser, dass die Trinkmenge nur einen Teil der gesamten Flüssigkeitszufuhr ausmacht.

Fazit

- Viel trinken sollten Betroffene mit Nierensteinen und wiederkehrenden Blasenentzündungen.
- Normalerweise ist das Durstgefühl ein gesunder Regulator und signalisiert, wenn man zu wenig Flüssigkeit zu sich genommen hat.
- Aber tatsächlich haben ältere Menschen oft eine zu geringe Aufnahme von Flüssigkeit. Weil das Durstzentrum nicht mehr ausreichend sensibel den Mangel an Flüssigkeit misst und man gleichzeitig jeden Tag Flüssigkeit verliert, sollte man hier mit Trinkplänen und Erinnerungshilfen steuern.

6.
Kann ich meine Prostata selbst schützen?

Testosteron – Brandsatz für die Prostata?

Das männliche Hormon Testosteron wird zu einem großen Teil in den Hoden gebildet und ist für die Prostatazellen elementar. Sie können ohne Testosteron nur sehr eingeschränkt arbeiten. Großen Anteil an dieser Entdeckung hatte der amerikanisch-kanadische Chirurg Charles Brenton Huggins, der dafür 1966 den Nobelpreis für Physiologie oder Medizin erhielt. Er hatte 25 Jahre zuvor entdeckt, dass die Zellen des Prostatakrebses durch einen Entzug des männlichen Geschlechtshormons nicht nur am Wachstum gehindert werden, sondern sich auch zurückbilden. Damit hatte er die Tür zur Hormontherapie des Prostatakrebses aufgemacht, die Betroffenen mit einem gestreuten Prostatakrebs viele Jahre des Überlebens sichert.

Wenn aber der Entzug des männlichen Geschlechtshormons das Wachstum stoppt, dann sollte »biologisch gedacht« die Zufuhr von Testosteron das Zellwachstum anregen. Die Antwort ist aber schwieriger als vermutet und von enormer Bedeutung. Haben Männer einen Altersmangel an Testosteron, sollte es ersetzt werden! Was ist aber mit Sportlern, die es zur Leistungssteigerung einnehmen? Steigt ihr Risiko, an Prostatakrebs zu erkranken?

Kastraten und Transfrauen sind geschützt

Die Geschichte der Kastraten und ihren winzig kleinen Prostatadrüsen wurde bereits im Kapitel 1 im Abschnitt »Warum wird die Prostata im Alter oft größer?« erzählt. Man kann aber nicht mit Zuverlässigkeit sagen, ob die Kastraten nicht auch einen Prostatakrebs hatten, da zur damaligen Zeit die Diagnosemittel fehlten.

Deshalb helfen Untersuchungen bei Transfrauen, also biologischen Männern, die als Frauen leben wollen. Die entscheiden sich meist im fortgeschrittenen Alter, die geschlechtliche Identität zu wechseln. Dafür wird das männliche Geschlechtshormon geblockt, und Östrogene werden eingenommen. Im zweiten Schritt erfolgt dann die operative Umwandlung, indem die Hoden entfernt und der Penis gegen eine Vagina »getauscht« wird. Da bei dieser operativen Geschlechtsumwandlung die Prostata nicht entfernt wird, lässt sich der Einfluss von Testosteron auf die Entstehung von Prostatakrebs beurteilen.

In einer großen Studie aus den Niederlanden bei 2281 Transfrauen und einer mittleren Beobachtungsdauer von vierzehn Jahren zeigte sich, dass das Risiko der Ausbildung eines Prostatakarzinoms um das Fünffache erniedrigt war (De Nie et al. 2020). Ein weiterer Beweis, dass Testosteron ein entscheidender Baustein bei der Krebsbildung in der Prostata ist.

Verursachen Anabolika bei Sportlern und Bodybuildern Prostatakrebs?

Von den verschiedenen leistungssteigernden Substanzen werden am häufigsten chemische Varianten des Testosterons als Tabletten oder Creme auf die Haut oder mit einer direkten Gabe in den Muskel eingenommen. Schon kurz nach seiner Entdeckung wurde die Substanz bei den Olympischen Sommerspielen 1936 in Berlin missbräuchlich eingesetzt und erfuhr eine dramatische Eskalation bei den Sportlern der ehemaligen DDR, denen es in den Siebzigerjahren staatlich kontrolliert und erzwungen verabreicht wurde.

Die gesundheitsschädlichen Nebenwirkungen der Anabolika reichen von psychischen Veränderungen bis hin zu massiven Auswirkungen auf das Herz-Kreislauf-System. Es konnte aber noch nicht nachgewiesen werden, dass es durch die Gabe von Testosteron weit über den natürlichen Normalwert hinaus vermehrt zu Prostatakrebs kommt. Bis zum Jahr 2014 gab es bei jungen Bodybuildern mit einem nachgewiesenen Missbrauch von Anabolika lediglich zwei belegte Fälle von Prostatakrebs (Pope et al. 2014).

Das Rätsel, warum der Entzug von Testosteron einerseits die Entwicklung eines Prostatakrebses dramatisch vermindert, aber die Verabreichung nach derzeitigem Kenntnisstand keinen Prostatakrebs auslöst, ist immer noch ungeklärt. Aber:

- Dass bei Männern, die zur Leistungssteigerung »heimlich« Testosteron einnehmen, bisher nicht vermehrt Prostatakarzinome beschrieben wurden, könnte eine Frage der Zeit sein. Denn die Zwanzigjährigen, die in den Achtzigerjahren anfingen, Anabolika einzunehmen, sind jetzt in einem Lebensalter, in dem das Risiko der Entstehung eines Prostatakrebses steigt. Hier muss man weitere Untersuchungen abwarten.
- Wenn es durch die erhöhte Gabe von Testosteron zu keinem Schaden kommt, könnte das durch einen Sättigungseffekt kommen. Denn sind alle Rezeptoren, also die Andockstellen auf der Oberfläche der Prostatazellen, mit dem Geschlechtshormon besetzt, verpufft das Zuviel an Testosteron. Es würde an den Prostatazellen keinen biologischen Effekt mehr ausüben (Morgentaler et al. 2009).

Bei einem Mangel hilft der Ersatz von Testosteron nachweislich

Lange Jahre gab es heftige Diskussionen, ob man beim älteren Mann mit einem erniedrigten Testosteronspiegel diesen Wert ausgleichen solle. Im Jahr 2016 erschien in einem renommierten Wissenschaftsjournal eine Studie aus den USA, welche die Diskussion mutmaßlich beendete (Snyder 2016).

Die Forscher untersuchten mehr als 51000 ältere Männer

über 65 Jahre und fanden 790 Herren, die einen Mangel an Testosteron aufwiesen. Die eine Hälfte von ihnen bekam ein Pflasterpräparat zur Aufnahme des Hormons durch die Haut und die andere ein Scheinpräparat. Über ein Jahr wurden dann verschiedene Tests durchgeführt, die nicht nur den Blutwert, sondern auch die Auswirkungen auf das Sexualleben, die körperliche Fitness und die Stimmung untersuchten. Es zeigte sich, dass der Ersatz von Testosteron messbar zu einer Verbesserung des Sexuallebens, der körperlichen Fitness, einer Stimmungsverbesserung und einem Nachlassen von depressiven Verstimmungen führte.

Kontrolle der Prostata

Zur Sicherheit muss beim Ersatz von Testosteron die Prostata kontrolliert werden. In der Studie aus den USA entwickelte sich bei den 790 Männern, die einen Mangel an Testosteron hatten und entweder Testosteron oder ein Scheinpräparat erhielten, im weiteren Verlauf nur bei vier Männern ein Prostatakrebs. Aber auch in dieser Studie wird man frühestens nach zehn Jahren etwas über das Risiko aussagen können.

Der Ersatz von Testosteron bei einem im Blut nachgewiesenen Mangel ist mittlerweile medizinisch etabliert. Nachdem anfangs viele Männer eher ängstlich waren, ist heute die Skepsis von einer Akzeptanz abgelöst worden. Denn bei einem nachgewiesenen Mangel hat sich in keiner Untersuchung ein schädlicher oder für die Prostata krebsauslösender Effekt nachweisen lassen (Yassin 2019).

Es könnte aber sein, dass ein schon vor Beginn der Ersatztherapie bestehender kleiner Krebsherd in der Prostata ausbricht. Deshalb wird auch in den gültigen Leitlinien empfohlen, vor Beginn und während der Ersatztherapie mit Testosteron die Prostata zu kontrollieren. Dies erfolgt mit der Tastuntersuchung, einem Ultraschall und PSA als dem Blutwert der Prostata (Leitlinienprogramm Onkologie 2021).

Ejakulationen schützen die Prostata vor Krebs

Im Jahr 2004 machte ein Artikel aus der berühmten Harvard-Universität in den USA Furore. Die Daten von mehr als 51000 Männern zeigten erstmals, dass eine hohe Ejakulationsfrequenz das Risiko der Entstehung eines Prostatakrebses zu reduzieren schien. Und der Unterschied war unglaublich: Männer, die vor dem dreißigsten Lebensjahr über mehr als 21 Ejakulationen pro Monat berichteten, hatten ein um 50 Prozent reduziertes Krebsrisiko der Prostata gegenüber Männern mit nur vier bis sieben Ejakulationen im Monat (Leitzmann 2004).

Die Daten aus dem Jahr 2004 wurden mehr als zehn Jahre später nochmals aktualisiert. Man befragte die 51000 Männer, die alle im amerikanischen Gesundheitswesen tätig waren, erneut und konnte die Krankengeschichte aktualisieren. Dadurch wurden 32000 Männer mit einer mindestens achtzehn Jahre dauernden Nachbeobachtungszeit ausgewertet.

Der Schutzeffekt war in der Langzeitbeurteilung nicht mehr so dramatisch wie im Jahr 2004, aber immer noch beträchtlich. Denn hatten die Männer zwischen dem dreißigsten und sechzigsten Lebensjahr mehr als dreizehn Ejakulationen pro Monat, war ihr Risiko, an Prostatakrebs zu erkranken, durchschnittlich um 25 Prozent geringer als bei Männern mit nur vier bis sieben Ejakulationen pro Monat (Rider et al. 2016). Damit ist eine gesteigerte Ejakulationsfrequenz eine der effektivsten Schutzmaßnahmen vor Prostatakrebs.

Warum schützen Ejakulationen die Prostata?

- Im Jahr 1983 stellte der renommierte Prostataforscher J. T. Isaacs aus den USA die sogenannte »Prostata-Stagnations-Hypothese« auf. Ist bei der Prostata, deren Funktion die Absonderung eines Sekrets ist, dieser Sekretabfluss gestört, führt das zu chemischen Reaktionen und Zellveränderungen wie bei einer chronischen Entzündung. Diese würden im Extremfall zu einer bösartigen Entartung der

Prostata führen, weil sie in ihrem eigenen Gift ertrinkt (Isaacs 1983).

- Die Zellen im Randbereich der Prostata werden durch Ejakulationen in ihrem Stoffwechsel beeinflusst. Bleiben die Ejakulationen aus, verschiebt sich der sogenannte Citratstoffwechsel und ähnelt dem Stoffwechsel wie am Anfang einer bösartigen Erkrankung.
- Ejakulationen vermindern in den Drüsenschläuchen die Bildung kleiner Kristalle, die man gehäuft im Krebsgewebe der Prostata findet.
- Ejakulationen führen zu einer Stressreduktion und der Hemmung des sympathischen Nervensystems. Das vermindert die Zellteilungsrate in der Prostata und damit das Risiko einer Krebsentstehung durch eine »falsche« Zellteilung.

Prostata-Entzündung, sexuell übertragbare Erkrankungen und Prostatakrebs

Da chronische Entzündungen als eine Ursache einer Krebsentstehung gelten, hat man das auch bei der Prostata untersucht. In Studien fand sich aber weder für die bakterielle Prostataentzündung noch für sexuell übertragbare Erkrankungen wie Syphilis oder Gonorrhö ein erhöhtes Risiko der Entstehung eines Prostatakrebses.

Im Jahre 2010 erschien dann die sogenannte kalifornische Männergesundheitsstudie mit fast 70000 Männern (Cheng et al. 2010). Rund 1700 Männer hatten einen Prostatakrebs, und diejenigen mit einer Prostataentzündung in der Vorgeschichte hatten ein 1,3-fach erhöhtes Risiko, an Prostatakrebs zu erkranken. Erstmals hatte sich zumindest rechnerisch ein Zusammenhang finden lassen. Der ist aber so schwach, dass es ohne klinische Bedeutung wie beispielsweise einer intensivierten Früherkennung bleiben wird.

Vasektomie zur Unfruchtbarkeit: kein Risikofaktor für Prostatakrebs!

Vor Jahrzehnten schreckten Statistiker die Männerwelt auf. Denn sie hatten bei Analysen von Datensammlungen gefunden, dass die Durchtrennung der Samenleiter als sicherste Methode zur Empfängnisverhütung das Risiko der Entstehung eines Prostatakrebses steigern sollte. Auch wenn der Zusammenhang nur sehr schwach war, verunsicherte er die Männer.

Inzwischen gilt das statistische Schreckgespenst als widerlegt! Es ist auch biologisch kaum vorstellbar, warum eine Durchtrennung des Samenleiters zur Entwicklung eines Prostatakrebses führen sollte. Als ob im Sekret des Hodens eine Substanz enthalten wäre, die in der Prostata als Schutzfaktor wirkt. Darüber hinaus kann man festhalten:

- Nachberechnungen haben die Zahlen der ersten Datenanalyse nie nachvollziehen können und kein erhöhtes Risiko der Prostatakrebsentstehung gezeigt.
- Selbst wenn ein minimal erhöhtes Risiko bestünde, wäre es um ein Vielfaches geringer als das Thromboserisiko bei der Frau als Folge der Hormoneinnahme.
- Die Sterilisation des Mannes ist sehr viel einfacher als eine Sterilisation bei der Frau und im Unterschied zur Frau grundsätzlich auch wieder rückgängig zu machen.

Gibt es eine schützende Ernährung gegen Prostatakrebs?

Eine bekannte deutsche Wochenzeitschrift formulierte es einmal so: »Verbraucher lieben Lebensmittel, die nicht nur schmecken, sondern zusätzlich noch eine Portion Gesundheit liefern.« Der eine glaube an die Kraft von Rotwein, der andere an die von Sojamilch, und ein Dritter vertraue auf probiotischen Joghurt (Apfel 2015).

Natürlich sucht ein Interessierter oder Betroffener heute zuerst im Internet. Über den digitalen Fingerabdruck werden die Suchmaschinen die Personen innerhalb von kürzester Zeit mit Informationen oder eher Angeboten versorgen. Aber was ist wahr, und was ist lediglich ein Verkaufsversprechen? Eine gute und firmenunabhängige Informationsquelle ist neben den Leitlinien die Zusammenfassung des »National Cancer Institute« in den USA (National Cancer Institute 2022).

Sojaprodukte sind der Spitzenreiter

In Asien kommt das Prostatakarzinom sehr viel seltener vor als in westlichen Ländern. Trotzdem ist es keine Frage der Genetik, sondern der Lebensumstände. Denn wandern Asiaten in die USA aus, steigt die Wahrscheinlichkeit rapide, dass sie einen Prostatakrebs entwickeln. Eine Schlüsselrolle scheinen die Sojaprodukte und deren Isoflavone einzunehmen:

- Isoflavone gehören zu den Pflanzenstoffen und wirken als Phytoöstrogene, also pflanzliche Substanzen, mit einer den Östrogenen ähnelnden hormonellen Aktivität. Hauptbestandteile sind Genistein, Daidzein und Glycitein.
- In Asien nimmt man im Mittel täglich 25 bis 50 Milligramm Isoflavone zu sich, in den westlichen Ländern weniger als 1 Milligramm.
- In epidemiologischen Studien wurde gezeigt: Die Asiaten, die jeden Tag ein Glas Sojamilch tranken, konnten ihr Risiko, an Prostatakrebs zu erkranken, um 70 Prozent reduzieren.
- In den meisten klinischen Studien mit Isoflavonen wurden täglich 30 bis 60 Milligramm verabreicht. Für Genistein, den Hauptbestandteil der Isoflavone, konnten im Labor vielfältige Wachstumshemmungen bei krankhaften Prozessen der Zellvermehrung nachgewiesen werden.
- Wichtig scheint, wie die Isoflavone verarbeitet wurden, da es zu einer Änderung der chemischen Eigenschaften

kommt. Deshalb sollte kritisch geprüft werden, welche Isoflavone geeignet sind. In Beobachtungsstudien hat sich der Verzehr von unfermentierten Isoflavonen als positiv erwiesen.

- Ist man einmal an Prostatakrebs erkrankt, hat die ergänzende Gabe von Isoflavonen den Krankheitsverlauf nicht mehr beeinflussen können. Das haben klinische Studien ergeben.
- Isoflavone scheinen vor einer Prostataerkrankung zu schützen, wenn sie viele Jahrzehnte Bestandteil der Nahrung sind.

Gehalt von Isoflavonen in verschiedenen Lebensmitteln

Lebensmittel	Isoflavongehalt in 100 Gramm
Blumenkohl	0,01 Milligramm
Brokkoli	0,01 Milligramm
Linsen	0,01–0,03 Milligramm
Sojasoße	1,3 Milligramm
Sojamilch	5,0 Milligramm
Sojawürstchen	19,0 Milligramm
Tofu	23,0 Milligramm
Sojabohnenpaste	34,0 Milligramm
Misopaste	64,0 Milligramm

Grüner Tee scheint die Prostata zu schützen

In einer japanischen Studie mit fast 50000 Männern führte der tägliche Verzehr von fünf und mehr Tassen grünem Tee gegenüber Männern mit nicht mehr als einer Tasse grünem Tee pro Tag fast zu einer Halbierung des Risikos, an Prostatakrebs zu erkranken (Kurahashi et al. 2008).

Grüner Tee hat im Unterschied zu schwarzem Tee und Oolong, obwohl aus der gleichen Pflanze hergestellt, nachweislich mehr Effekte auf den Stoffwechsel von Zellen. Der Grund ist, dass die Blätter des grünen Tees nicht fermentiert werden, was zu einem höheren Gehalt an Polyphenolen führt. Eines der aktivsten Polyphenole ist das Katechin EGCG (Epigallocatechin-3-gallat). Es wirkt stark antioxidativ, fängt also freie Radikale ab, die man mit Kugeln einer Schrotflinte vergleichen kann. Diese freien Radikale beschädigen die Moleküle einer Zelle und können so auch zu einer Entartung der Zelle führen:

- In Laborversuchen war EGCG sehr wirksam und hemmte das Wachstum von Zellen des Prostatakrebses.
- Sechzig Männer aus Italien, die alle eine Frühform von Prostatakrebs hatten, erhielten über ein Jahr jeden Tag 600 Milligramm von dem Katechin oder ein Scheinpräparat (Bettuzzi et al. 2006). Das Ergebnis in den Kontrollproben nach einem Jahr war unglaublich: Bei den Männern mit dem Scheinpräparat fanden sich in 30 Prozent ein Prostatakrebs, bei den Männern mit dem Katechin nur in 3 Prozent.
- Eine Studie in den USA mit hundert Männern konnte dieses phänomenale Ergebnis leider nicht wiederholen. Die Probanden mit der Vorstufe des Prostatakrebses erhielten entweder 400 Milligramm Katechin pro Tag oder ein Scheinpräparat. Nach einem Jahr hatten 10 Prozent der Katechin-Männer und 19 Prozent derjenigen mit dem Scheinpräparat einen Prostatakrebs entwickelt (Kumar et al. 2015). Tendenziell hatte Katechin zwar einen Effekt, aber rechnerisch nicht beweisend.
- Analysiert man alle vorliegenden Daten, erscheint der grüne Tee wegen des Katechins ein Schutzfaktor gegen Prostatakrebs zu sein. Die tägliche Dosis wurde meist auf 400 Milligramm beschränkt. Auch scheint die Substanz eher langfristig vorbeugend zu wirken und nicht mehr bei einer bereits ausgebrochenen Krebserkrankung.

Sonne und Vitamin D schützen vermutlich vor Prostatakrebs

Es ist schon lange bekannt, dass Vitamin D modulierend in Stoffwechselprozesse eingreift. Und weil das Prostatakarzinom in südlichen, sonnenreichen Ländern seltener vorkommt als im Norden, könnte das Sonnenprodukt Vitamin D die Ursache sein. Dazu passt, dass Prostatakrebs bei Dunkelhäutigen häufiger auftritt – die wegen der dunklen Hautfarbe weniger Vitamin D bilden:

- Sowohl in Zellkulturen als auch in klinischen Studien zeigte sich, dass Vitamin D das Wachstum von Krebszellen hemmt.
- Bei 20 Prozent von Männern mit einem Prostatakrebs ging der Markerwert PSA durch eine tägliche Gabe von 10 bis 25 Mikrogramm Vitamin D durchschnittlich um 45 Prozent zurück (Newson-Davis et al. 2009). Dieser Effekt hielt fast ein halbes Jahr an. In anderen Studien konnte dieses Ergebnis aber nicht wiederholt werden.
- Man hat Männern vor der operativen Entfernung eines Prostatakrebses Vitamin D gegeben. In den Gewebeuntersuchungen der Prostata zeigten sich zum Teil deutliche zellverändernde Wirkungen. Es ist unklar, ob dies ein direkt tumorunterdrückender Effekt ist.
- Warum höhere Blutspiegel von Vitamin D anscheinend das Risiko für Darm- und Blasenkrebs senken, aber nicht von Prostatakrebs, ist noch unverstanden (Mondul et al. 2017).
- Neue Studien ergeben, dass Vitamin D vielleicht mit anderen Substanzen wie Statinen kombiniert werden muss, um Erfolg zu zeigen (Carretero-Gonzalez et al. 2020).

Die »Tomatenessenz« Lykopin: noch kein Wundermittel

Wenn man über pflanzliche Mittel und Prostatakrebs redet, wird immer wieder Lykopin erwähnt. Der fettlösliche Pflanzenfarbstoff verleiht den Tomaten ihr charakteristisches Aussehen und schützt die Pflanzen vor zu starkem Sonnenlicht.

Lykopin ist hitzestabil und wird sogar beim Erwärmen vermehrt freigesetzt:

- In 100 Gramm Tomatenmark sind 55 und in 100 Gramm Tomatensoße rund 20 Milligramm Lykopin. Das ist ein Vielfaches im Vergleich zu frischen Tomaten, die nur 5 bis 10 Milligramm bioverfügbares Lykopin enthalten.
- In klinischen Studien wurden bis zu 30 Milligramm Lykopin als Konzentrat gegeben.
- In tierexperimentellen Studien hatte die Gabe von Lykopinen einen hemmenden Einfluss auf das Zellwachstum (National Cancer Institute 2022).
- Eine Studie mit fast 28000 Amerikanern ergab, dass bei regelmäßigem Verzehr von Tomaten im Vergleich zu den Probanden, die keine Tomaten aßen, das Risiko einer Erkrankung an Prostatakrebs nachweislich sank (Fraser et al. 2020).
- In klinischen Studien konnte bei Männern mit einem Prostatakrebs durch Einnahme von Lykopin kein Effekt auf den Krankheitsverlauf nachgewiesen werden Es könnte jedoch bei der Vorbeugung von Prostatakrebs eine Rolle spielen. Trotzdem rät die amerikanische Gesundheitsbehörde von einer Zufuhr mit Nahrungsergänzungsmitteln ab. Eine gesunde und gemüsereiche Kost erscheint ausreichend.

Granatapfel: ein interessanter Wirkstoff

Der Granatapfel (Punica granatum) enthält viele Polyphenole und andere spezielle Substanzen als Pflanzenfarbstoffe. Sie heißen »Punicalin«, »Punicalagin« und »Punigluconin«:

- Im Labortest und Tierversuch zeigte sich, dass ein Extrakt von Granatapfelsaft sowohl das Wachstum als auch die Streuungsrate von Prostatakrebs reduziert. Nachdem es bei 48 Männern nach einer Operation oder einer Strahlentherapie zu einem Wiederauftreten des Krebses gekommen war, erhielten sie täglich 240 Milliliter Granatapfelsaft, was ungefähr 570 Milligramm der Wirkmenge der Phenole im Granatapfel entspricht. Es kam zu einem erstaunlichen Effekt: Das PSA stieg wesentlich langsamer! War die Verdoppelungszeit vorher 11,8 Monate, stieg sie dann auf 24 Monate, was einer 100-prozentigen Verlangsamung des Wachstums des Prostatakrebses entspricht (Pantuck et al. 2006).

- Eine Folgestudie mit 92 Männern bestätigte 2013 die Ergebnisse. Es zeigte sich eine ähnlich starke Verlangsamung des PSA-Anstiegs im Sinne eines gebremsten Krebswachstums. Eine Verdreifachung der Dosis erbrachte jedoch keinen zusätzlichen Gewinn (Paller et al. 2013). In einer dritten Studie mit 183 Männern zeigte sich in der Gruppe mit dem Granatapfelsaft erneut eine Verlangsamung der PSA-Verdopplung von 12,7 Monaten auf 20,3 Monate (Pantuck et al. 2015), die jedoch im Vergleich zu einem Scheinpräparat rechnerisch keinen Unterschied ergab. Trotzdem zeigt sich eine deutliche Tendenz. Ist vielleicht die Einnahme von Saft als »komplettem« Gemisch der Schlüssel zum Geheimnis?

Selen und Vitamin E: kein guter Stoff für die Prostata

Der Mineralstoff Selen wird mit der Nahrung aufgenommen und ist wichtiger Bestandteil des Immunsystems. Große Bevölkerungsstudien hatten Hinweise ergeben, dass es einen Zusammenhang von erniedrigten Konzentrationen von Selen im Blut und dem Risiko, an einem Prostatakrebs zu erkranken, geben könnte (Muecke et al. 2009):

- Von 2001 bis 2004 erfolgte eine große Studie mit mehr als 35000 Männern, die entweder Selen, Vitamin E, Selen und Vitamin E oder ein Scheinpräparat erhielten. Als man nach fast sechs Jahren analysierte, ob sich ein Schutzeffekt gezeigt hatte, konnte dieser zunächst nicht gefunden werden (Lippmann et al. 2009).

- Als man die gleichen Männer nochmals zehn Jahre später untersuchte, zeigte sich nicht nur ein fehlender, sondern sogar ein gesundheitsschädlicher Effekt.
- Männer, die Vitamin E erhielten, hatten ein 17 Prozent höheres Risiko, an Prostatakrebs zu erkranken, als Männer mit einem Scheinpräparat.
- Männer, die einen hohen Blutspiegel an Selenium hatten und zusätzlich Selen erhielten, hatten ein erhöhtes Risiko, an Prostatakrebs zu erkranken.
- Seit dieser sehr aufwendigen SELECT-Studie wird vor einer Zufuhr von Vitamin E und Selen gewarnt.

Mediterrane Ernährung hilft gegen und bei Prostatakrebs

Eine mediterrane Ernährung mit Verzehr von reichlich Obst und Gemüse, Getreideprodukten, Hülsenfrüchten, Nüssen, Samen, frischen Kräutern, Seefisch, weißem Fleisch wie Hühnchen und vor allem Olivenöl ist anerkannt gesund und kann viele Erkrankungen verhindern:

- Studien haben gezeigt, dass Männer mit einer mediterranen Ernährung weniger Prostatakrebs haben als Männer mit einer eher fett- und zuckerreichen Ernährung. Deshalb wird eine entsprechende Ernährung auch in der deutschen Leitlinie zur Vorbeugung empfohlen (Leitlinienprogramm Onkologie 2021).
- Darüber hinaus scheint ein hoher Anteil von mediterraner Ernährung auch den Krankheitsverlauf bei bereits an Prostatakrebs erkrankten Männern günstig zu beeinflussen. In Italien hat man fast 800 Männer mit einem Prostatakrebs mehr als zehn Jahre nachverfolgt. Betroffene mit einem hohen Anteil von Obst und Gemüse in der Ernährung hatten gegenüber den »Normalessern« fast eine Halbierung des Sterberisikos (Di Maso et al. 2021). Aber die Halbierung des Sterberisikos bezog sich mehrheitlich auf Todesursachen unabhängig vom Prostatakrebs.

- Bei Männern mit einem wenig aggressiven Prostatakrebs, der nicht behandelt, sondern aktiv überwacht wurde, führte die Steigerung der Intensität der mediterranen Ernährung in 12-Prozent-Schritten zu einer Minderung des Risikos, dass der Prostatakrebs an Aggressivität zunahm (Gregg et al. 2021).

»A glass of red wine a day – keeps the prostate cancer away«
Lange Zeit war unklar, ob ein Zusammenhang zwischen Alkoholkonsum und der Entstehung eines Prostatakarzinoms besteht, was in Anbetracht der verschiedenen Einflussfaktoren nicht verwundert. Mitarbeiter der Urologischen Universitätsklinik in Wien haben in einer aufwendigen Analyse von fast hundert Einzelstudien mit mehr als 600000 Personen interessante Zusatzinformationen gefunden (Vartolomei et al. 2018):

- Ein gemäßigter Weinkonsum mit ein bis zwei Gläsern pro Tag führt zu keinem erhöhten Risiko, an Prostatakrebs zu erkranken.
- Bei einem gemäßigten Konsum von Weißwein erhöhte sich das Risiko, an einem Prostatakrebs zu erkranken.
- Genau das Gegenteil bei Rotwein. Dessen gemäßigter Konsum verminderte das Risiko des Auftretens von Prostatakrebs signifikant um 12 Prozent.
- Für diesen Schutzeffekt scheinen wie beim grünen Tee und den Granatäpfeln die Polyphenole verantwortlich zu sein. Beim Rotwein ist es vor allem das Resveratrol, das in der Schale der roten Trauben in zehnfach höherer Konzentration als in weißen Trauben vorkommt. Die Substanz bewirkt einen entzündungs- und wachstumshemmenden Effekt.

Prostatakrebs: Einfluss von Sport, Stress und Körpergewicht

Man ist immer wieder erschüttert, wenn junge und bekannte Sportler an Krebs erkranken. Nicht nur weil sie jung sind, sondern weil Sport mit gesundem Leben verbunden wird. So war es auch bei den ehemaligen Handball-Nationalspielern und Zwillingen Uli und Michael Roth, die jung an Prostatakrebs erkrankten. Beide wurden durch eine Operation geheilt und werden nicht müde, sich auch in der Öffentlichkeit massiv für eine Früherkennung einzusetzen.

Sport schützt vorbeugend und bremst das Wachstum von Prostatakrebs

Viele Untersuchungen belegen, dass eine fünfmalige körperliche Aktivität in der Woche von jeweils dreißig Minuten das Risiko einer Krebsentstehung deutlich reduziert. Für den Dickdarmkrebs ist eine 20- bis 25-prozentige Risikominderung bewiesen und beim Brustkrebs sehr wahrscheinlich (Kruk et al. 2013):

- Warum Sport vor einer Krebsentstehung schützt, ist noch unklar. Man nimmt an, dass dabei die Gewichtsreduktion, eine Senkung erhöhter Hormonspiegel, ein Abbau überschüssiger freier Radikale und eine Stimulation des Immunsystems zusammenwirken (Wekesa et al. 2015).
- Sport reduziert mit großer Wahrscheinlichkeit auch das Risiko um 10 bis 20 Prozent, an Prostatakrebs zu erkranken, und Sportler sollen biologisch weniger gefährliche Prostatakarzinome haben (Campos et al. 2018).
- Ist man bereits an Prostatakrebs erkrankt, soll regelmäßiger Sport zu einem günstigeren Verlauf und sogar zu einem längeren Überleben führen. An der Universität Nürnberg/Erlangen hat man gefunden, dass es durch Sport zur Aktivierung von Genen kommt, die dann Eiweiße bilden,

welche das Krebswachstum hemmen (Schwappacher et al. 2020).

Wie stark regelmäßige sportliche Aktivitäten das Krebsrisiko senken und ob es als bewiesen, wahrscheinlich oder vermutet eingeschätzt wird, zeigt die Analyse von Kruk (siehe Tabelle).

Die Krebsrisikoreduktion durch Sport (modifiziert nach Kruk 2013)

Krebsart	Risikoreduktion durch Sport	Wissenschaftlicher Evidenzlevel	Anzahl Studien (mehr als ...)
Dickdarm	20–25 %	überzeugend	60
Brustkrebs	20–30 %	wahrscheinlich	70
Prostata	10–20 %	vermutlich	20
Lunge	20–40 %	vermutlich	20

Aber aufgepasst: Zu viel Sport könnte gefährlich sein!
Beim Henry-Ford-Fitness-Projekt hatte man fast 23000 Männer über vierzehn Jahre begleitet. Als man dann analysierte, ob Sport das Risiko des Prostatakrebses reduziert, fand man ein irritierendes Resultat. Denn Männer mit sehr ausgeprägten sportlichen Aktivitäten hatten ein fast 30 Prozent höheres Risiko, an einem Prostatakrebs zu erkranken (Reiter-Brennan et al. 2021). Über die Ursachen kann nur spekuliert werden. Aber Sportler kennen diese maximale Erschöpfung nach starken Belastungen. Wenn sich diese Erschöpfung in hoher Frequenz wiederholt, könnte dies das krebsabwehrende Immunsystem schwächen.

Und ist Fahrradfahren für die Prostata schädlich?
Die Frage ist ein Klassiker der urologischen Sprechstunde: Darf ich weiter Fahrrad fahren, oder ist das schlecht für die Prostata?

- Nach derzeitigem Kenntnisstand sind Sportarten mit einem länger andauernden oder starken Druck auf die Prostata nicht schädlich. Weder rodeoreitende Cowboys noch Motocross-Fahrer oder Langstrecken-Fahrradfahrer haben ein erhöhtes Risiko, Prostatakrebs oder eine gutartige Vergrößerung der Prostata zu bekommen (Hsing et al. 2006).
- Davon unterscheiden muss man Irritationen der Beckennerven. Die können sehr wohl durch Druckschäden beim Fahrradfahren gereizt werden und einen chronischen Beckenschmerz verursachen (siehe den Abschnitt »Rätselhafter Schmerz im Becken: Was kann es noch sein?« in Kapitel 9).

Zunehmender »Social Jetlag« steigert das Risiko von Prostatakrebs

Der Chronobiologe Till Roenneberg, der den Begriff des »Social Jetlag« 2006 bekannt machte, gab damit dem Arbeitsstress einen Namen (Wittmann und Roenneberg 2006). Gemeint ist, dass sich der Schlafrhythmus an den Arbeitstagen und arbeitsfreien Tagen sehr unterscheidet. Zum Ausgleich des Schlafdefizits während der Arbeitstage wird dafür an freien Tagen umso länger geschlafen. Dadurch wird der chronobiologische Rhythmus massiv gestört:

- Dabei ist der »Social Jetlag« umso größer, je deutlicher sich der Schlafrhythmus an den Arbeitstagen von demjenigen an freien Tagen unterscheidet. Es stellte sich heraus, dass mit steigendem »Social Jetlag« auch das Risiko für kardiovaskuläre und nahrungsbedingte Erkrankungen zunimmt.
- Für den Prostatakrebs ergab eine Untersuchung bei fast 7500 Männern über zehn Jahre, dass deren Risiko, an Prostatakrebs zu erkranken, umso größer war, je ausgeprägter der »Social Jetlag« war (Hu et al. 2010).

Fettreiche Nahrung und Übergewicht erhöhen das Risiko für Prostatakrebs

Dass man sich auch mit der Nahrung vor Prostatakrebs schützen kann, hatten wir im Abschnitt »Gibt es eine schützende Ernährung gegen Prostatakrebs?« in diesem Kapitel gesehen. Im gleichen Abschnitt haben wir dargestellt, dass es auch eindeutig gefährdende Substanzen wie Selen und Vitamin E gibt:

- Viele Analysen deuten darauf hin, dass auch eine reichhaltige Ernährung mit gesättigten Fetten und Übergewicht das Risiko erhöht, an Prostatakrebs zu erkranken (Liss et al. 2019). Deshalb erkranken Asiaten, die nach Nordamerika auswandern, sehr viel häufiger an Prostatakrebs, als wenn sie in Japan oder einem anderen asiatischen Land leben.
- Fette scheinen das Wachstum von Prostatakrebs anzuregen, weil es durch sie zu einer Überempfindlichkeit gegenüber dem männlichen Geschlechtshormon kommt. Dadurch wird das Wachstum der Prostatazellen stimuliert.
- Dazu passt das Wissen um den Einfluss der Statine auf den Prostatakrebs. Statine senken den Spiegel an Blutfetten, die wiederum bei der Bildung von Testosteron notwendig sind, und sie greifen in den Stoffwechsel der Krebszellen ein. Man weiß, dass man das Voranschreiten eines Prostatakrebses durch Statine verlangsamen kann (Song et al. 2015) und die krebsspezifische Todesrate gesenkt wird (Larsen et al. 2017).

Selbst bei genetisch erhöhtem Risiko für Prostatakrebs schützt ein gesunder Lebensstil

Entgegen allen Prognosen kann auch eine schlechte genetische Veranlagung beeinflusst werden. Das ergab eine Studie über 27 Jahre mit 12411 Männern, die alle genetisch verschiedenen Risikogruppen zugeordnet werden konnten (Plym et al. 2022). Es kam bei 3005 Männern zum Auftreten eines Prostatakrebses, der in 435 Fällen tödlich verlief:

- Aber: Männer konnten selbst bei genetisch schlechter Veranlagung das Risiko der Erkrankung an Prostatakrebs mit einem gesunden Lebensstil halbieren.
- Und ein gesunder Lebensstil lag vor, wenn die Männer nicht rauchten oder vor mehr als zehn Jahren aufgehört hatten, sie einen Body-Mass-Index von unter 30 hatten und regelmäßig Sport trieben.
- Der Faktor der Ernährung mit einem hohen Anteil von Tomaten und fettem Fisch und geringer Aufnahme von verarbeitetem Fleisch war schwächer als die anderen Faktoren.

Was hat das Mikrobiom des Darms mit der Prostata zu tun?
Man weiß es noch nicht, aber wenn die Ernährung ein so bedeutsamer Schutzfaktor für die Prostata ist, wird es die Maschinerie der Bakterien im Darm auch sein. Die westliche Ernährungsweise mit viel Fett und viel Zucker vermindert die Vielfalt der Darmbesiedelung und führt zu einer Dominanz bestimmter Bakterienstämme (Martinez-Medina et al. 2014):

- In den USA hat man dazu eine interessante Studie durchgeführt. Bei fast 140 Männern erfolgte eine Gewebeprobe der Prostata, und gleichzeitig wurde die Verteilung der Darmbakterien analysiert. Bei den Männern mit einem gesicherten Prostatakrebs fand man ein Überwiegen von Bakterien, die typischerweise bei einer Ernährung mit zu viel Fetten und zu viel Zucker auftreten (Liss et al. 2018).
- Vielleicht ist das ein weiterer Hinweis darauf, dass das Darm-Bauch-Hirn nicht nur eine Frage des Wohlfühlens, sondern möglicherweise auch der Krebsentstehung ist – und das in Organen, die zunächst nichts mit dem Darm zu tun haben.

Enttäuschte Hoffnung: Finasterid sollte das Entstehen von Prostatakrebs verhindern

Die Entdeckung des Medikaments Finasterid, das die Prostata wirkungsvoll verkleinern kann, war eine Sensation. Weltberühmt wurde die Substanz, als ein Artikel dazu mit der Überschrift (übersetzt) »Guevedoces – Eier mit zwölf« in einer amerikanischen Wochenzeitschrift veröffentlicht wurde. Die Geschichte ist im Abschnitt »Wenn Mädchen zu Jungen werden: das Geheimnis der Guevedoces« im ersten Kapitel beschrieben.

Prostatakrebs medikamentös verhindern: Eine gigantische Studie enttäuscht

Da durch Finasterid die Prostata kleiner wird und sich auch der Prostatablutmarker PSA (prostataspezifisches Antigen) halbiert, lag die Idee nahe, dass man mit dem Medikament vielleicht das Entstehen von Prostatakrebs verhindern könnte. Es folgte eine sehr aufwendige Studie mit fast 19000 älteren Männern. Alle hatten zu Beginn der Studie einen tiefen PSA-Wert und eine unauffällige Tastuntersuchung der Prostata. Die Hälfte der Männer erhielt täglich das Medikament Finasterid und die andere Hälfte ein Scheinpräparat (Thompson et al. 2003).

Nach sieben Jahren war bei fast 2000 der 19000 Männer ein Prostatakarzinom aufgetreten. Zunächst zeigte sich scheinbar ein Erfolg, denn in der Gruppe der Männer mit dem Finasterid kamen fast 25 Prozent weniger Prostatakarzinome vor. Eine genauere Analyse ergab dann aber, dass die Krebsvarianten in der Finasterid-Gruppe zu rund einem Viertel deutlich aggressiver waren. Diese Verschiebung von eher harmlosen Krebsvarianten der Prostata hin zu bedrohlich aggressiven Typen erklärt man heute mit genetischen Veränderungen in den Prostatazellen, die durch das Medikament ausgelöst werden.

Trotzdem versuchte die Herstellerfirma, das Medikament als Substanz zur Prävention von Prostatakrebs zuzulassen. Die amerikanische Gesundheitsbehörde war jedoch mit seltener Eindeutigkeit von siebzehn zu null Stimmen gegen die Zulassung als vorbeugende Substanz gegen Prostatakrebs. Bestätigt wurde die Skepsis, da auch eine Folgestudie mit einer Variante des Finasterid, dem Dutasterid, tendenziell zu den gleichen Ergebnissen kam (Andriole et al. 2010). Als Medikamente zur Therapie einer vergrößerten Prostata sind beide Substanzen jedoch zugelassen.

Und was hat Finasterid mit Haarausfall zu tun?

Im Jahr 1999 wurde Finasterid zur Behandlung von Haarausfall bei Männern zugelassen. Man hatte den Effekt eher zufällig entdeckt. Einige Herren, die das Mittel im Rahmen der Studie zur Vorbeugung gegen Prostatakrebs einnahmen, hatten beobachtet, dass ihr Haarwuchs wieder besser und das Haar dichter geworden war. Dieser Effekt ist biologisch verständlich, aber auch erst seit einigen Jahren verstanden:

- Denn das männliche Sexualhormon spielt eine wichtige Rolle beim Haarwuchs. Ein Umbauprodukt des Testosterons, das abgekürzt DHT (Dihydrotestosteron) heißt, hemmt den Stoffwechsel der Haarfollikel, die dann schrumpfen und absterben. Da Finasterid das Enzym blockiert, das DHT bildet, verhindert es die Schrumpfung der Haarfollikel. Deshalb können die Haare wieder wachsen. Man muss das Medikament aber dauernd nehmen.
- Um die Glatzenbildung des Mannes ranken sich eine Menge Legenden. Es stimmt, dass weiße Männer eher eine Glatze bekommen als Asiaten oder Afroamerikaner; und es stimmt auch, dass bei einer kleinen Körpergröße eine Glatzenbildung häufiger ist – aber dass Kahlköpfe eine höhere Potenz haben sollen, ist reine Fantasie.

- Denn eine Studie der Universität Greifswald hat gezeigt, dass der im Blut gemessene Spiegel des männlichen Geschlechtshormons sich nicht auf den Haarverlust auswirkt (Kische et al. 2017). Letztlich scheinen es genetisch festgelegte Voraussetzungen zu sein. Die aktuell zuverlässigste Methode, um vorherzusagen, wie der Haarwuchs im Alter ist, besteht darin, sich das Haarwachstum des Vaters anzusehen.

Das »Post-Finasterid-Syndrom«: die Schattenseiten eines Medikaments

Vor mehr als fünfzehn Jahren berichteten jüngere Männer, die wegen Haarverlusts Finasterid in niedriger Dosierung eingenommen hatten, über Erektionsstörungen und zum Teil sogar einen kompletten Erektionsverlust. Obwohl sie das Medikament absetzten, blieben die Störungen. Als die Klagen zunahmen, sah sich die Firma »Merck« bereits 2012 gezwungen, die Produktinformationen zu verschärfen:

- Anfangs glaubte man den jungen Männern nicht, aber inzwischen gibt es Erklärungen. Es könnte sein, dass die Blockade des Enzyms 5-Alpha-Reduktase nicht nur während der Einnahme des Medikaments wirkt, sondern anhaltend. Es wäre wie ein Sekundenkleber, der fest an der Zelle bleibt.
- Zudem klagen Betroffene noch über Depressionen, Ängste und Konzentrationsstörungen. Inzwischen ist der Symptomkomplex unter dem Begriff des »Post-Finasterid-Syndroms« bekannt und wird auch in auflagenstarken Publikationen wie *Die Zeit* und *Spiegel Online* thematisiert.
- Es ist noch ungeklärt, wie hoch das Risiko ist, dass es zu diesen schwerwiegenden Folgewirkungen kommt. Auch die Möglichkeiten der Behandlung des Post-Finasterid-Syndroms sind unklar (Traish 2020). Störungen der Sexualität scheinen durch direkte Gabe bestimmter Umbaupro-

dukte des Testosterons besser zu werden, aber nicht die Konzentrationsstörungen und Depressionen.

Finasterid: eine praktische Anleitung

- Auch wenn es nach derzeitigem Wissen nur selten zum »Post-Finasterid-Syndrom« kommt, erscheint die Einnahme der Substanz nur zum Erhalt des Haarwuchses wenig gerechtfertigt. Umso mehr, da nicht gesichert ist, ob das Absetzen des Medikaments zu einem Verschwinden der möglichen Beschwerden führt.
- Auch zur Vorbeugung eines Prostatakrebses ist die Substanz nicht geeignet. Selbst wenn man das persönliche Risiko der Erkrankung um 25 Prozent mindert, erkauft man sich den Effekt mit einer »25-prozentigen Inflation«, dann einen desto aggressiveren Krebs zu bekommen.
- Haben Männer eine große Prostata und Beschwerden bei der Blasenentleerung, ist die Einnahme gerechtfertigt. Denn es kommt im Verlauf von sechs Monaten zu einer circa 25-prozentigen Verkleinerung der Prostata, die vielleicht eine Operation der Vorsteherdrüse überflüssig macht.

7.
Meine Prostata ist zu groß: Muss man was tun?

Merkt man selbst, ob die Prostata zu groß ist?

Benjamin Franklin, einer der Gründerväter der Vereinigten Staaten, war ein hochbegabter Erfinder. Er konstruierte nicht nur den ersten Blitzableiter, sondern auch den ersten flexiblen Blasenkatheter. In der Zeit vor der Erfindung von biegsamem Plastik und Gummi waren alle Katheter aus Metall und trotz der angepassten Krümmung bei der Nutzung schmerzhaft. Da sein Bruder eine riesige Prostata mit Blasensteinen hatte und sich regelmäßig mit einem Katheter die Blase entleeren musste, hatte er eine andere Idee. Er konstruierte mithilfe eines Silberschmieds einen Katheter aus gelenkig miteinander verbundenen Segmenten, die sich beim Vorschieben in die Blase dem Verlauf der Harnröhre anpassten. Der Bruder wird es ihm gedankt haben.

»LUTS« – Muskelkrämpfe der Blase wegen der Prostata

Eine vergrößerte oder verengte Prostata kann plötzlich und »aus heiterem Himmel« zu einer Harnsperre führen. Das ist aber eher ungewöhnlich. Wahrscheinlicher ist, dass die vergrößerte oder einengende Prostata die Blase reizt und zu deren permanenten Drangattacken führt.

Ähnlich ist es beim Bandscheibenvorfall. Der kann akut zu einer Lähmung der Beine führen, wahrscheinlicher ist jedoch der immer wieder bei Bewegungen einschießende und schmerzhafte Druck auf den Ischiasnerv. Diese »Ischiasschmerzen der Blase« werden von den Urologen mit dem Akronym »LUTS« für »*L*ower *U*rinary *T*ract *S*ymptoms« bezeichnet und sind ein Sammelbegriff für die mög-

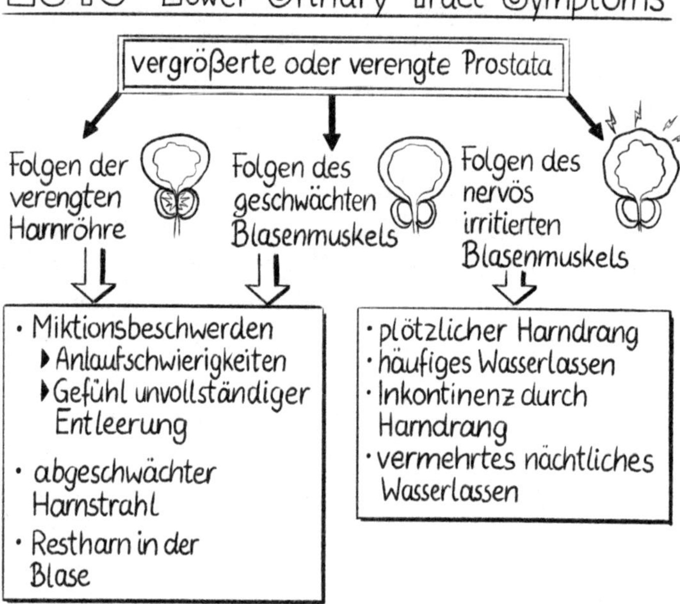

Das Akronym »LUTS« beschreibt die Beschwerden, die sich im Zusammenspiel von Prostata und Blase entwickeln können und mit vielfältigen Funktionseinbußen bemerkbar machen.

lichen Folgewirkungen der vergrößerten Prostata auf die Blase.

Mechanische Folgen der blockierenden Prostata

Da die Prostata die Harnröhre unterhalb der Blase ringförmig umschließt, führt eine Vergrößerung oder Einengung zu Beschwerden wie bei einem verstopften Rohr (siehe die Abschnitte »Ist eine große Prostata schlimm?« in Kapitel 1 und »Warum wird der Harnstrahl im Alter oft schlechter?« in Kapitel 2):

- Der Harnstrahl wird schwächer, unterbrochen oder tröpfelnd.

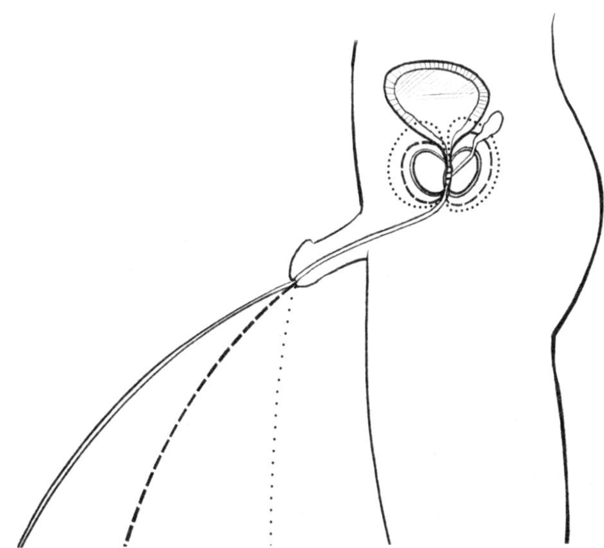

Eine vergrößerte oder einengend gewachsene Prostata führt zu einer Abschwächung des Harnstrahls.

- Die Harnmengen werden kleiner, und es bleibt das Gefühl, als ob die Blase nicht leer wird.
- Das Wasserlassen dauert nachts immer länger, weil der Blasenmuskel »eingeschlafen« ist und nicht die Kraft hat wie am Tag, den Urin durch die Prostataenge zu pressen.
- Im Extremfall kommt es zu einer Blockade und Harnsperre, sodass man einen Katheter legen muss.

Nervöse Blase als Folge der blockierenden Prostata

Nach vielen Jahren der einseitigen Belastung bekommt der schwer hebende Möbelpacker Kreuz- und der Fußballspieler Knieschmerzen. So ist es auch mit der Blasenmuskulatur. Wenn sie ständig gegen die verengte Prostata ankämpft, wird sie überempfindlich, es bilden sich Muskelknoten und Narben, weil bestimmte Abschnitte schlecht durchblutet oder chronisch fehlbelastet sind. Typisch sind plötzliche Krampf-

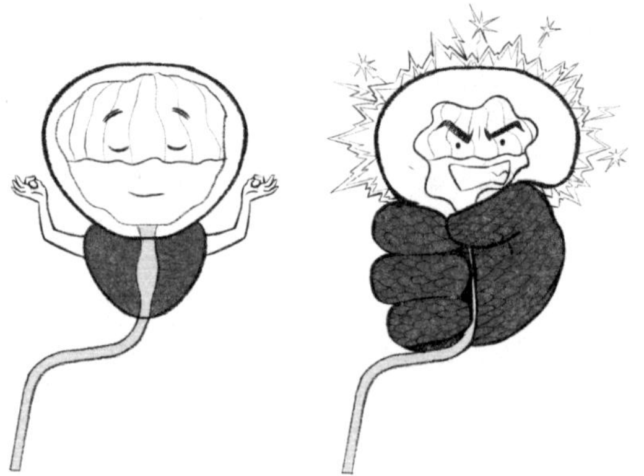

Die anhaltende Einengung durch die Prostata führt zu einer Verdickung der Blasenmuskulatur. In dieser kommt es dann zu Fehlschaltungen mit Reizungen und einschießenden Irritationen, den »Pinkelattacken«.

anfälle der Blase, ähnlich den Rhythmusstörungen eines gealterten Herzens (siehe den Abschnitt »Was hat meine schwache Blase mit der Prostata zu tun?« in Kapitel 1). Das hat Folgen:

- Es entstehen Drangattacken der Blase. Plötzlich merkt man, dass sie anscheinend voll ist und man dringend auf die Toilette muss.
- Man geht nicht mehr alle vier bis sechs Stunden zur Toilette, sondern rennt stündlich dorthin.
- Anstatt nachts erholsam durchzuschlafen, muss man mehrmals wegen der Blase aufstehen.

Wenn die Prostata zum Nierenversagen führt: ein stummer Feind!

In Zeiten erschwerter und oft oberflächlicher Arztbesuche kommt es wieder häufiger vor, dass Männer mit einem Nierenversagen und gestauten Nieren notfallmäßig ins Krankenhaus eingewiesen werden. Deren Blase ist dann mitunter mit 2 bis 3 Litern gefüllt, der Urin hat sich bis in die Nieren zurückgestaut, und die Nieren ersaufen allmählich im eigenen Urin (siehe den Abschnitt »Ist eine große Prostata schlimm?« in Kapitel 1).

Und so merkwürdig es klingt: Die Männer haben keine Schmerzen. Außerdem würde man erwarten, dass so eine volle Blase platzt. Das passiert aber nur bei einer plötzlichen Druckerhöhung auf die Blase wie bei einem Autounfall (siehe den Abschnitt »Kann die Blase platzen?« in Kapitel 4). Vielmehr schildern die Männer, dass sich die Blase am Ende jede halbe Stunde meldet und den Tagesrhythmus bestimmt. Denn sie wird nicht mehr entleert, sondern läuft nur noch über, bevor sie platzt. Dadurch wird die Blase immer weiter ausgedehnt – wie ein Gummiband, das irgendwann nicht mehr elastisch zurückfedert.

Wenn sich der Urin bis in die Nieren zurückgestaut hat, versagt das Filtersystem der Nieren, und es droht ein tödliches Nierenversagen.

Wie merkt man, ob ein Nierenversagen droht?

Im Grunde gibt es drei Säulen, wie man so ein Überlaufen von Blase und Nieren bemerkt:

- Der Unterbauch, wo die Blase sitzt, wird immer praller und wölbt sich nach außen vor.
- Bei der Ultraschalluntersuchung bemerkt der Arzt, dass die Blase nicht leer ist und die Nieren gestaut sind. Das sollte immer ein Alarmzeichen sein.
- Man hat zunehmend Symptome durch die allmähliche Vergiftung des Körpers, weil die Entgiftungszentrale Niere zu versagen droht:
  - eine zunehmende Müdigkeit, später dann Verwirrtheit und Anfälle von Bewusstseinsverlust,
  - starken Durst und ständig trockenen Mund,
  - ein Anschwellen der Beine und einen allgemeinen Juckreiz sowie

- einen harn- oder urinartigen Geruch über den Mund und die Haut.

Dieses Nierenversagen ist ein absoluter Notfall und muss im Krankenhaus behandelt werden. Anderenfalls kann es innerhalb von wenigen Tagen zum Tod führen – wie irgendwann bei Kaiser Karl V. (siehe den nächsten Abschnitt »Wenn die große Prostata zum Sprengstoff wird«).

Wenn die große Prostata zum Sprengstoff wird

Eine große Prostata ist nur dann schlimm, wenn man ihr keinen Platz gibt, sich auszubreiten. Das passierte Karl V., dem mächtigen katholischen Kaiser, der ab 1519 König von Spanien und ab 1530 Kaiser des Heiligen Römischen Reiches war. Er verzichtete mit nur 56 Jahren auf den Thron und verstarb bereits zwei Jahre später schwerkrank in einem Kloster in der Nähe von Madrid. Schuld war seine vergrößerte Prostata.

Einer seiner Ärzte war Philipp von Lissabon. Um dem Kaiser wieder einen Urinfluss zu ermöglichen, griff er zu einer Behandlung, für die man heute als Arzt wegen Folter verurteilt würde. Er hatte lange Sonden aus Wachs, deren Spitzen er mit Chlorkalk füllte. Die führte er durch die Harnröhre ein und warf den Chlorkalk blind in der Gegend der Prostata ab, um das Gewebe zu verätzen. Das wiederholte er so lange, bis man wieder eine normale Sonde einführen konnte, um die Blase des Kaisers zu entleeren (Thorwald 1994).

Heute würde man Kaiser Karl erst einen Katheter legen, damit die Nieren wieder ablaufen könnten, und danach die vergrößerte Prostata in Narkose operativ verkleinern. Nach wenigen Tagen hätte Kaiser Karl V. wieder regieren können.

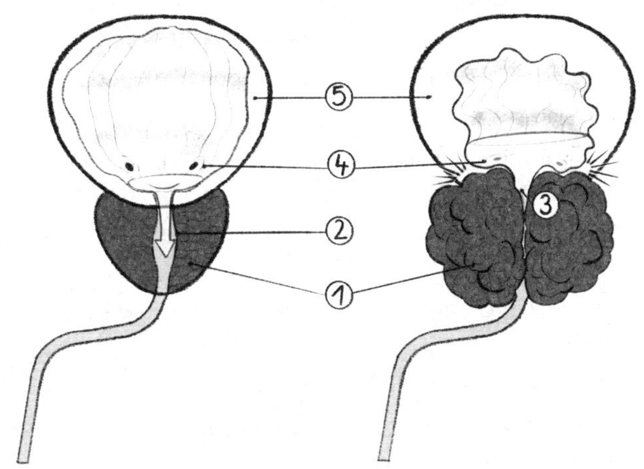

Bei einer vergrößerten Prostata (1) wird der üblicherweise weite innere Durchtritt für den Urin (2) immer mehr zugedrückt, sodass es irgendwann zur Blockade und Harnsperre kommen kann (3). Die Prostata vergrößert sich auch nach oben Richtung Blasenboden, was auch zu einem indirekten Zudrücken der Mündung der Harnleiter (4) führen kann. Diese transportieren den Urin von den Nieren zur Blase. Eine weitere Folge ist eine massive Muskelverdickung der Blase (5), was nervöse Beschwerden der Blase zur Folge hat.

Kann man eine Prostatavergrößerung verhindern?

Normalerweise hat die Prostata eine Größe von 3 mal 3 mal 3 Zentimetern und wiegt ungefähr 20 Gramm, sie kann aber auf das 10- bis 15-Fache anwachsen. Viele ältere Männer fragen sich, ob sie sich diesem Schicksal fügen müssen:

- Heute weiß man, dass es bestimmte Risikofaktoren für eine Prostatavergrößerung gibt (siehe den Abschnitt »Warum wird die Prostata im Alter oft größer?« in Kapitel 1). Dazu gehören das Alter und genetische Vorbelastungen.
- Männer mit Übergewicht und dem sogenannten metabolischen Syndrom haben ein erhöhtes Risiko, dass es zur Vergrößerung der Prostata kommt (Gacci et al. 2015). Das metabolische Syndrom ist Folge der Wohlstandsernährung

mit einer Kombination von Bluthochdruck, überlastetem Zuckerstoffwechsel und erhöhten Blutfetten.

- Der Grund, warum diese Zivilisationskrankheiten die Vergrößerung der Prostata auslösen, könnten chronische Entzündungen als Folge des gestörten Zuckerstoffwechsels sein. Übergewicht und die Störung des Fettstoffwechsels verursachen eine Störung der Bildung der Geschlechtshormone.
- Trotzdem bleiben noch Rätsel und viele offene Fragen, warum nur ein Teil der Männer davon betroffen ist. Vermutlich ist es ein Ungleichgewicht zwischen den männlichen und weiblichen Hormonen, das zu einem unkontrollierten Wachstum der Zellen der Prostata führt.
- Die Volksmeinung, eine große Prostata sei Ausdruck gelebter Männlichkeit, ist definitiv ein Irrglaube.

Wie viel Resturin darf in der Blase bleiben?

Wenn die Prostata zu groß oder zu eng ist, kann die Entleerung der Blase gestört sein. Aber ist das ein Grund, die Prostata zu behandeln, sei es mit Medikamenten oder einer Operation?

- Es ist ein Phänomen, aber Realität. Der Rest in der Blase ist nie gleich, sondern unterliegt zum Teil deutlichen Schwankungen. Deshalb soll man den Restharn mehrmals messen. Eine der Ursachen für dieses Phänomen ist die Dehnung des Blasenmuskels. Ist die Blase bis zum Platzen gefüllt, bleibt oft ein größerer Rest, weil der Blasenmuskel wie bei einem Spagatschritt überdehnt ist. Denn aus der Spagatdehnung kann man nie so schnell lossprinten wie aus einer Hockstellung.
- Je größer die Menge an Restharn ist, desto größer ist das Risiko einer Blasenentzündung, denn der »stehende« warme Urin mit zudem vielen Nährstoffen ist ein ideales Nährmedium für Bakterien. Eine Analyse bei fast 200 Männern

zeigte, dass das Risiko ab einem Resturin von mehr als 180 Millilitern deutlich zunimmt (Truzzi 2008).

- Wenn die Restharnmenge hoch ist, stellt sich die Frage: Muss man überhaupt etwas tun, oder kann man einen Versuch der Besserung mit Medikamenten unternehmen beziehungsweise muss man kurzfristig operieren? Die Antwort ist schwieriger als gedacht, aber wichtig, um überflüssige Operationen zu vermeiden:
  - *Welche Beschwerden hat der Mann?* Sind es Entzündungen oder häufige und dranghafte Blasenentleerungen? Dann sollte behandelt werden! Es bleibt aber so viel Zeit, dass man erst einen medikamentösen Therapieversuch unternehmen kann.
  - *Droht eine Schädigung der Nieren?* Wenn die Nieren wegen der vollgelaufenen Blase nicht mehr ablaufen können, muss man behandeln! Da ein medikamentöser Therapieversuch zu lange dauert und unsicher ist, ist eine Operation vonnöten. Alternativ muss bei alten oder schwer kranken Männern ein Katheter zur Entlastung der Nieren gelegt werden.
  - *Verliert der Blasenmuskel seine Kraft?* Wenn ein Muskel chronisch überdehnt ist, kann er sich irgendwann nicht mehr zusammenziehen. Beim Blasenmuskel würde das den Verlust der Pumpfunktion bedeuten. Dann könnte man die Blase nur noch über einen Katheter entleeren. Es gibt keinen Grenzwert, diesen Muskelschaden zu vermeiden. In wissenschaftlichen Analysen werden Grenzwerte zwischen 300 Millilitern bis zu einem 1 Liter Resturin genannt (Negro et al. 2012).

Warum kann es durch die große Prostata zu einem Nierenversagen kommen?

Die Prostata wächst oft sehr unterschiedlich und nicht immer symmetrisch wie eine Kugel. Wächst sie nach oben, wird der

Blasenboden hochgedrückt. Dort münden aber die beiden Harnleiter, die dann im wahrsten Sinne zugedrückt werden. Dann können die Nieren nicht mehr richtig ablaufen und »ersaufen« wie gesagt allmählich in ihrem eigenen Urin. Jetzt droht das Nierenversagen wie bei Kaiser Karl V.

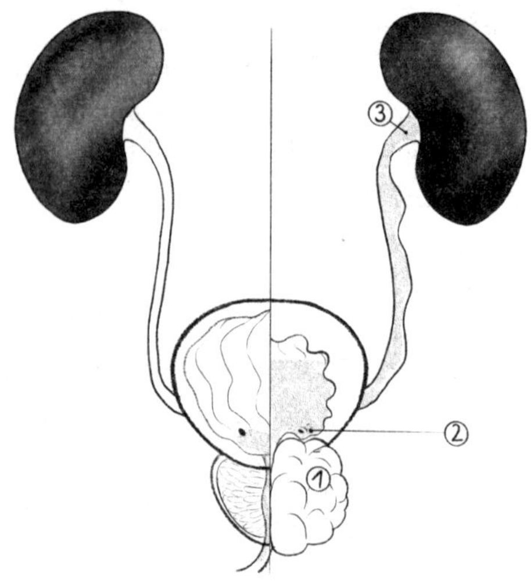

Bei einer Vergrößerung der Prostata (1) kommt es zu mechanischen Problemen im Bereich des Blasenausgangs. Eine dramatische Folge entsteht, wenn die Harnleiter von unten zugedrückt werden (2), sodass es zu einer Abflussbehinderung der Niere kommt (3). Dauert der Zustand länger an, führt das zum Nierenversagen.

Kann eine große Prostata den Darmausgang versperren?

Man spricht auch von der »Hafenrundfahrt«, wenn der Gang zum Urologen ansteht und die Prostata vom Enddarm aus abgetastet werden soll. In der Tat sind zwischen der Prostata und dem Enddarm nur die bedeckende Schleimhaut des Darms sowie Fett- und Nervengewebe. Aber selbst bei einer exzessiven Vergrößerung der Prostata kommt es nur sehr selten zu einer Behinderung der Stuhlpassage.

Beklagen Männer, dass der tägliche Stuhlgang erschwert sei, handelt es sich mit größter Wahrscheinlichkeit nicht um die vergrößerte Prostata, sondern um ein Problem der Verstopfung. Im Zweifel muss eine Dickdarmspiegelung erfolgen, um beispielsweise eine entzündliche oder krebsbedingte Enge des Enddarms auszuschließen.

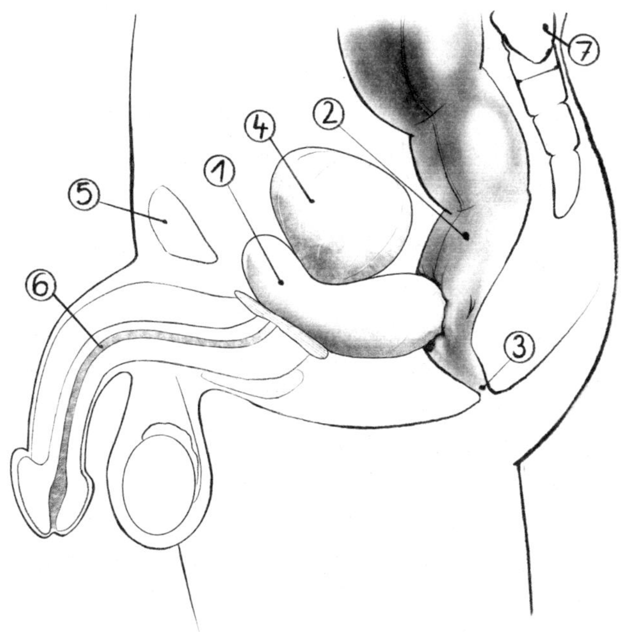

Eine stark vergrößerte Prostata (1) kann den inneren Durchmesser des Enddarms (2) im Einzelfall einengen, aber eine mechanische Blockade ist extrem selten. (3 = Darmausgang, 4 = Blase, 5 = Schambeinknochen, 6 = Harnröhre, 7 = Kreuzbein.

Warum kann eine zu große Prostata leichter bluten?

In der vergrößerten Prostata wird das Gewebe zunehmend verdichtet. Es muss weiter durchblutet werden, was nur durch eine gesteigerte Durchblutung gelingt. Aber der Abfluss des Blutes ist deutlich behindert, sodass es sich auf der Oberfläche der Prostata staut. Es ist ähnlich wie bei übergewichtigen Leuten, in deren Beinen der Gewebedruck so gesteigert ist, dass sich auf der Haut Krampfadern zeigen.

Die gestauten Venen liegen als prall-elastische Gefäßstränge auf der Prostata-Oberfläche. Wenn der Mann zur Blasenentleerung presst, kann der Druck so steigen, dass diese Gefäße einreißen und es zu einer massiven Blutung aus der Blase kommt.

Die Substanz Finasterid kann tatsächlich die Blutungsneigung vermindern, weil es die Gefäßbildung in der Prostata unterdrückt (siehe den Abschnitt »Enttäuschte Hoffnung: Finasterid sollte das Entstehen von Prostatakrebs verhindern« in Kapitel 6). Kommt es trotzdem fortgesetzt zu Blutungen, hilft nur noch eine Operation der Prostata.

Immer wenn ich Wasser lasse, springt auch der Darm an

Die Frage erscheint banal, beschäftigt aber viele Männer. Denn sie fragen, ob etwas nicht in Ordnung sei, weil sie bei der Blasenentleerung mitunter auch starke Luftabgänge aus dem Darm hätten. Ist man allein auf der Toilette, stört die akustische Begleitung wenig. Bei der Blasenentleerung auf einem öffentlichen Pissoir kann sich das jedoch dramatisch ändern.

Dabei handelt es sich um einen vollkommen normalen Vorgang. Denn Darm und Blase haben mit dem Nervus pudendus eine gemeinsame Nervenversorgung. Hält man den Urindrang auf, geschieht das durch Aktivierung des »Fluchtnervs«, den man als »Sympathikus« bezeichnet. Mit dem willentlichen Entschluss, die Blase zu entleeren, wird der parasympathische »Schamnerv« aktiviert. Dadurch kommt es zur Blasenentleerung, aber gleichzeitig auch zur Entspannung des Beckenbodens. Der angestaute Luftanteil des Darms tritt aus …

Blockiert eine große Prostata auch das Sexualleben?

Einige Männer fragen, ob der nachlassende Urinstrahl auch etwas mit der abnehmenden Erektionsstärke zu tun hat. Spätestens wenn die Prostata durch eine Operation verkleinert werden muss, wird gefragt, ob dadurch die Erektion verloren sei.

Man muss aber wissen, dass zwischen einer Verkleinerung der gutartig vergrößerten Prostata und einer kompletten Entfernung bei einer bösartigen Erkrankung Welten liegen (siehe den Abschnitt »Eine Prostataverkleinerung ist keine Komplettentfernung wie bei Krebs« in Kapitel 8). Bei der Verkleinerung der Innendrüse der Prostata werden die außerhalb der Randzone liegenden Erektionsnerven nicht berührt.

Störungen von Erektion, Potenz und Libido: eine Familie, aber unterschiedliche Kinder

Viele Männer meinen, eine Potenzstörung sei der Verlust der Gliedversteifung. Das ist aber nicht richtig. Vielmehr verstehen Fachleute unter Potenz die Fähigkeit, sich und seine Partnerin oder seinen Partner sexuell befriedigen zu können (Clement 2018). Und das geht grundsätzlich auch ohne Erektion.

Dahingegen ist eine Erektionsstörung der Verlust oder die unzureichende Versteifung des Penis. Meist ist die Ursache eine Störung der Durchblutung. Denn damit es zu einer ausreichenden Versteifung der Schwellkörper kommt, muss die Blutzufuhr um das Sechzigfache gesteigert werden. Sind die Penisgefäße durch erhöhte Fettwerte oder eine Zuckerkrankheit geschädigt, gelingt das nur noch unzureichend, und die Erektion wird gestört.

Noch etwas anderes ist die Libido, die als ein Begriff aus der Psychoanalyse den Antrieb zu sexueller Betätigung meint. Bei einer Störung der Libido können Männer sehr wohl noch eine Erektion haben, aber es fehlt das Verlangen, die Sexualität auszuleben.

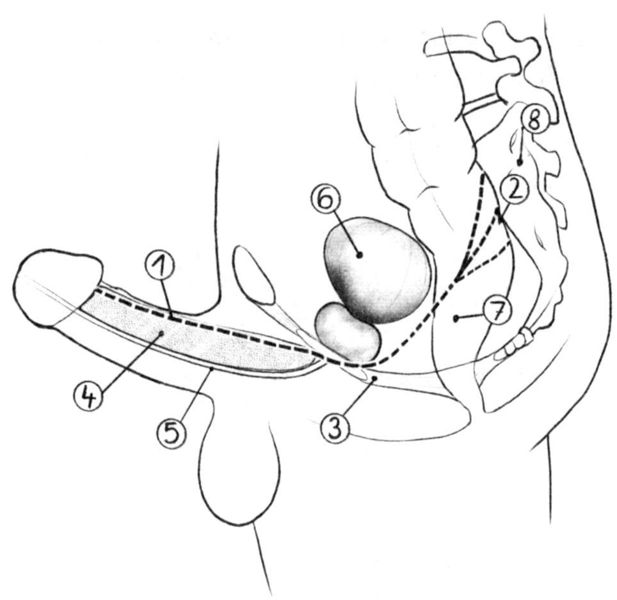

Die Erektionsnerven (1 [gestrichelte Linie]) kommen aus einem Nervengeflecht im Becken (2). Sie liegen der Prostatahinterwand sehr eng an, ziehen mit der Harnröhre durch den Beckenboden (3) und gelangen dann in die Schwellkörper (4) des Penis. Sie lösen eine Gefäßerweiterung aus, sodass Blut zur Gliedversteifung in den Schwellkörper fließen kann. (5 = Harnröhre, 6 = Blase, 7 = Enddarm, 8 = Kreuzbein.)

Führt eine vergrößerte Prostata zu Störungen der Erektion?

Trotz aller Studien ist immer noch ungeklärt, ob eine Prostatavergrößerung zu einer Beeinträchtigung der Erektion führt. Möglich wäre eine Quetschung der Nerven wie bei den übereinandergeschlagenen Beinen, wenn es zu einem Taubheitsgefühl kommt und das Bein gefühllos einknickt.

Denn diese Erektionsnerven verlaufen neben der Prostata in einer schlauchähnlichen Gewebestruktur. Die Nerven sind zehnmal dünner als ein Haar und liegen der Prostata sehr eng an und laufen bis zu deren Spitze. Dort ziehen sie mit der Harnröhre durch den Beckenboden und laufen weiter bis zu den Schwellkörpern des Penis.

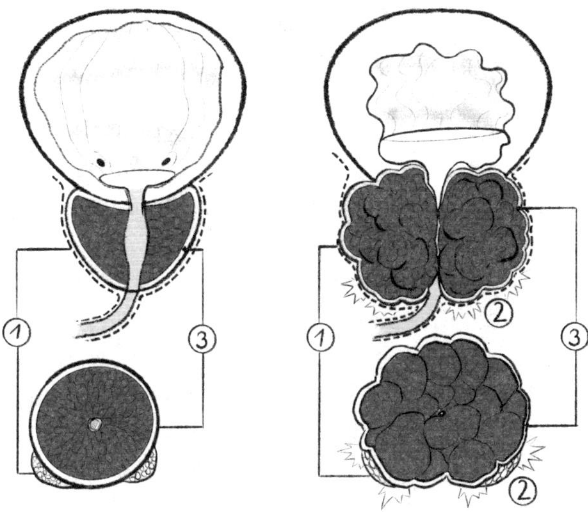

Die Nerven und Gefäße für die Erektion (1, 2) verlaufen seitlich und an der Hinterfläche der Prostata. Bei einer kleinen Prostata (1) werden diese Strukturen nicht wie bei der massiven Vergrößerung der Prostata (2) gequetscht. Wird das innere Drüsengewebe entfernt, werden diese Nerven aber nicht geschädigt, da die äußere Kapsel der Prostata (3) als schützende Schicht dazwischenliegt.

Beeinflusst eine operative Verkleinerung der Prostata die Erektionsfähigkeit?

Die Nerven für die Erektion liegen außerhalb der Randzone der Prostata. Da bei der inneren Verkleinerung »nur« die Innendrüse entfernt und die Randzone mit den außen liegenden Nerven nicht geschädigt wird, kommt es zu keiner Beeinträchtigung der Erektion.

Es wird aber immer wieder behauptet, dass eine Verkleinerung der Prostata durch Minderung des Drucks auf die Nerven die Erektion womöglich verbessert. Dazu wurde kürzlich an der Universität in London eine sehr aufwendige Analyse aller verfügbaren Studien durchgeführt (Soans et al. 2020). Es zeigte sich jedoch bei mehr als 2000 untersuchten Patienten, dass es bei der überwiegenden Mehrheit der betroffenen Männer zu keiner Verbesserung der Erektion kam. Es ist somit unredlich, zur Verbesserung der Erektion eine Verkleinerung der Prostata zu empfehlen.

Hat man bei einer vergrößerten Prostata weniger Sperma?

Auch wenn es der alternde Mann meistens nicht wahrhaben will – nicht nur die Muskeln und Gelenke werden im Alter schwächer, sondern ebenso die Menge des Ejakulats:

- Während ein dreißigjähriger Mann bei einer Ejakulation ungefähr 4 Milliliter Sperma auswirft, reduziert es sich bei über 55-Jährigen um rund 50 Prozent (Levitas et al. 2007). Aber 4 oder 2 Milliliter – wer soll das bemerken?
- Außerdem ist bei einer Vergrößerung der Prostata und Beschwerden bei der Blasenentleerung die Menge an Sperma reduziert (Ausmees et al. 2013). Vielleicht behindert die vergrößerte innere Prostatadrüse den Auswurf aus den Samenblasen, die mehr als 50 Prozent des Spermavolumens ausmachen (siehe den Abschnitt »Ein kurzer Ausflug zum Beckenboden des Mannes« in Kapitel 1).
- Es kann aber auch die Folge von Medikamenten sein. Ein häufiges Medikament bei einer vergrößerten Prostata ist das Tamsulosin. Es führt jedoch fast immer auch zu einer sogenannten retrograden Ejakulation. Das bedeutet, dass der Samenerguss nicht nach vorn Richtung Penis geht, sondern nach hinten in die Blase. Denn das Medikament schwächt auch die Muskulatur am Blasenhals, und das Ejakulat wird dann auf dem Weg des geringsten Widerstands nach hinten in die Blase geschleudert.

Helfen Pflanzenmittel bei einer Prostatavergrößerung?

Schaut man regelmäßig die Fernsehwerbung, hat man den Eindruck, dass Deutschland von Blähungen und Verdauungsstörungen heimgesucht wird. Münchner Ärzte haben sich ein Gemisch von Probiotika patentieren lassen, das als »Darmpflaster« Lücken in der Darmschleimhaut schließen soll. Das Gemisch hat einen einprägsamen asiatisch klingenden Namen und scheint sich wunderbar zu verkaufen, da der Werbeplatz allabendlich vor der Tagesschau sicher nicht preiswert ist.

Da die meisten älteren Männer von Blasen- und Prostataproblemen betroffen sind, handelt es sich auch dabei um einen äußerst lukrativen und milliardenschweren Markt. Was liegt näher, als genau den Ort des Problems – nämlich die Toilette – zum Zielgebiet für Werbung zu machen? Sprach man früher vom stillen Örtchen, so ist dieser heute auf Tankstellen und Gaststätten zum umkämpften Ort für Aufmerksamkeit geworden.

Die Tankstellentherapie

Öffentliche Toiletten sind meist Orte, die Nutzer nicht länger als nötig aufsuchen. Zur Darmentleerung ist man mit einer Schwebeposition und »No-touch-Strategie« des Toilettensitzes so beschäftigt, dass Werbemaßnahmen an den Wänden unbeachtet bleiben. Da ist der Werbeblock vor der Tagesschau der bessere Werbeplatz.

Bei den Urinalen der Männer ist die Situation gänzlich verschieden. Die Nutzer schauen an die Wand oder in das Urinal; und da eine durchschnittliche Blasenentleerung 40 Sekunden dauert, ist es sinnvoll, die Wände über den Urinalen oder kleine Displays auf den Urinalen zu nutzen. Der Werbespruch eines kommerziellen Anbieters lautet deshalb: »Toilettenwerbung – Werbung, für die man sich Zeit nimmt.«

Es gibt keine belastbaren Statistiken, wie umsatzstark der

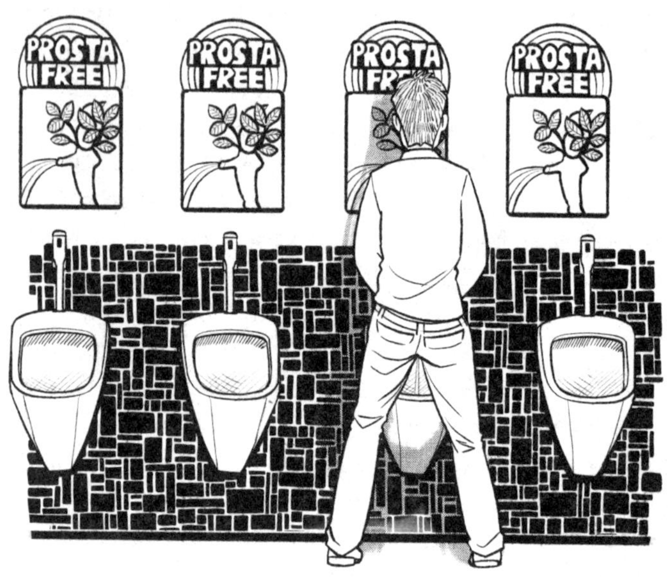

Toilettenwerbung ist bei Männern ein ideales Investment, denn die Verweilzeit der Betroffenen ist so lang und die Ablenkung so gering, dass die Werbung buchstäblich ins Auge springt.

Markt der Toilettenwerbung im öffentlichen Bereich ist. Ein Schweizer Anbieter von Urinalen mit einem eingebauten Display wirbt mit unglaublichen Akzeptanzwerten, weil sich über 90 Prozent der Nutzer auch später noch an die Werbung auf dem Urinal erinnern. Und idealerweise werden Produkte beworben, die der Mann verschreibungsfrei selbst in der Apotheke kaufen oder im Internet bestellen kann. Ein treffender Werbespruch lautet wie gesagt: »Weniger müssen müssen.«

Aber aufgepasst: falsche Versprechen einer »Heilkraft«

Fragt man ältere Männer in der urologischen Sprechstunde nach ihren Medikamenten, gibt ungefähr ein Viertel an, dass sie regelmäßig ein pflanzliches Präparat für die Prostata einnehmen. Auf die gezielte Nachfrage, ob sie vielleicht doch Beschwerden hätten, wird dies verneint. Die Männer glauben, »sich etwas Gutes zu tun« und dass die viel beworbenen Pflanzenstoffe ihre Prostata gesund erhalten.

Zahlreiche Untersuchungen haben aber gesichert, dass kein pflanzliches Präparat in der Lage ist, eine Prostatavergrößerung oder andere Erkrankungen der Vorsteherdrüse zu verhindern. Bei einigen Männern bilden sich Symptome zurück, aber die Erwartung an eine Heilkraft ist, nicht krank zu werden. So heißt der Slogan eines Anbieters: »Brennnesselwurzel: Bedeutsame Heilkraft für die Harnwege.« Das sind unbewiesene Behauptungen, wie sie kein Hersteller eines pharmazeutischen Produkts aufstellen dürfte.

Was soll Mann denn tun?

Weltweit empfehlen Urologen heute einen Stufenplan. Am Anfang äußern sich die Prostataprobleme meist mit plötzlichem Blasendruck und vermehrten Blasenentleerungen. In dieser irritativen Phase ist der Harnstrahl in der Regel noch kräftig, und die Blase wird weitgehend ohne Restharn leer.

In diesem Stadium der »prostataverursachten Reizblase« kann man eine pflanzliche Therapie versuchen. Bessern sich die Beschwerden, kann der Betroffene nach einigen Wochen selbst entscheiden, ob sich für ihn eine Fortsetzung der Therapie lohnt (siehe den Abschnitt »Gibt es auch pflanzliche Mittel gegen den ständigen Blasendrang?« in Kapitel 3 [»Praxistipp: die ›New Yorker Drei-Monats-Regel‹«]). Dies auch deshalb, da die pflanzliche Therapie von den Krankenkassen in aller Regel nicht erstattet wird.

Welche pflanzlichen Präparate wurden wissenschaftlich untersucht?

Um Ordnung in den unübersichtlichen Markt der Pflanzenpräparate zu bringen, haben sich international anerkannte

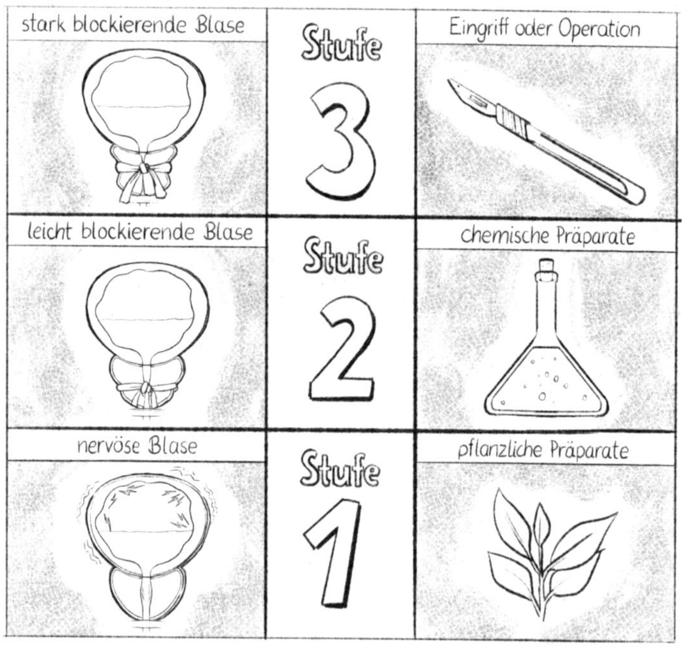

Stufenschema, wie es heute bei Prostatabeschwerden empfohlen wird.

Spezialisten im Auftrag der Weltgesundheitsorganisation WHO beraten und festgelegt, dass auch Pflanzenpräparate vor einer offiziellen Beurteilung im Rahmen einer Studie getestet werden sollten.

Die Ergebnisse von neun Studien mit verschiedenen Pflanzen zeigen: Einige Präparate wirken, aber immer nur sehr schwach. Sie werden deshalb von Expertengremien empfohlen (Wehrberger et al. 2012, Oelke und Martinelli 2016), aber immer nur bei irritativen Beschwerden der Stufe 1 (siehe die Abbildung »Stufenschema«).

Und nochmals: Alle Experten sind sich einig, dass pflanzliche Präparate nie heilen, also eine Erkrankung beseitigen oder an der Entstehung hindern. Sie können lediglich Symptome lindern (ergänzende Informationen zu den pflanzlichen

Präparaten finden Sie im Abschnitt »Gibt es auch pflanzliche Mittel gegen den ständigen Blasendrang?« in Kapitel 3):

- *Sägezahnpalme (Serenoa repens, Sabal serrulata):* Die Präparate mit den Extrakten dieser Pflanze (Prostagutt uno® und Prostess uno®) gehören zu den Topsellern. In den Studien war der Verbesserungseffekt nur sehr schwach. Eine Verstärkung des Harnstrahls oder eine Verkleinerung der Prostata konnten nicht nachgewiesen werden (Wehrberger et al. 2012).
- *Phytosterole und Beta-Sitosterin:* Es gibt zwei Studien, bei denen mehrere Hundert Patienten untersucht wurden. In beiden Studien zeigte sich eine deutliche Besserung der Harnstrahlstärke und der Symptome (Wehrberger et al. 2012). Topseller dieser Substanzgruppe sind Harzol® und Azuprostat®. Die Ergebnisse beider Studien waren allerdings so gut, dass sie sogar besser als die Ergebnisse chemisch definierter Substanzen abschnitten. Man hat deshalb immer auf eine Wiederholung der Studien aus den Neunzigerjahren mit einem strenger kontrollierten Studiendesign gedrängt, was bislang nicht erfolgte. Auch deshalb werden die Kosten von den Krankenkassen nicht übernommen.
- *Brennnesselwurzel (Urtica dioica):* In einer Studie aus Deutschland ließ sich kein wesentlicher Unterschied zwischen den Patienten mit dem Brennnesselextrakt und dem Scheinpräparat finden (Wehrberger et al. 2012). Zu einer zweiten Studie wurde bereits im Abschnitt »Gibt es auch pflanzliche Mittel gegen den ständigen Blasendrang?« (Kapitel 3) bemerkt, dass die wissenschaftliche Zuverlässigkeit des Autors stark infrage gestellt ist. Ein gängiges Präparat ist Prostamed urtica®.
- *Kürbissamen (Cucurbita pepo):* In einer großen Studie mit fast 500 Patienten wurde die Substanz gegen ein Scheinpräparat getestet. Für die prostatatypischen Beschwerden

wie Harnstrahlstärke und Harndrang fand sich kein Unterschied zum Placebo-Präparat (Wehrberger et al. 2012). Ein bekanntes Mittel ist Granu Fink® Prosta forte 500.

- *Roggenpollenextrakte (Secale cereale):* Es gibt nur eine fast 35 Jahre alte Untersuchung mit wenigen Patienten, bei denen sich ein Vorteil des Extrakts der Roggenpollen zeigte. Die Methodik der Studie entspricht jedoch nicht den akzeptierten wissenschaftlichen Normen (Wehrberger et al. 2012). Ein bekanntes Präparat ist Pollstimol®.
- *Afrikanischer Pflaumenbaum (Pygeum africanum):* Die Extrakte aus der Rinde dieses Baumes sind in Frankreich und den USA weitverbreitet. Es gibt viele Studien, die aber alle mit wenigen Patienten und verschiedenen Substanzen erfolgten (Wilt et al. 2002). Man kann über das Internet zahlreiche Produkte bestellen, wobei nicht erkennbar ist, wie die Extrakte gewonnen wurden und ob eine Qualitätskontrolle erfolgte.
- *Kombination von Brennnessel und Sägezahnpalme:* Es gibt eine große Studie mit insgesamt 253 Patienten, bei der sich nur ein minimaler Unterschied zugunsten der pflanzlichen Kombinationspräparate fand (Wehrberger et al. 2012). Ein bekanntes Präparat ist Prostagutt forte®.

Die Krankenkassen zahlen die pflanzlichen Präparate meist nicht

Ende der Achtzigerjahre begann in Deutschland für die Komplementärmedizin eine Aufbruchsstimmung. Es wurden sogar einige Stiftungslehrstühle für Naturheilkunde eingerichtet.

Im Jahr 2002 wurden dann jedoch in der ärztlichen Approbationsordnung die Naturheilkunde als Pflichtfach gestrichen und später die Erstattungsfähigkeit von Naturheilmitteln durch die gesetzlichen Krankenkassen stark eingeschränkt. Aktuell zahlen einige Krankenkassen einen jährlichen Zuschuss, das betrifft aber die Gesamtsumme aller Phytotherapeutika. Ob diese freiwillige Maßnahme in Anbetracht der zunehmend milliardenschweren Defizite der Krankenkassen beibehalten wird, darf bezweifelt werden.

Was tun? Eine Zusammenfassung für die Praxis

- Pflanzliche Präparate sind nur für leichte Prostatabeschwerden geeignet. Die äußern sich oft im vermehrten und plötzlich einschießenden Harndrang und einem abgeschwächten Harnstrahl.
- Pflanzliche Präparate bewirken definitiv keine Verkleinerung einer vergrößerten Prostata und haben definitiv kei-

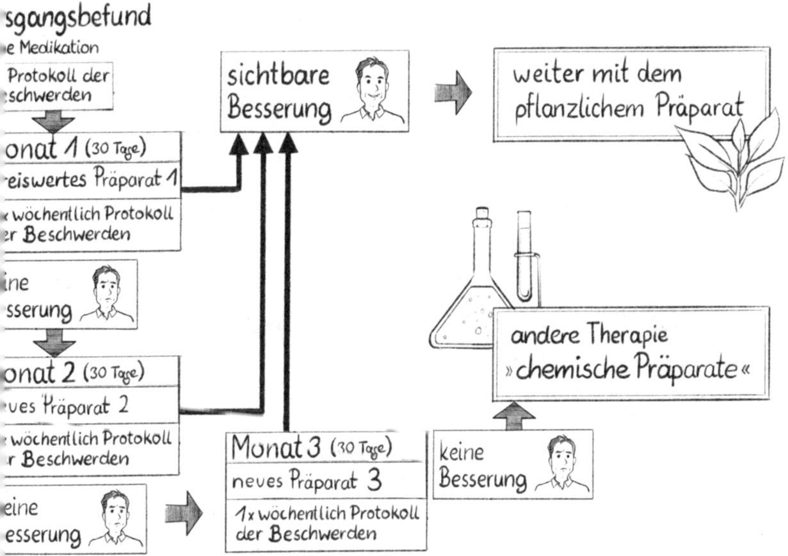

Damit man den eventuell hilfreichen Effekt von pflanzlichen Präparaten nicht aufgrund von Vorurteilen ausklammert, aber auch nicht unnötig lange als selbst finanzierte Produkte einnimmt, erscheint das von New Yorker Urologen vorgeschlagene Vorgehen angemessen und praktikabel. Wichtig ist, tatsächlich die Protokolle von vorher und unter Behandlung zu vergleichen, um einen Placeboeffekt einer eingebildeten Besserung zu vermeiden.

nen vorbeugend heilenden Effekt auf Erkrankungen der Vorsteherdrüse.

- Die Hersteller sagen selbst, dass man meistens nach einem Monat einen Unterschied bemerkt. Genau deshalb erscheint auch hier die »New Yorker Drei-Monats-Regel« als goldener Weg (siehe den Abschnitt »Gibt es auch pflanzliche Mittel gegen den ständigen Blasendrang?« in Kapitel 3). Man sollte verschiedene Präparate jeweils einen Monat probieren und bei fehlender Besserung nach drei Monaten nicht weiter einnehmen.

Gibt es Medikamente, die gezielt an der Prostata wirken?

Im Unterschied zu den pflanzlichen Präparaten gibt es einige chemisch definierte Substanzen, die alle in streng kontrollierten Studien einen Nachweis der Effektivität erbracht haben. Deshalb werden sie auch von den Krankenkassen erstattet.

Bleibt man bei dem erwähnten Stufenschema (siehe den Abschnitt »Helfen Pflanzenmittel bei einer Prostatavergrößerung?« in diesem Kapitel), kommen chemisch definierte Substanzen dann zum Einsatz, wenn die Phytotherapeutika nicht geholfen haben oder die Beschwerden zunehmen.

Im Unterschied zu den irritativen Drangbeschwerden klagen die Männer bei einer Verschlimmerung der Symptome auch über einen abgeschwächten Harnstrahl und das Gefühl der unvollständigen Entleerung der Blase. Ein Hinweis darauf ist, wenn der Harnstrahl besonders in der Nacht abgeschwächt ist. Es gibt verschiedene Medikamente, die vom Urologen je nach Beschwerden eingesetzt werden.

Muskelentspanner für die Prostata: die Alpha-Blocker

Die wesentliche Funktion der Prostata ist die Bildung eines Drüsensekrets. Damit dieses Sekret im Bedarfsfall ausgeschleudert werden kann, ist das Stützgewebe zwischen den Drüsenschläuchen mit Muskeln durchzogen. Werden die Muskeln medikamentös entspannt, wird die Passage der Harnröhre durch die Prostata erweitert, und es resultiert ein verbesserter Harnfluss.

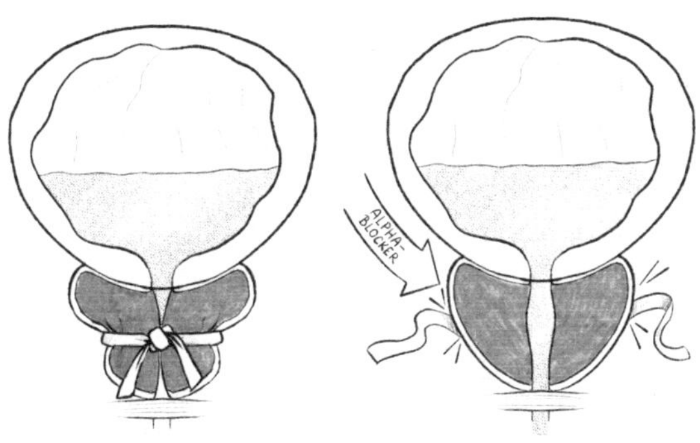

Ist die Prostata blockiert (linkes Bild), können die sogenannten Alpha-Blocker deren Muskelzellen entspannen. Dadurch werden das Innere der Prostata und der Blasenhals erweitert (rechtes Bild), und der Urinstrahl verbessert sich.

Als Alpha-Blocker sind in Deutschland die Substanzen Tamsulosin, Doxazosin, Silodosin und Terazosin zugelassen:

- Eine spürbare Wirkung tritt innerhalb von Tagen ein und hält über mehrere Jahre an.
- Da die Substanz innerhalb von wenigen Stunden anflutet, kann man nach einigen Monaten einen Auslassversuch unternehmen, um den Medikamenteneffekt zu testen. Wird der Urinstrahl wieder schlechter, kann man erneut mit der Einnahme beginnen.
- Da die Alpha-Blocker die Muskeln entspannen, kommt es zu keiner Veränderung der Prostatagröße.

Nebenwirkungen der Alpha-Blocker

Obwohl die Alpha-Blocker bevorzugt am Prostatagewebe ansetzen, kommt es auch an anderen Muskelzellen zu einer Entspannung. Davon sind auch die glatten Muskelzellen in den Blutgefäßen betroffen, sodass das Blut leichter »versackt« und die Blutdruckregulation gestört ist.

- In der Folge kann es zu Blutdruckabfall, Schwäche und Müdigkeit kommen, meistens aber nur am Anfang der Einnahme. Deshalb werden Alpha-Blocker wie Doxazosin und Alfuzosin einschleichend eingenommen.
- Als besonders störend empfinden manche Männer den Schwindel als Folge des Blutdruckabfalls. Aber auch der ist oft nur am Anfang vorhanden und kann durch Gegenmaßnahmen wie langsames Aufstehen abgefedert werden. Alternativ kann das Medikament abends eingenommen werden.
- Es kommt zum Phänomen der rückwärtsgerichteten Ejakulation, sodass der Orgasmus »austrocknet«. Normalerweise wird bei der Ejakulation das Sekretgemisch Richtung Penisspitze ausgeschleudert, weil sich im gleichen Moment der Blasenhals zuzieht und der Weg nach hinten verschlossen wird. Dieser reflexartige Muskelverschluss ist aber durch die Alpha-Blocker behindert. Das Sperma wird später unbemerkt mit dem Urin ausgeschieden. Auch das Erleben des Orgasmus wird nicht verändert. Von Bedeutung ist das nur für Männer, deren Familienplanung noch nicht abgeschlossen ist.
- Große Aufregung erregte 2016 eine Analyse, der zufolge der Wirkstoff Tamsulosin bei älteren Männern eine Demenz auslösen könnte (Duan et al. 2016). Es war allerdings kein Studienergebnis, sondern ergab sich aus der Analyse von amerikanischen Versicherungsdaten bei fast einer halben Million älteren Männern. Rechnerisch würden bei tausend Personenjahren normalerweise rund 26 Fälle von

Demenz auftreten, bei Einnahme von Tamsulosin waren es rund 31. Bei den anderen Substanzen wie Alfuzosin und Terazosin zeigte sich kein erhöhtes Risiko. Ursache könnte eine höhere Bindung des Tamsulosin an bestimmte Nervenverbindungen im Gehirn sein, die bei den anderen Substanzen schwächer ist.
Vor einer vorschnellen Verurteilung müssen aber weitere Analysen abgewartet werden. Leider wurden in unserer nach Sensationen schreienden Medienlandschaft schon manche hilfreichen Werkzeuge auf dem Gabentisch der ängstlichen Vermeidung geopfert. Wer unklare Risiken ausschließen möchte, kann die alternativen muskelentspannenden Medikamente Alfuzosin und Terazosin wählen.

- Ist bei Männern eine Kataraktoperation geplant, sollte die Gabe eines Alpha-Blockers mit dem Augenarzt besprochen werden. Es kommt nämlich zu einem Phänomen, das 2005 erstmals beschrieben und als »Floppy Iris Syndrome« bekannt wurde. Denn um die getrübte Linse operativ gegen eine Kunstlinse zu tauschen, muss die Pupille medikamentös erweitert werden. Das geht beim »Iris Floppy Syndrome« nur noch eingeschränkt, weil die Alpha-Blocker die Lähmung des Muskels und damit die Weitstellung teilweise behindern. Im Alltag hat dieses Phänomen jedoch keine Auswirkungen.

Geniale Entdeckung: ein Medikament zur messbaren Prostataverkleinerung

Die Entwicklung des Medikaments war eine echte Meisterleistung, und die Grundlagen schuf eine Forscherin aus den USA. Sie hatte bei Kindern, die scheinbar als Mädchen geboren wurden und dann während der Pubertät zu Jungen mit schwach ausgebildeten Hoden und Penis wurden, einen Enzymdefekt entdeckt. Der führte dann später zur Entwicklung des Medikaments Finasterid (siehe den Abschnitt »Warum wird die Prostata im Alter oft größer?« in Kapitel 1).

In den Zellen der Prostata gibt es das Enzym 5-Alpha-Reduktase, welches das männliche Geschlechtshormon Testosteron durch eine kleine Änderung in ein biologisch mehrfach wirksames Hormon (DHT [Dihydrotestosteron]) umwandelt. Mit dem Medikament gelang es, dieses Enzym zu blockieren und den Stoffwechsel der Prostata so einzuschränken, dass sie kleiner wurde. Wie bei einer Pflanze, die man nicht mehr gießt und die allmählich eingeht. Heute sind in Deutschland die Substanzen Finasterid und Dutasterid zugelassen, die beide ähnlich wirken:

- Es kommt zu einer 25-prozentigen Verkleinerung der Prostata, aber es dauert ungefähr ein halbes Jahr. Deshalb ist das Medikament nicht geeignet, wenn ein schneller Wirkungseintritt erforderlich ist wie beispielsweise nach einer Harnsperre.
- Je größer die Prostata ist, desto schneller kommt es zu einer Verbesserung der Beschwerden durch die vergrößerte Prostata.
- Mit der zunehmenden Größe der Prostata steigt das Risiko, dass es zu einer Harnsperre kommt. Dieses Risiko kann durch Einnahme des Medikaments reduziert werden.
- Das Medikament muss aber ein Leben lang weiter eingenommen werden, da es anderenfalls nach dem Absetzen wieder zu einem Größenwachstum der Prostata kommt.
- Es ist das einzige Medikament, das den berühmten PSA-Wert im Blut beeinflusst. Es kommt nach ungefähr sechs Monaten zu einer Halbierung des Blutwerts. Nach Absetzen des Medikaments geht der Wert wieder allmählich auf das Ausgangsniveau zurück. Diese Beeinflussung des PSA-Werts ist bei der Vorsorgeuntersuchung des Mannes von größter Bedeutung.

Lange Jahre ging man davon aus, dass es sich um eine sehr nebenwirkungsarme Substanz handelt, die darüber vielleicht auch einen Schutzeffekt auf die Entwicklung eines Prostatakrebses ausübt (siehe den Abschnitt »Enttäuschte Hoffnung: Finasterid sollte das Entstehen von Prostatakrebs verhindern« in Kapitel 6). Auch wenn die Substanz effektiv hilft, muss der Mann wissen, dass Finasterid und Dutasterid folgende Nebenwirkungen haben können:

- Es kann zu einer Störung der Libido oder Erektion kommen. Betroffen sind ungefähr 5 Prozent der Männer bei Dutasterid und circa 2,5 Prozent bei Finasterid (Kaplan et al. 2012).
- Durch die Hemmung der Bildung des aktiven Testosterons kommt es zu einem relativen Überwiegen der weiblichen Hormone des Mannes. Dadurch entwickelt sich in 1 bis 3 Prozent eine Schwellung der Brustdrüsen (Kaplan et al. 2012).
- In den letzten Jahren wurde mit sehr viel Medienpräsenz über junge Männer berichtet, die am sogenannten »Post-Finasterid-Syndrom« erkrankt seien. Sie hatten Finasterid in niedriger Dosierung als Haarwuchsmittel eingenommen, und es kam zu anhaltenden Störungen der Erektion und Depressionen (siehe den Abschnitt »Enttäuschte Hoffnung: Finasterid sollte das Entstehen von Prostatakrebs verhindern« in Kapitel 6).

Auch die tägliche Einnahme eines »Potenzmittels« hilft

Medikamente zur Förderung der Erektion wirken durch eine Entspannung der Muskelzellen in den Blutgefäßen, sodass vermehrt Blut in die Schwellkörper gelangt und die Erektion verbessert wird. Da die Muskelzellen der Prostata ähnlich aufgebaut sind, lag es nahe, die erektionsfördernden Medikamente auch zur Muskelentspannung in der Prostata einzusetzen, um den Harnfluss zu verbessern. Dies konnte in Studien bestätigt werden, und das »Potenzmittel« Tadalafil ist in einer schwachen Dosierung von 5 Milligramm täglich zur Therapie von Prostatabeschwerden zugelassen (Zengerling 2019):

- Da der Abbau der Substanz sehr langsam vonstattengeht, reicht die täglich einmalige Einnahme von 5 Milligramm. Die Zulassung wurde deshalb nicht für alle »Potenzmittel« erteilt, sondern lediglich für die lang wirkende Substanz Tadalafil.
- Die Verbesserung der Harnstrahlstärke entspricht der Gabe von muskelentspannenden Alpha-Blockern.
- Da die Monatskosten für die Alpha-Blocker nur rund ein Drittel des »Potenzmittels« Tadalafil betragen, darf Tadalafil nur verschrieben werden, wenn vorher ein medikamentöser Versuch mit Tamsulosin unternommen wurde. Anderenfalls kann der verschreibende Arzt in Regress genommen werden und müsste die Kosten des Medikaments selbst übernehmen.
- Die gemeinsame Einnahme von Alpha-Blockern und dem »Potenzmittel« hat eine Wirkungsverstärkung, ist aber so schwach, dass die Kombination auf wenige Einzelfälle beschränkt bleiben sollte.

Das »Potenzmittel« Tadalafil hat folgende mögliche Nebenwirkungen:

- Durch die Muskelentspannung an den Gefäßen kann es zu einem Dehnungsschmerz der Gefäßwände und Kopfschmerzen kommen.
- Andere Nebenwirkungen können Schwindel wegen des Abfalls des Blutdrucks und Herzklopfen als Folge der Verstärkung des Herzschlags sein. Da die Schleimhäute der Nase anschwellen, kann es zum Gefühl der verstopften Nase kommen.

Ergänzende krampflösende Substanzen für den Blasenmuskel

Es ist eines der großen Probleme in der Urologie des Mannes: die plötzlichen Drangattacken des Blase. Denn sie können eine Alterserscheinung der Blase, die Folge einer ganz anderen Erkrankung oder auch der verengten oder vergrößerten Prostata sein (siehe ebenso den Abschnitt »Medikamente gegen den ständigen Blasendrang« in Kapitel 3).

Es gibt viele Substanzen zur Linderung der Drangbeschwerden der Blase. Die in der Tabelle aufgeführten Substanzen 1 bis 7 wirken bremsend auf den Parasympathikus, der die Blase aktiviert. Mirabegron (Substanz 8) wirkt grundsätzlich anders, weil es den Sympathikus aktiviert, der die Blasenaktivität unterdrückt. Wenn eines der Präparate 1 bis 7 nicht wirkt, ist ein weiterer Versuch mit Mirabegron sinnvoll. Eine Besonderheit ist Präparat 9, weil es als Pflaster über die Haut genommen wird und deshalb viel weniger Nebenwirkungen hat.

Substanzen zur Linderung der Drangbeschwerden

Wirkmechanismus	Wirkstoff	Produktname	Dosierung
1. Muskellösend	Darifenacin	Emselex®	1 × täglich
2. Muskellösend	Fesoterodin	Toviaz®	1 × täglich
3. Muskellösend	Oxybutynin	Oxybutynin (Freiname)	2–3 × täglich
4. Muskellösend	Propiverin	Propiverin (Freiname)	1 × täglich
5. Muskellösend	Solifenacin	Solifenacin (Freiname)	1 × täglich
6. Muskellösend	Tolterodin	Tolterodin (Freiname)	1 × täglich
7. Muskellösend	Trospiumchlorid	Spasmex®, Spasmo-Urgenin®	1 × täglich
8. Muskellösend	Mirabegron	Betmiga®	1 × täglich
Pflasterpräparat mit weniger Nebenwirkungen			
9. Muskellösend	Oxybutynin	Kentera®	Alle 3 Tage

Für den Praxisalltag sollte man Folgendes wissen:

- Alle Medikamente zur Muskelentspannung an der Blase brauchen Zeit, bis sie komplett wirken. Deshalb müssen sie einige Wochen eingenommen werden, bevor man den Effekt beurteilt. Das wird leider immer wieder falsch gemacht, und die Betroffenen berauben sich einer wirkungsvollen Therapie.
- Männer mit Blasenbeschwerden, die durch eine kleine Prostata ausgelöst werden, scheinen auf diese gleichzeitige krampflösende Medikation besser zu reagieren als Männer mit einer großen Prostata.
- Wie erwähnt wirken die meisten Präparate gleichartig. Spricht ein Mann auf eine der in der Tabelle unter 1 bis 7 aufgeführten Substanzen nicht an, muss kein weiteres wiederholt werden. Aber die Substanz Mirabegron wirkt über einen anderen Mechanismus, sodass dies als zweiter Schritt versucht werden kann.

Diese krampflösenden Substanzen haben folgende mögliche Nebenwirkungen:

- Bei den krampflösenden Substanzen, die den Parasympathikus hemmen (siehe Präparat 1 bis 7 in der Tabelle), kann es zu Darmträgheit oder Minderung der Produktion von Speichel kommen. Dann helfen milde Abführmittel oder Pflaumensaft und wegen der Mundtrockenheit Lutschbonbons.
- Diese Nebenwirkungen können durch Anwendung eines Pflasterpräparats (Kentera®) stark gemindert werden.
- Da die Substanz Mirabegron den Sympathikusteil des autonomen Nervensystems stimuliert, was dann die Blasenaktivität unterdrückt, können Nebenwirkungen wie Herzrasen oder eine Erhöhung des Blutdrucks auftreten.

8. Meine Prostata operativ verkleinern: Wie geht das?

Die Verkleinerung der Prostata ist keine Komplettentfernung wie bei Krebs

Eröffnet man einem Mann, dass die Prostata operiert werden muss, sieht man erschrockene und verängstigte Blicke. »Verliere ich meine Sexualität?«, »Werde ich undicht?« oder »Verkürzt sich dann mein Penis?« sind nur einige der Fragen. Was aber viele Männer nicht wissen: Das Operationsverfahren bei einer bösartigen Erkrankung unterscheidet sich fundamental von derjenigen bei einer gutartigen Vergrößerung.

Der Unterschied zwischen innerer Verkleinerung und »Totaloperation« der Prostata

Bei der Prostataverkleinerung wird »nur« die innere Prostatadrüse entfernt, und die Randzone, sozusagen die Kapsel der Prostata, bleibt erhalten. Ähnlich wie bei einer Orange wird das innere Fruchtfleisch entfernt, und die Schale verbleibt. Und ganz wichtig: Auch die Erektionsnerven, die neben der Prostata verlaufen, bleiben erhalten.

Im Unterschied dazu wird bei der sogenannten Totalentfernung der Prostata auch die Randzone entfernt. Damit wird sozusagen der gesamte Geweberaum zwischen Blase und Schließmuskel entfernt; und die Blase muss nach unten bewegt werden, um sie dann am Stumpf der Harnröhre, an dem vorher die Prostata mündete, wieder anzunähen. Da der Schließmuskel darunter verläuft, kann der betroffene Mann ihn wieder normal nutzen. Wenn es die Größe des Krebses erlaubt, kann man die Erektionsnerven erhalten.

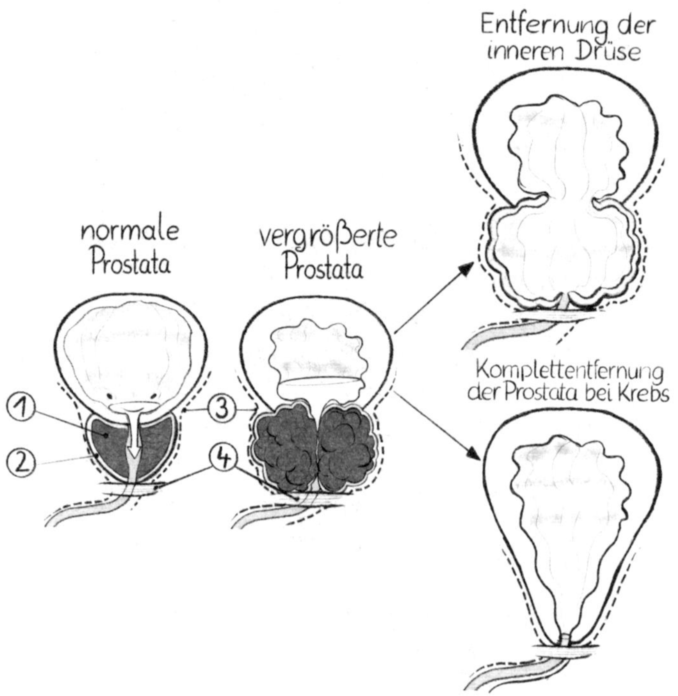

Der wesentliche Unterschied zwischen einer Verkleinerung der Prostata bei einer gutartigen Vergrößerung und einer Totalentfernung bei einem Prostatakrebs ist die »Kapsel« der Prostata. Die bleibt bei der inneren Drüsenentfernung erhalten. Bei der Komplettentfernung muss die gesamte Prostata entfernt und die Blase nach unten gezogen und an den Harnröhrenstumpf angenäht werden. (1 = Innendrüse der Prostata, 2 = Prostata»kapsel«, 3 = Erektionsnerven, 4 = Schließmuskel.)

Wann muss man eine »Entfernung« der Prostata-Innendrüse vornehmen?

Es ist ähnlich wie bei einer Wasserleitung: Verstopft sie plötzlich, muss der Notdienst kommen; läuft es nur schlecht ab, kann man es mit Natron und Essig oder einer Saugglocke versuchen. Da man aber den Notfall vermeiden will, bleiben die Fragen für den geplagten Mann, wann eine Operation sinnvoll ist:

- Ein chirurgischer Eingriff empfiehlt sich bei einer *wieder-*

holten Harnsperre, die trotz einer medikamentösen Therapie nicht zu verhindern ist.

- Ebenso bei *immer wiederkehrenden Entzündungen* der Blase, die durch den verbleibenden Restharn in der Blase auftreten; denn der Urin ist für Bakterien nicht nur reich an Nährstoffen, sondern bei Körpertemperatur ideal für eine Bakterienkultur. Milch wird in Raumluft auch schneller sauer als im Kühlschrank.
- Bei *anhaltenden Blutungen* der Prostata. Bei sehr großen Prostatadrüsen staut sich das Blut auf der Oberfläche der Prostata und bildet Krampfadern. Beim Auspressen des Urins aus der Blase können sie dann platzen. Man kann versuchen, mit dem Medikament Finasterid weitere Blutungen zu verhindern (siehe den Abschnitt »Wenn die große Prostata zum Sprengstoff wird« in Kapitel 7).
- Bei *zunehmend irritativen Beschwerden der Blase* wie beispielsweise einem vermehrten und immer überfallsartig einsetzenden Drang. Schuld daran ist die Muskelverdickung der Blase als Folge des hohen Pumpdrucks, den man auch messen kann (siehe den Abschnitt »Was hat meine schwache Blase mit der Prostata zu tun?« in Kapitel 1). Haben die medikamentösen Maßnahmen versagt, sollte man durch eine Operation oder minimalinvasive Verfahren den Pumpdruck der Blase absenken (siehe den Abschnitt »Minimalinvasive Operationsverfahren: Was gibt es alles?« in diesem Kapitel). In zwei Dritteln aller Fälle erholt sich dann der Blasenmuskel, und die irritativen Blasenbeschwerden gehen zurück.
- Bei einer *Überlaufblase,* also einer, die dauerhaft voll ist und den Urinabfluss aus den Nieren behindert (siehe den Abschnitt »Wenn die große Prostata zum Sprengstoff wird« in Kapitel 7). Es werden die Nieren geschädigt, und es kann zu einem Nierenversagen kommen, sodass eine Blutwäsche oder Dialyse notwendig wird.

Einmal Harnsperre – immer Harnsperre?

So dramatisch eine plötzliche Harnsperre für den Betroffenen ist, kann es sich trotzdem um ein Einzelereignis handeln. Dafür spricht, wenn der Mann zuvor nie eine Abschwächung des Urinstrahls hatte. Es kann als Folge einer Narkose, einer Entzündung der Prostata oder auch nach starkem Alkoholgenuss vorkommen. Denn sowohl eine Entzündung wie auch Alkohol können zu einer Schwellung der Prostata mit behinderter Urinpassage führen.

Bei einer Harnsperre wird akut ein Katheter gelegt, und anschließend wird Tamsulosin gegeben, das die Prostatamuskeln entspannt (siehe den Abschnitt »Gibt es Medikamente, die gezielt an der Prostata wirken?« in Kapitel 7). Da es innerhalb eines Tages wirkt, kann man nach einigen Tagen einen Auslassversuch des Katheters unternehmen. Gelingt es nicht, muss erneut ein Katheter gelegt und dann überlegt werden, ob entweder operiert oder der Versuch mit Medikamenten eskaliert wird.

Kann nach einer gutartigen Operation der Prostata die Vorsorge beendet werden?

Nein, die Vorsorge sollte nicht beendet und weiter eine Früherkennung betrieben werden. Denn nach der Entfernung der inneren Prostatadrüse verbleibt die sogenannte Kapsel, also die äußeren Teile der Prostata. Und genau die haben eine erhöhte Gefahr der Entartung.

Die Früherkennung erfolgt durch Abtastung, Ultraschall und die Bestimmung des Eiweißwerts der Prostata im Blut, dem sogenannten PSA-Wert. Nach der Entfernung der inneren Drüse fällt dieser innerhalb eines Vierteljahres auf einen tiefen Wert zwischen 1 und 2 Nanogramm pro Milliliter (ng/ml). Dieser Wert ist dann der sogenannte Ausgangswert, der einmal jährlich kontrolliert werden sollte. Steigt der Wert zu steil an, sollte das weiter abgeklärt werden.

Minimalinvasive Prostataverkleinerung: eine echte Alternative?

Tritt der Extremfall einer blockierten Prostata mit einer Harnsperre oder gestauten Nieren auf, muss eine sichere und zuverlässig schnell wirkende Methode gewählt werden. Die besteht entweder in einem Katheter oder einer Operation. Sind die Beschwerden aber nicht gesundheits- oder lebensbedrohend, sondern »nur« störend, muss man nicht direkt operieren. Helfen die Medikamente nicht oder haben sie zu unangenehme Nebenwirkungen, gibt es inzwischen Alternativen.

Das einengende Innengewebe der Prostata wird dabei nicht entfernt, sondern man schmilzt es ab oder drängt es mechanisch zur Seite – wie bei einem Korsett, das die Speckröllchen verschwinden lässt. Dadurch sollen der innere Weg der Urinpassage verbessert und die ausgelösten Blasenreizungen reduziert werden. Die Verfahren kann man ohne Narkose und ambulant durchführen, und sie haben kaum Nebenwirkungen. Natürlich ist Mann davon fasziniert, denn wer will ins Krankenhaus und eine größere Operation über sich ergehen lassen? Aber wirken sie auch, und werden die Kosten erstattet?

Minimalinvasive Verfahren: Vorteil, Mode oder Geschäft?

In den ersten Dekaden des neuen Jahrtausends wurden viele Verfahren als Wundermethode angepriesen, und es fanden sich immer Urologen, die sensationell gute Ergebnisse lieferten. Ein Beispiel sind die Prostata-Stents, die ähnlich jenen bei einer Verengung der Herzgefäße die zugedrückte Prostata offen halten. Im Unterschied zu den Herz-Stents haben sie sich jedoch nicht bewährt, denn sie können verrutschen und verkrusten, und der Austausch dieser verkrusteten Implantate war immer blutig und schwierig. Die Methode wurde inzwischen weitgehend verlassen.

Bei neuen Verfahren ist eine gesunde Skepsis angebracht, da die Ideengeber die Förderung von Investoren brauchen. Da sie verständlicherweise nur in aussichtsreiche Produkte investieren, kann das den wahrheitsgetreuen Blick auf die Ergebnisse verschleiern. Auch deshalb ist der Bedarf nach einer überparteilichen Bewertung wie durch Leitlinien immer wichtiger.

Werden diese Verfahren von den Krankenkassen erstattet?
Es ist nicht gesichert, dass die Kosten für minimalinvasive Methoden von den Krankenkassen übernommen werden. Denn diese müssen als Verwalter der eingezahlten Beiträge darauf achten, dass das Geld nur für anerkannte Therapieverfahren ausgegeben wird. Würde alles ungeprüft beglichen, stiegen die Beiträge aller Versicherten rasant. Kostenträger sind also gesetzlich verpflichtet, die Beiträge nur für Therapien auszugeben, die einen nachgewiesenen und langfristigen Erfolg haben. Genau diese Nachweise existieren aber bislang nur für wenige Methoden. Als Betroffener sollte man sich deshalb bei der Krankenkasse erkundigen, ob die Behandlungs- und Materialkosten erstattet werden.

Kann die Behandlung mit minimalinvasiven Methoden in einem Krankenhaus erfolgen?
Grundsätzlich ist das möglich. Man muss aber zwischen Krankenhäusern, die von den Kostenträgern anerkannt sind, und Privat- oder Praxiskliniken unterscheiden. Und Krankenhäuser dürfen nur solche Therapien als stationäre Leistung abrechnen, die notwendigerweise unter stationären Bedingungen im Krankenhaus erfolgen müssen. Das trifft für die minimalinvasiven Verfahren bei der Prostata nicht zu. Sind Therapien ambulant möglich, müssen sie auch so erbracht werden.

Dazu kommt, dass in Deutschland dem Krankenhaus für eine bestimmte Leistung eine Pauschalsumme erstattet wird, womit jedoch nicht nur der operative Eingriff, sondern auch alle Kosten für Unterbringung und ärztliche und pflegerische Betreuung abgegolten sind. Sind die Einmalkosten für ein Verfahren aber zu hoch, wird das Krankenhaus dies nicht anbieten, weil es mit jeder Operation einen Verlust macht.

Minimalinvasive Operationsverfahren

Mit der Mehrzahl der minimalinvasiven Verfahren wird versucht, einen Teil des Innengewebes der Prostata zum Schrumpfen zu bringen. Das erfolgt mit Wasserdampf, hochfrequenten Energiewellen oder einem Verschluss der zuführenden Blutgefäße.

Mit anderen Methoden wird versucht, die innere Passage der Prostata mechanisch zu erweitern. Aktuell sehr populär ist ein Verfahren, bei dem mit einem Ankersystem die innere Harnröhre auseinandergezogen wird.

Viele Betroffene fragen, welches Verfahren besser oder zu empfehlen sei. Das zu beantworten ist nur eingeschränkt möglich, denn ein Verfahren sollte nicht nur kurzfristig helfen, sondern langfristig gute, nebenwirkungsarme und wiederholbare Ergebnisse liefern.

Minimalinvasive Verfahren zur Prostataverkleinerung

Verfahren zur Verminderung des inneren Gewebedrucks

- Nadelablation der Prostata (TUNA)
- Mikrowellentherapie der Prostata (TUMT)
- Innere Wasserdampfgabe (Rezūm®)
- Embolisation des Prostatagewebes (PAE)
- Botox-Injektionen in die Prostata

Verfahren zum Freihalten der inneren Harnröhrenpassage

- Intraprostatischer Lift (Uro-Lift®)
- Nitinolkörbchen (TIND)

Nadeln in die Prostata: das TUNA-Verfahren

Das Akronym »TUNA« steht für *t*rans*u*rethrale *N*adel*a*blation. Das Verfahren wurde in den europäischen Leitlinien zuletzt 2018 erwähnt und wird wegen des unzureichenden Gewebeabtrags eher nicht mehr empfohlen:

- *Behandlungsprinzip:* Es erfolgt in Lokalbetäubung unter Sicht und durch die Harnröhre die Anlage von Nadeln in das Innere des Prostatagewebes. Über einen externen Generator wird an der Nadelspitze dann eine Hochfrequenzenergie erzeugt, die zu Temperaturen von bis zu 110 Grad und einer Gewebeschrumpfung führt. Dies kann je nach Größe der Prostata an mehreren Stellen erfolgen. Die Behandlung dauert ungefähr zwanzig bis sechzig Minuten.
- *Können damit alle Prostatagrößen behandelt werden?* Die Prostatadrüsen sollten nicht größer als 30 bis 70 Gramm sein. Anderenfalls ist der Innendruck der Drüsen so hoch, dass die Gewebelöcher direkt durch nachfallendes Gewebe ausgefüllt werden. Außerdem sollte die Prostata keinen

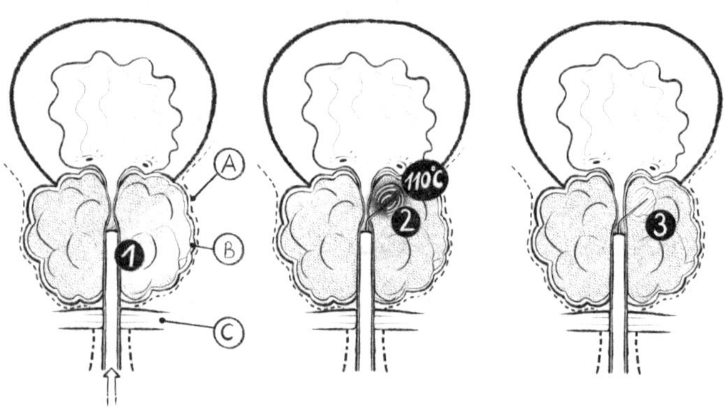

Bei der Nadelentfernung des inneren Prostatagewebes (TUNA) wird ein Schaft (1) durch die Harnröhre bis zur Prostata geführt und unter Sicht jeweils eine Nadel (2) in das Innere der Prostata eingeführt. Dann wird das Gewebe durch Radiofrequenzwellen auf 100 bis 110 Grad erhitzt und stirbt ab (3). (A = Erektionsnerven neben der Prostatakapsel, B und C = äußerer Schließmuskel.)

deckelartigen Mittellappen haben, weil der schlecht zu behandeln ist.

- *Wann tritt die Wirkung ein?* Die abgetöteten Gewebeanteile können nicht durch die Harnröhre ausgeschieden werden, da diese ja unverletzt bleibt. Also müssen sie von den Fresszellen des Körpers innerlich abgebaut und abtransportiert werden, was mehrere Wochen dauert, weshalb die Wirkung erst sehr verzögert eintritt.
- *Komplikationen:* Die innere »Gewebeverkochung« führt direkt im Anschluss an die Therapie zu einem Anschwellen des Prostatagewebes ähnlich einer geschwollenen Hautstelle, wenn man sich verbrannt hat. Um einer Harnsperre vorzubeugen, wird für ein bis drei Tage ein Katheter eingelegt. Zu einer Beeinträchtigung der nach vorn gerichteten Ejakulation kommt es nicht.
- *Sind Erfolgsraten bekannt?* Auch wenn das Verfahren in den aktuellen europäischen Leitlinien nicht mehr erwähnt wird, kommt es immer noch zum Einsatz. Langzeitdaten aus Asien berichten über eine 35-prozentige Verbesserung der Harnstrahlstärke, und bei 60 Prozent der Patienten musste auch nach fünf Jahren keine erneute Behandlung erfolgen (Law et al. 2019).
- *Kosten und Zukunft der Methode:* Wegen der Einmalgeräte sind die Behandlungskosten relativ hoch, man sollte sich gegebenenfalls einen Kostenvoranschlag zur Vorlage bei der Krankenkasse zusenden lassen. Weil andere Verfahren effizienter zu sein scheinen, wird es seltener angeboten.

Mikrowellen gegen die Prostata: das TUMT-Verfahren

Bei der *t*rans*u*rethralen *M*ikrowellen-*T*hermotherapie (TUMT) wird das Gewebe der Prostata mittels Mikrowellen erhitzt und zerstört. Es war um die Jahrtausendwende sehr populär, war aber wenig erfolgreich und wird kaum noch eingesetzt:

- *Behandlungsprinzip:* Man platziert einen Ballonkatheter durch die Harnröhre bis zur Prostata. In dem Katheter ist eine Mikrowellenantenne eingearbeitet, die das Gewebe auf 55 bis 60 °C erhitzt. Das Gewebe stirbt dann ab und wird langsam über die Harnröhre mit dem Urin ausgeschieden.
- *Komplikationen:* Oft kommt es zu einer Behinderung des Wasserlassens, weil die innere Drüse verbrannt ist und das Gewebe erst abgestoßen werden muss. Deshalb haben die Männer häufig für ein bis zwei Wochen einen Katheter. Außerdem zeigte sich relativ häufig eine rückwärtsgerichtete Ejakulation.
- *Sind Erfolgsraten bekannt?* Ein Problem bestand darin, dass der Erfolg des Gewebeabtrags schwer vorherzusagen war, weil die Durchblutung der Prostata die zugeführte Wärme gewissermaßen abtransportierte. Deshalb musste sich rund ein Viertel der Männer operativen Folgeeingriffen unterziehen. Dieser Nachteil der Notwendigkeit der länger dauernden Versorgung mit einem Katheter hat dazu geführt, dass das Verfahren nur noch selten eingesetzt wird.

Wasserdampf gegen die Prostata: das Rezūm®-Verfahren

Das sogenannte Rezūm®-Verfahren ist eine Wasserdampftherapie und wurde erstmals 2013 bei Patienten getestet. (»Rezūm« ist ein Kunstwort und wird »Resüm« ausgesprochen.) Es wurde 2015 von der amerikanischen Gesundheitsbehörde zugelassen und hat seitdem weite Verbreitung gefunden:

- *Behandlungsprinzip:* Mit einer Nadel wird 103 °C heißer Wasserdampf, der mithilfe von Radiofrequenz erzeugt wird, an mehreren Stellen für jeweils neun Sekunden in das Prostatagewebe eingebracht. Der Dampf verteilt sich im Zwischenraum der Zellen, gibt die Hitzeenergie ab, schädigt die umströmten Zellen und wird wieder zu Was-

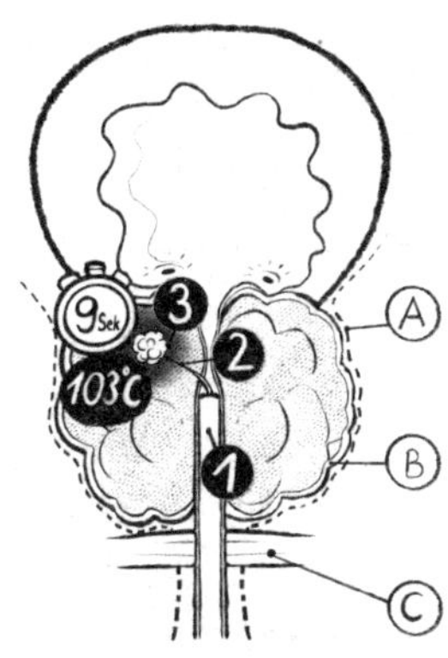

Bei der Wasserdampftherapie des inneren Prostatagewebes (Rezūm-Verfahren) wird über einen Schaft (1) unter Sicht eine flexible Nadel (2) in das Innere der Prostata eingeführt. Dann wird 103 °C heißer Wasserdampf an mehreren Stellen hintereinander in das Prostatagewebe geleitet (3). Das wird je nach Prostatagröße an mehreren Stellen für jeweils neun Sekunden wiederholt. (A = Erektionsnerven neben der Prostatakapsel [B], C = äußerer Schließmuskel.)

ser. Die abgetöteten Zellen werden dann in den Wochen danach vom Körper abgebaut. Die Behandlung dauert ungefähr zehn Minuten, kann wiederholt werden und erfolgt mit einer leichten Narkose.

- *Können damit alle Prostatagrößen behandelt werden?* Es sollten nur 30 bis 80 Milliliter große Drüsen behandelt werden, aber ein Vorteil gegenüber anderen Verfahren ist, dass auch ein eventuell vorhandener Mittellappen behandelt werden kann.
- *Wann tritt die Wirkung ein?* Es dauert mehrere Wochen, bis die zerstörten Zellanteile abtransportiert sind.
- *Komplikationen:* Das Verfahren ist sehr komplikationsarm. Es muss für einige Tage ein Katheter eingelegt werden, der dann nach Abschwellen des Gewebes entfernt werden kann. Selten kommt es auch zu Blutungen oder späteren Entzündungen.
- *Sind Erfolgsraten bekannt?* Es gibt inzwischen sehr gute Langzeitdaten. So wurden erst im Jahre 2021 die Fünf-

Jahres-Langzeitdaten bei 197 Männern veröffentlicht. Sie zeigten, dass die Harnstrahlstärke sich um 44 Prozent verbesserte und die Beschwerdesymptomatik sich nahezu halbierte. Nur bei 4 Prozent der Männer war eine Folgeoperation notwendig, und es kam zu keinen Beeinträchtigungen der Erektionsfähigkeit oder der Ejakulationsrichtung (McVary et al. 2021).

- *Kosten der Methode:* Da es sich bei dem Schaft zur Spiegelung und der Nadel zum Einbringen des Wasserdampfs und den Schläuchen um Einmalgeräte handelt, kostet das Verfahren einen vierstelligen Eurobetrag. Im ambulanten Bereich werden die Kosten von den privaten Versicherungsträgern übernommen, bei gesetzlich Versicherten gibt es Einzelregelungen, die mit der Krankenkasse geklärt werden müssen. Das Verfahren wird inzwischen von vielen Kliniken als stationäre Leistung angeboten.
- *Einschätzung aktueller Stellenwert:* Es liegen gute Langzeitdaten vor, und die Rezūm®-Wasserdampftherapie ist sicher ein sehr vielversprechendes Verfahren. Da ein direkter Studienvergleich mit einer Standardtherapie fehlt, steht das Verfahren trotz der guten bisherigen Ergebnisse noch unter Beobachtung.

Wenn der Prostata das Blut gesperrt wird: die Embolisation (PAE)

Der Verschluss einer Arterie mit sauerstoffreichem Blut führt zum Gewebeuntergang. Man hat das bei der Prostata bereits vor etwa fünfzig Jahren angewandt, um eine nicht mehr stillbare Blutung zu stoppen. Da es inzwischen immer dünnere und besser steuerbare Katheter gibt, mit denen man kleine Blutgefäße ansteuern kann, entstand die Idee, damit vergrößerte Prostatadrüsen quasi gezielt »auszuhungern«:

- *Behandlungsprinzip:* Über eine Arterie in der Leiste oder der Ellenbeuge wird ein sehr dünner Katheter erst zur

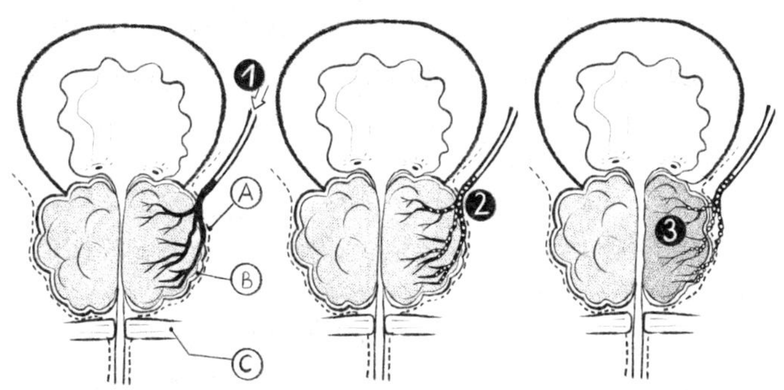

Bei der Embolisation des inneren Prostatagewebes (PAE [*P*rostata-*A*rterien-*E*mbolisation]) wird ein feiner Katheter über die Arm- oder Leistenarterie vorgeschoben (1). Im Zielgebiet werden dann kleine Kügelchen (2) in das Gefäß gegeben, die das Gewebe aushungern. Nach Wochen und Monaten kommt es zur Schrumpfung (3) der Prostata. (A= Erektionsnerven neben der Prostatakapsel [B], C = äußerer Schließmuskel.

Bauchschlagader und dann bis zu den Blutgefäßen der Prostata geführt. Zur Orientierung muss immer ein Kontrastmittel gegeben und der Weg mit einer Röntgen-Durchleuchtung kontrolliert werden. Im Zielgebiet werden die Gefäße der Prostata dann durch Abwerfen kleinster Kügelchen verschlossen, was zur Schrumpfung des Prostatagewebes führt.

- *Können damit alle Prostatagrößen behandelt werden?* Ein Vorteil der Embolisation gegenüber den anderen minimalinvasiven Verfahren ist, dass auch sehr große Drüsen behandelt werden können. Gerade bei großen Drüsen wurden eindrucksvolle Schrumpfungen nach der Embolisation beschrieben. Allerdings dauert es mehrere Wochen oder Monate, bis sich der Schrumpfungseffekt der Prostata für die Betroffenen bemerkbar macht.
- *Komplikationen:* Meist wird für ein bis zwei Tage ein Katheter gelegt, um eine zwischenzeitliche Schwellung der Prostata zu überbrücken. Der Eingriff ist mit einer relativ ho-

hen Belastung an Röntgenstrahlen verbunden, da die korrekte Platzierung des Katheters ständig kontrolliert werden muss. Es wurden in seltenen Fällen auch Gewebeschäden außerhalb der Prostata an der Blasenwand, im Bereich des Penis und der Eichel beschrieben.

- *Sind Erfolgsraten bekannt?* Der Eingriff führt zu einer Verbesserung des Harnstrahls und der Prostatasymptome, aber es dauert Monate, bis der Wirkungseintritt spürbar ist. Zudem sind die Verbesserungen der Harnstrahlstärke deutlich geringer als bei den operativen Verfahren (Gravas et al. 2022). Bei ungefähr 20 Prozent der Betroffenen reicht der Effekt nicht aus, und es muss nachfolgend ein operativer Eingriff erfolgen.
- *Kosten der Methode:* Nicht zuletzt wegen der Dauer des Eingriffs ist der Aufwand hoch und das Verfahren teuer. Es wird auch wegen möglicher Blutungskomplikationen an der Punktionsstelle meistens stationär durchgeführt. Man sollte bei den Kostenträgern unbedingt eine Zusicherung der Kostenübernahme erfragen.
- *Einschätzung aktueller Stellenwert:* Das Verfahren ist bei einer Eskalationsstrategie für Patienten geeignet, welche die Nebenwirkungen der medikamentösen Therapie ablehnen, aber noch keiner Operation bedürfen oder diese nicht wollen. Außerdem profitieren Männer mit einer sehr großen Prostata und einem hohen Blutungs- oder Operationsrisiko.

Botox-Injektionen in die Prostata

In dem Zwischengewebe der Prostata befinden sich Muskelzellen, die dafür verantwortlich sind, das Drüsensekret bei der Ejakulation auszupressen. Wenn man diese Muskelzellen blockiert, wird die Prostata weicher, und die Blasenentleerung wird verbessert (siehe den Abschnitt »Gibt es Medikamente, die gezielt an der Prostata wirken?« in Kapitel 7). Deshalb war die Idee, das muskellähmende Gift Botulinumtoxin auch in die Prostata zu spritzen, um den Urinfluss zu verbessern:

- *Behandlungsprinzip:* Unter Ultraschallkontrolle wird mit einer sehr feinen Nadel das muskellähmende Botox in die Prostata gespritzt. Das kann sowohl vom Enddarm aus als auch durch die Haut im Dammbereich erfolgen.
- *Einschätzung aktueller Stellenwert:* Alle bisherigen Versuche, durch das Verfahren einen klinisch messbaren Erfolg zu erzielen, verliefen enttäuschend. Deshalb spricht sich die europäische Leitlinie dagegen aus, diese Therapie anzuwenden.

Erweiterung der Harnröhre durch Mini-Anker (UroLift®-Verfahren)

Im Jahr 2004 hatte der Bioingenieur Ted Lamson aus den USA die Idee, das mechanische Problem der zu engen Prostata nicht durch Dampf oder Radiowellen, sondern blutungsfrei mechanisch zu lösen. Das Prinzip setzte er mit liftartigen Ankern um, die das schwammartige Innengewebe der Prostata zur Seite ziehen sollten. Er gründete die Firma NeoTract und nannte das System »UroLift®« oder »*P*rostate *U*rethral *L*ift (PUL)«. Nach der Zulassung durch die amerikanische Gesundheitsbehörde wurde das Unternehmen an die Firma Teleflex® verkauft:

- *Behandlungsprinzip:* Unter Sicht und in Lokalbetäubung wird ein Gerät in die Harnröhre eingeführt. Im Bereich der Prostata wird das Gewebe zur Seite gedrückt, dann durch ein flexibles Ankersystem am Rand der Prostata fixiert und zur Seite gezogen. Je nach Größe der Prostata wird dieser Vorgang vier- bis sechsmal wiederholt, bis die innere Passage der Prostata wieder frei ist.
- *Können damit alle Prostatagrößen behandelt werden?* Ist die Prostata größer als 100 Kubikzentimeter, eignet sich das

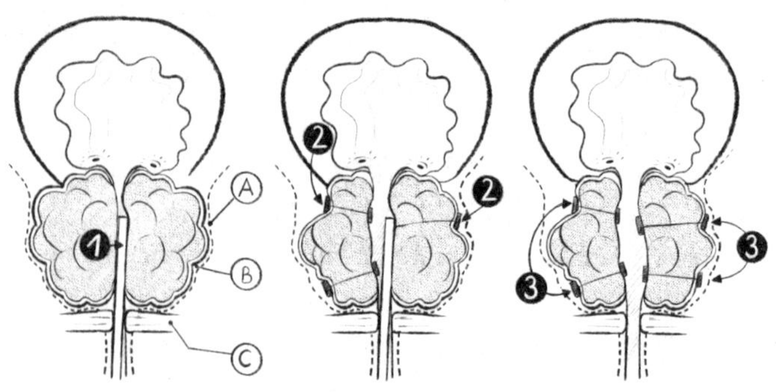

Bei der UroLift®-Therapie des inneren Prostatagewebes wird über einen Schaft (1) unter Sicht ein Anker außerhalb der Kapsel aufgespannt (2) und unter Zug ein inneres Gegenstück. Je nach Größe der Prostata werden dann insgesamt vier bis sechs dieser Liftsysteme abgeworfen und drücken das Prostatagewebe zur Seite. (A = Erektionsnerven neben der Prostatakapsel [B], C = äußerer Schließmuskel.)

Verfahren nicht. Es sollte auch kein ventilartiger Mittellappen vorliegen, der dann ins Innere der Harnröhre fallen könnte.

- *Wann tritt die Wirkung ein?* Grundsätzlich macht sich die mechanische Befreiung sofort bemerkbar. Allerdings wird das Ergebnis in den ersten zwei Wochen durch die Irritationen in der Harnröhre beeinträchtigt, die sich als leicht blutiger Urin oder vermehrter Harndrang äußern.
- *Komplikationen:* Es kommt nur selten zu schwerwiegenden Blutungen oder Nebenwirkungen. Je nach Größe der Prostata erhalten die Betroffenen für einen Tag einen Katheter. Man sollte die Prostatamedikamente nach dem Eingriff noch bis zu zwei Wochen weiter einnehmen. Die Sexualfunktion wird nicht beeinträchtigt.
- *Sind Erfolgsraten bekannt?* Mehrere Studien bestätigen, dass sich die Symptomlast ungefähr halbiert und die Stärke des Harnstrahls um ein Drittel zunimmt. Es gibt ein ungefähr 13-prozentiges Risiko, dass später doch noch eine Operation erforderlich wird, was bei dem System problemlos

möglich ist. Der englische Urologe Tom McNicholas sagt es pragmatisch: Ein Drittel der Männer geht es sehr gut, sie sind sehr zufrieden. Ein zweites Drittel der Männer ist zufrieden, und es geht besser als mit den Medikamenten, aber sie wünschten sich eine noch bessere Stärke des Harnstrahls. Ein drittes Drittel der Männer ist unzufrieden, entweder müssen zusätzliche Anker gesetzt werden, oder einige von ihnen benötigen eine operative Therapie mit Abtragung des Gewebes (McNicholas 2020).

- *Kosten der Methode:* Die Kosten der Behandlung hängen von der Anzahl der verwendeten Anker ab. Aktuell werden die Kosten in Deutschland von den privaten Krankenkassen übernommen, gesetzlich Versicherte müssen sie noch selbst tragen.
- *Einschätzung aktueller Stellenwert:* Die Verlaufsdaten nach vier Jahren haben die guten Anfangsergebnisse bestätigt. Da das Verfahren auch im Vergleich mit Standardverfahren gut abgeschnitten hat, wird das System von der Amerikanischen und der Europäischen Urologischen Gesellschaft stark empfohlen.

Gewebekompression durch Körbchen (TIND-Verfahren)

Der Vollständigkeit halber sei noch eine relativ junge Methode erwähnt, die erstmals 2018 vorgestellt wurde: das TIND-Verfahren (*T*emporarily *I*mplanted *N*itinol *D*evice [temporär implantierbares Nitinol Körbchen]). Dabei wird ein Körbchen mit drei bis vier bogenförmig aufgespannten Streben für einige Tage in die verengte Prostata gelegt:

- *Behandlungsprinzip:* Das Verfahren ist ohne großen apparativen Aufwand in der Praxis durchführbar. Über ein Gerät zur Blasenspiegelung wird ein Körbchen, das in einem Schutzmantel zusammengedrückt und an einem Faden befestigt ist, in die Blase vorgeschoben. Dann wird der Schutzmantel zurückgezogen, das Körbchen spannt sich auf und wird dann an dem Faden in die verengte Prostata gezogen. Das Körbchen ist aus Nitinol, einem Metall, das sich bei Körpertemperatur ausdehnt. Das führt zu einer Druckzunahme in der Prostata und soll das Gewebe so schädigen, dass es sich zurückbildet. Nach fünf bis sieben Tagen wird es unter optischer Kontrolle wieder zusammengedrückt und mit dem Faden entfernt.

- *Einschätzung aktueller Stellenwert:* In den letzten zwanzig Jahren gab es schon viele Verfahren, die versucht haben, durch einen zeitlich begrenzten Druck die Prostata zu verkleinern. So hat man beispielsweise Druckballone in die Prostata eingebracht und dann mit starkem Druck aufgeblasen. Auch hier war man anfangs euphorisch – die langfristigen Ergebnisse waren aber so schlecht, dass sich keines der Verfahren gehalten hat. Auch bei der Körbchenmethode erscheint eher eine gesunde Skepsis angebracht. Aktuell steht das Verfahren noch unter Überprüfung.

Fazit

Von den vielen neuen minimalinvasiven Verfahren zur Behandlung der verengten oder vergrößerten Prostata sind derzeit zwei favorisiert. Das UroLift® ist aktuell sicher der Gewinner, und es wird auch von den Fachgesellschaften stark empfohlen. Das Wasserdampf-Rezūm®-System braucht noch Bestätigungen durch einen Vergleich mit einem anerkannten Standardverfahren, hat bislang aber eine hohe Akzeptanzrate.

Das dritte Verfahren ist die Embolisation zum »inneren Austrocknen« des Gewebes. Es ist sehr gut bei großen Drüsen geeignet, die wegen der Größe mit den anderen Verfahren nicht mehr behandelt werden können. Bei kleineren Drüsen erscheint das Verfahren den anderen minimalinvasiven Verfahren unterlegen, weil der Eingriff eine hohe Strahlenbelastung hat, von einem sehr erfahrenen Radiologen durchgeführt werden muss, die Punktion der Arterie zu Blutungen führen kann und der Effekt auf die Verbesserung der Harnstrahlstärke nicht sehr stark ist.

Der Goldstandard zur Prostataverkleinerung

Am 5. Dezember 2013 erschien in der französischen Zeitung *Le Parisien* ein Artikel mit der Überschrift »Une opération banale«. Damit wurde der Eingriff charakterisiert, dem sich der damalige französische Präsident François Hollande im Februar 2011 unterziehen musste. Gemeint war die Verkleinerung der gutartig vergrößerten Prostata.

Man sprach in Frankreich sogar von einer Präsidentenerkrankung, denn schon Charles de Gaulle, der von 1959 bis 1969 Präsident der Republik war, musste sich während seiner Amtszeit dieser Operation unterziehen. Dahingegen waren die Operationen des Präsidenten François Mitterrand im Jahr 1992 und 1994 anders, denn er litt an Prostatakrebs. Auch die Vorsteherdrüse unseres früheren Bundeskanzlers Helmut Kohl war gutartig vergrößert und musste verkleinert werden, was allerdings unter strengster Geheimhaltung geschah. Der damalige Operateur, ein weltberühmter Urologe aus Deutschland, empfand den Eingriff jedoch nicht als banal – dazu war der Patient zu prominent.

Der lange Weg zur lebensrettenden »banalen« Operation

Wer die spannende Geschichte der operativen Verkleinerung der Prostata im Detail nachlesen möchte, dem sei das Buch *Der geplagte Mann* von Jürgen Thorwald empfohlen (Thorwald 1994). Dort erfährt man unter vielem anderen von den bereits genannten inneren Chlorkalkverätzungen, mit denen Kaiser Karl V. geheilt werden sollte (siehe den Abschnitt »Wenn die große Prostata zum Sprengstoff wird« in Kapitel 7). Unglaublich auch, als es in den Dreißigerjahren des vorigen Jahrhunderts erstmals gelang, unter optischer Kontrolle wenige Gramm der riesigen Prostata zu entfernen und mit elektrischem Strom eine Blutstillung zu ermöglichen. Heute wird diese Methode eher abwertend als »elektrisches Hobeln« bezeichnet, ist aber in der Hand des erfahrenen Urologen immer noch ein sehr gutes Verfahren.

Verschiedene Methoden zur Entfernung der inneren Prostata

Der Unterschied zwischen einer Totalentfernung wie bei Prostatakrebs und der inneren Prostataverkleinerung wurde bereits im Abschnitt »Die Verkleinerung der Prostata ist keine Komplettentfernung wie bei Krebs« dieses Kapitels erklärt. Letztlich verbleibt bei der Entfernung der inneren Drüse die gesamte Randdrüse, die sogenannte periphere Zone mit der Kapsel. Dabei werden wie gesagt weder die außen liegenden Erektionsnerven noch der unterhalb der Prostata liegende Schließmuskel beschädigt:

- *Verkleinerung der Prostata mit der elektrischen Schlinge (TUR):* Bei dieser seit Jahrzehnten etablierten Technik wird unter

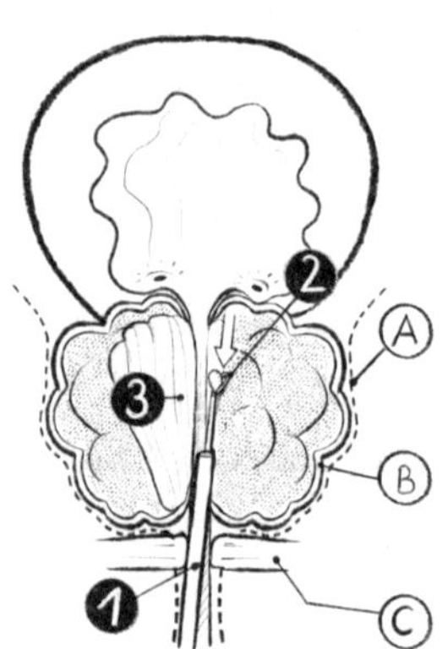

Bei der sogenannten transurethralen Resektion (TUR) der Prostata wird durch die Harnröhre ein Endoskop vorgeführt (1) und eine Schlinge (2) genutzt, die durch Aktivierung eines elektrischen Stroms schneiden und verschorfen kann. Dadurch kann das innere Drüsengewebe (3) entfernt werden. (4 = äußere Prostatakapsel, 5 = Erektionsnerven, 6 = äußerer Schließmuskel.)

Sicht ein dünnes Arbeitsgerät durch die Harnröhre bis zur Prostata vorgeschoben. Dann wird mit einer Schlinge, die man aktiv mit einem Pedal steuern kann, das Innere der Prostata Stück für Stück elektrisch entfernt. Das Verfahren ist im Lauf der Jahrzehnte immer weiter verfeinert worden und in der Hand des Könners unverändert Goldstandard.

- *Laseraushöhlung der inneren Prostata (HoLEP-Technik):* Seit der ersten Dekade des neuen Jahrtausends ist die innere Aushöhlung des Prostatagewebes mit einem Laser sehr populär und wird mit »HoLEP« abgekürzt, was für die »*Ho*lmium-*L*aser-*E*nukleation der *P*rostata« steht. Die Abtragung erfolgt von innen durch die Harnröhre und unter Sicht, wobei im Unterschied zur »Ausschälung« das Gewebe nicht Stück für Stück, sondern als Ganzes von der äußeren Prostatazone gelöst wird. Anschließend wird die komplette Gewebekugel in die Blase gelegt und dort mit einem rotierenden Messer zerkleinert und abgesaugt. Der große Vorteil des Verfahrens ist, dass es viel weniger blutet, weil alles in einer einzigen Schicht gelöst wird. Außerdem kann man das Gewebe mikroskopisch untersuchen.
- *Laserverdampfung der Prostata (Greenlight-Technik):* Eine andere Lasertechnik ist die Laserverdampfung, die sogenannte Vaporisation. Das innere Drüsengewebe wird dabei mit einem Laserstrahl unter Sicht »verbrannt«. Weil das Licht grün ist, wurde das Verfahren als »Greenlight-Technik« populär. Obwohl es angeblich vollkommen blutungsfrei erfolgt und deshalb auch bei Patienten angewendet werden kann, die eine medikamentöse Hemmung der Blutgerinnung haben, muss man das eingrenzen. Denn wenn das »verbrannte« Gewebe abgestoßen wird, kann es aus dem Wundgrund trotzdem bluten. Ein Nachteil ist, dass das Gewebe nicht mikroskopisch untersucht werden kann.

- *Wasserstrahlabtragung (Aquabeam-Technik):* Seit einigen Jahren wird ein hochverdichteter Wasserstrahl eingesetzt, um das Gewebe abzutragen. Dieser extrem feine und mit hohem Druck arbeitende Wasserstrahl geht von einer Sonde aus, die im Inneren der Prostata platziert wird und von oben nach unten und rotierend das Prostatagewebe absprengt, das dann mit dem Wasser abgesaugt wird. Die Kontrolle des Wasserstrahls erfolgt durch eine Ultraschallsonde, die vom Enddarm aus eingeführt wird. Das Verfahren hat den Vorteil, dass es sehr schnell geht, da das gesamte Gewebe in wenigen Minuten abgetragen ist. Allerdings muss die Wundhöhle noch einmal getrennt von innen kontrolliert werden, um die Blutungen zu stillen.
- *Offene oder robotisch assistierte innere Drüsenverkleinerung:* Bis vor wenigen Jahrzehnten gehörte es zum Standardprogramm aller urologischen Kliniken, dass die Prostata bei

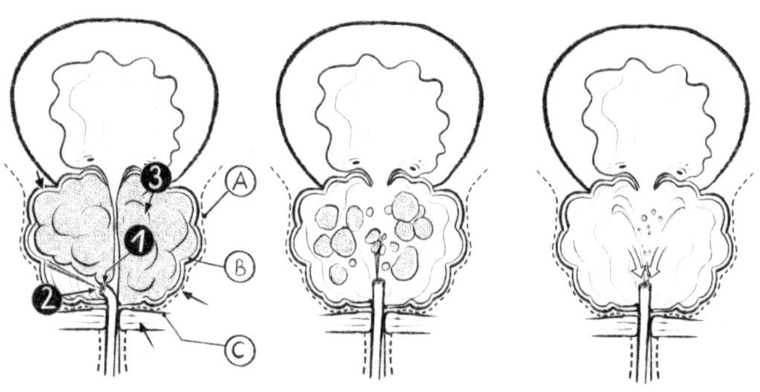

Das Besondere an der HoLEP-Technik (siehe Seite 225) ist, dass man unter Sichtkontrolle (1) mit einem speziellen Laser (2) den gesamten inneren Drüsenkörper (3) der Prostata von der äußeren Zone trennt. Wenn dann alle inneren Teile der Prostata abgetrennt sind, werden diese unter Sicht verkleinert (mittleres Bild) und abgesaugt (rechtes Bild) und können dann vom Pathologen mikroskopisch untersucht werden.

Überschreiten einer Grenzgröße durch eine Schnittoperation verkleinert wurde. Auch heutzutage gibt es dafür im Einzelfall noch Gründe, wenn beispielsweise als Folge der Prostatavergrößerung bei den betroffenen Männern sehr große Blasensteine vorhanden sind. Auch zur Schonung der Harnröhre ist es dann besser, diese von oben zu entfernen. Man kann die Operation heute auch mithilfe eines Operationsroboters minimalinvasiv durchführen.

Wenn die Prostata verkleinert wird: Was will Mann vorher wissen?

In den Sechzigerjahren gab es eine berühmte Fernsehwerbung mit dem legendären Quizmaster Hans-Joachim Kulenkampff. Darin zündet er sich eine Pfeife an und sagt: »Drei Dinge braucht der Mann: Feuer, Pfeife, Stanwell«, wobei Letzteres die Tabakmarke war, die beworben wurde. So ähnlich geht es einem Mann vor der Prostataoperation. Denn drei Dinge wollen die meisten wissen: Brauche ich nach der Operation Vorlagen, bleibt mein Sexualleben erhalten, und bleibt mein Penis wie vorher?

Muss man nach der Operation eine Vorlage tragen?

Bei der inneren Entfernung der Prostatadrüse wird der Schließmuskel nicht verletzt. Trotzdem muss man den Männern sagen, dass sie in den Wochen nach der Operation bei Belastungen wie beim Husten oder Sport unwillkürlich etwas Urin verlieren können. Ursache ist keine Verletzung des Schließmuskels, sondern dessen Schwäche, denn er hat oft jahrelang kaum noch gearbeitet. Der Mann musste eher pressen, damit der Urin lief. Dieser Schließmuskel ist sozusagen plötzlich auf sich allein gestellt und muss trainiert werden. Hat man wochenlang im Bett gelegen, kann man auch nicht sofort wieder fünf Etagen hochrennen.

Dazu kommt, dass die innere Prostatawunde durch den Urin gereizt wird. Deshalb laufen die Männer in den ersten Tagen nach der Operation für kleine Mengen und überfallartig plötzlich auf die Toilette. Diese Irritationen normalisieren sich mit dem Abheilen der Wunde.

Wird der Penis durch die Operation kürzer?

Die Befürchtung, der Penis verkürze sich, beruht auf der Vorstellung, dass die Prostata Teil des Penis ist und mit der Verkleinerung auch kleiner wird. Man kann die Betroffenen aber zu 100 Prozent beruhigen. Es kommt zu keiner Verkürzung des Penis.

Welche Auswirkungen hat die Operationen auf das Sexualleben?

Manche Männer fragen, ob ein Zusammenhang zwischen dem schwachen Harnstrahl und der nachlassenden Erektion besteht. Es wurde bereits besprochen, warum das nicht der Fall ist (siehe den Abschnitt »Blockiert eine große Prostata auch das Sexualleben« in Kapitel 7). Aber was passiert, wenn man die innere Drüse – mit welchem Verfahren auch immer – operativ entfernt?

- Die Erektion wird nicht beeinflusst. Denn die Erektionsnerven verlaufen außerhalb der Kapsel und werden bei der Operation nicht lädiert. Selbst wenn es an einer Stelle zu einer Verletzung der Kapsel käme, ist eine behindernde Nervenschädigung so gut wie ausgeschlossen, da auf jeder Seite der Prostata zur Hinterwand nicht nur ein Nerv, sondern ungefähr 35 kleine Nerven verlaufen, die zusammenarbeiten.
- Tatsächlich wird nach der Operation weniger Ejakulat gebildet. Denn ein Drittel kommt aus der inneren Prostatadrüse, der Rest aus den Samenblasen und den Hoden (siehe den Abschnitt »Ein kurzer Ausflug zum Beckenboden des Mannes« in Kapitel 1).

- Unabhängig von der reduzierten Menge an Ejakulat führt die Operation zu einem rückwärtsgerichteten Samenerguss in die Blase, da dies der Weg des geringsten Widerstands ist. Dieses Phänomen der »retrograden Ejakulation« führt lediglich zu einem »trockenen« Orgasmus, der allerdings ansonsten unverändert ist. Es gibt Männer, denen dieses Naturereignis so wichtig ist, dass sie deswegen die Operation so lange wie möglich hinausschieben (siehe auch den Abschnitt »Gibt es Medikamente, die gezielt an der Prostata wirken?« in Kapitel 7).
- Es existieren Operationsverfahren, um die vorwärtsgerichtete Ejakulation zu erhalten. Der Erfolg kann aber nicht garantiert werden.

Wichtig: Nach der Operation muss der Mann weiter vorsorgen!
Immer wieder erlebt man Männer, die viele Jahre nach der Verkleinerung der gutartigen Prostatavergrößerung einen fortgeschrittenen Prostatakrebs erleiden. Sie dachten, die Prostata sei entfernt, und wussten nicht, dass eine fortgesetzte Kontrolle notwendig ist. Dass die äußere Randzone der Prostata nach der inneren Verkleinerung weiter »vorgesorgt werden« muss, hatte man ihnen nicht gesagt, oder sie hatten es vergessen.

Die Vorsorge ist durch Tastuntersuchungen, Ultraschall und den Blutwert PSA sehr gut möglich. Dabei muss man wissen, dass durch die Entfernung des inneren Drüsenkörpers der PSA-Wert nach der Operation meistens um Werte von 1 oder darunter abfällt. Wenn dieser Wert dann später unverhältnismäßig stark und schnell ansteigt, muss weiter abgeklärt werden. Entdeckt man dadurch einen Prostatakrebs, der noch lokal begrenzt ist, kann man diesen sehr gut behandeln.

9.
Wenn es im Damm und Becken drückt und brennt

Die schmerzhafte Prostata: ein Chamäleon

Im September 2010 erschien im Verlag Antje Kunstmann ein Buch des englischen Schriftstellers Tim Parks mit dem Titel *Die Kunst stillzusitzen* (Parks 2010). Erst mag man an einen Leitfaden zum Umgang mit überaktiven Kindern denken, in Wahrheit ist es jedoch die sehr persönliche Krankheitsgeschichte eines Mannes mit einem chronischen Beckenbodenschmerz. Nach vielfältigsten Behandlungsversuchen schafft er es schließlich, den quälenden »Phantomschmerz« der Prostata mithilfe von Entspannungstechniken zu besiegen.

Aber Schmerzen im Becken können viele Ursachen haben. Es wäre gefährlich, bei der Suche nach einer fassbaren organischen Ursache zu früh abzubrechen und den Betroffenen als »überlagert« oder »psychisch auffällig« zu klassifizieren. Leider passiert das allzu leicht, weil die Suche nach der Ursache eine Herkulesaufgabe und Detektivarbeit sein kann.

»Google Maps« für die schmerzhafte Prostata?

Die häufigste Ursache von Schmerzen im Becken des Mannes ist die Prostata. Allein 10 bis 14 Prozent aller Männer in Europa und den USA erleiden in ihrem Leben eine Prostataentzündung, und rund 8 Prozent aller Vorstellungen beim Urologen erfolgen deswegen. Andererseits findet man nur bei 5 bis 10 Prozent der Betroffenen tatsächlich Bakterien, sodass sich eine dramatische und rätselhafte Lücke auftut. Leider gibt es keine GPS-Steuerung, um das Problem zu orten. Aber es gibt Wegweiser, man muss sie nur richtig lesen:

Charakteristische Zeichen von Entzündungen der Prostata

Typ der Prostataentzündung	Charakteristische Zeichen
Akute bakterielle Prostatitis	• Starke Schmerzen • Fieber • Entzündungszeichen im Blut • Oft Bakterien in Blut und Urin
Chronisch-bakterielle Prostatitis	• Länger als drei Monate andauernd, immer wieder (der gleiche) Keimnachweis • Beschwerden wechselnd zu- und abnehmend • Beckenschmerz, schmerzhafte Ejakulationen, Harndrang
Nichtentzündliche chronische Prostatitis/chronisches Beckenschmerzsyndrom	• In mehr als drei der vergangenen sechs Monate Beschwerden • Diffus in Becken/Prostata • Kein Bakteriennachweis • Eventuell Entzündungszeichen (Leukozyten) im Urin
Asymptomatische Prostatitis	• Keine Beschwerden und Symptome • Erhöhte Blutwerte, steigende und fallende PSA-Blutwerte

- Die *akute bakterielle Entzündung der Prostata* ist ähnlich der akuten Blinddarmentzündung ein schweres Krankheitsbild. Die Betroffenen haben starke Schmerzen im Becken und Dammbereich, einen ständigen Blasenreiz, hohes Fieber und Schüttelfrost. Im Urin und Blut finden sich Entzündungszeichen. Es muss unverzüglich eine antibiotische Therapie erfolgen!
- Eine *chronisch-bakterielle Entzündung* liegt vor, wenn man im Prostatasekret länger als drei Monate Bakterien nachweisen kann. Die Beschwerden sind eher diffus im Becken- und Dammbereich, und Phasen der Besserung wechseln mit einer Verschlechterung ab. Da man Bakterien findet, muss eine wiederholte und testgerechte antibiotische Therapie erfolgen.

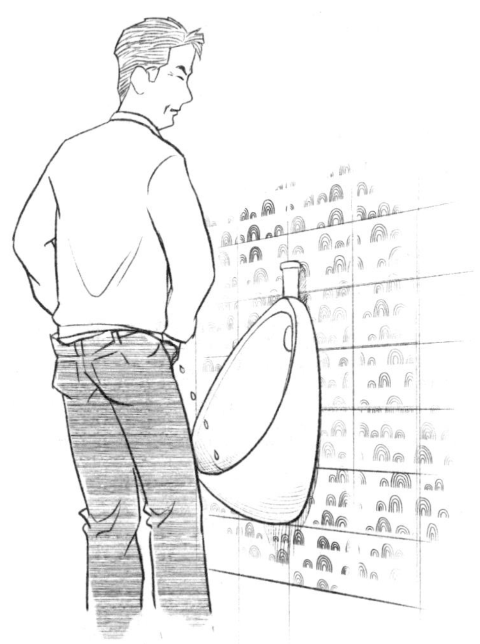

- Das große Sorgenkind ist die dritte Gruppe der Prostataentzündung, weil sie *keine Entzündung im klassischen Sinne* ist. Man findet keine Bakterien, und trotzdem haben die Männer oft über Jahre Beschwerden. Eine antibiotische Therapie ist oft mehr eine Verzweiflungstat als vernunftgesteuert. Welche Möglichkeiten bestehen und ob sie sich bewährt haben, darüber soll im Abschnitt »Die chronische nichtbakterielle Reizung von Prostata und Beckenboden« in diesem Kapitel gesprochen werden.
- Die vierte Gruppe der *asymptomatischen Prostatitis* erscheint zunächst überflüssig. Denn warum sollte man eine »Krankheit« benennen, wenn keine Beschwerden vorliegen? Es gibt aber einen wichtigen Grund, nämlich der erhöhte Prostata-Blutwert, das berühmte PSA. Denn der

PSA-Wert kann durch mehrere Auslöser erhöht sein, von einem Prostatakrebs bis hin zu einer symptomlosen Prostatareizung. Die Betroffenen haben wellenförmig steigende und fallende PSA-Werte im Gegensatz zu einem Krebs, wo sie kontinuierlich und relativ schnell ansteigen.

Ein wichtiger Test für die Prostata: die Zwei-Gläser-Probe

Um festzustellen, ob in der Prostata Bakterien sind, wurde früher ein sehr aufwendiger Vier-Gläser-Test durchgeführt. Heute wird die Probe vereinfacht als Zwei-Gläser-Probe genommen. Die erste Probe ist der Beginn des Wasserlassens und informiert über den Zustand der Harnröhre. Dann wird die Prostata vom Enddarm aus leicht massiert, um eventuell vorhandene Bakterien in die Harnröhre zu drücken. Danach fängt man erneut den Anfangsteil des Urinstrahls. Diese zweite Probe sollte nur 5 bis 10 Milliliter Urin haben, um eine zu große Verdünnung des Urins zu verhindern. Finden sich in Probe 2 deutlich mehr Bakterien als in Probe 1, beweist das den bakteriellen Befall der Prostata. Das Sekret wird dann weiter untersucht werden:

- Auf Kulturplatten kann man nachweisen, um welche Bakterien es sich handelt.
- Man kann ermitteln, auf welche Antibiotika die Bakterien sensibel sind.
- Einen Teil der Probe kann man molekulargenetisch auf sexuell übertragbare Erkrankungen wie beispielsweise Chlamydien analysieren. Das ist praktisch bedeutsam, weil man Chlamydien nicht wachsen lassen kann, sie aber eine spezielle antibiotische Therapie benötigen.
- Ergänzend kann noch eine bakteriologische Untersuchung des Spermas erfolgen.

Muss man Ultraschall- oder Röntgenuntersuchungen machen?
Selten kann sich in der Prostata eine Entzündung abkapseln und zu einem Abszess als geschlossene Vereiterung führen. Die muss dann entlastet werden. Solch eine Komplikation kann man meist mit einer Ultraschalluntersuchung ausschließen, die aber vom Enddarm aus wegen der Entzündung unter Umständen schmerzhaft sein wird. Deshalb muss je nach Situation ergänzend eine Computertomografie (CT) oder Kernspinuntersuchung (MRT) der Prostata erfolgen.

Die bakteriell entzündete Prostata

Weil Antibiotika in den letzten Jahrzehnten inflationär gegeben wurden, konnten die Bakterien lernen, sich zu wehren und Resistenzen zu entwickeln. Die aktuelle Prognose ist dramatisch, und man prognostiziert, dass im Jahr 2050 mehr Menschen an Infektionskrankheiten sterben werden als an Krebs.

Deshalb müssen wir in Zukunft sehr viel sparsamer und gezielter Antibiotika einsetzen. Das betrifft aber nicht die bakterielle Prostataentzündung als hochakutes und schweres Krankheitsbild, bei dem die Gabe von Antibiotika absolut notwendig ist.

Ein dramatisches Krankheitsbild:
die akute Prostataentzündung
Denn Männer mit einer akuten bakteriellen Entzündung der Prostata haben Fieber und stärkste Schmerzen im Becken, und einige können die Blase wegen der entzündlich geschwollenen Prostata schlecht oder gar nicht entleeren. Im Notfall muss man dann einen Katheter legen, eventuell sogar durch die Bauchdecke, weil die Prostata schmerzhaft gereizt ist. Es ist wichtig, dass der Urin zur mikrobiologischen Testung eingesandt wird, um nach der Austestung eventuell auf ein passgenaues Antibiotikum zu wechseln.

Eine Zwei-Gläser-Probe mit diagnostischer Massage der Prostata (siehe den vorigen Abschnitt dieses Kapitels) sollte nicht erfolgen, da dies schmerzhaft ist und eine Streuung der Bakterien ins Blut auslösen könnte. Erhärtet sich bei der Ultraschalluntersuchung der Verdacht, dass sich in der Prostata eine abgekapselte Entzündung gebildet hat, muss man solch einen Abszess eventuell entlasten.

Akute Prostataentzündung – was tun?

- *Unbedingt den Keim finden:* Hat man Sekret aus der Prostata – oder eine Urinprobe vom Beginn des Wasserlassens –, ist es sehr wichtig, den Keim zu bestimmen. Die notwendige Bakterienkultur muss innerhalb von zwei bis vier Stunden angelegt werden. In spezialisierten Kliniken und Praxen wird ein Teil des Sekrets auch genetisch untersucht, um Keime zu finden, die sich in der Kultur schlecht oder gar nicht züchten lassen und folglich übersehen werden können. Diese Analyse erfolgt in spezialisierten Laboren (Benelli et al. 2017). Wenn die Betroffenen einen Fieberschub haben, sollte eine Blutkultur angelegt werden, um den auslösenden Keim zu finden. Nur dadurch wird eine gezielte Therapie möglich.
- *Antibiotika sind ein Muss:* Wegen der Schwere der Erkrankung muss unverzüglich ein Antibiotikum genommen werden. Als erste Wahl gelten immer noch die Quinolone wie Ciprofloxacin und Levofloxacin, da sie im Vergleich zu anderen Antibiotika eine drei- bis vierfach höhere Konzentration in der Prostata haben. Alternativ gibt man Breitspektrum-Penicilline oder Cephalosporine der neuesten Generation. Sind die Keime auf das Antibiotikum sensibel, bessern sich die Beschwerden innerhalb der ersten 48 Stunden. Anderenfalls muss man nach dem Ergebnis der Austestung das Antibiotikum wechseln. Eine rezeptartig aufbereitete Anleitung ist im Netz in einem Beitrag der

amerikanischen Allgemeinärzte frei verfügbar (Coker et al. 2016).

- *Wie lange sollen die Antibiotika genommen werden?* Alle Experten raten zu einer testgerechten antibiotischen Therapie für mindestens vier Wochen. Denn die fuchsbauartig verzweigte Prostata ist wie ein Hochhaus, in dem alle Terroristen gefunden werden müssen, damit man vor einem Wiederauftreten der Entzündung geschützt ist. Und diese Suche dauert.
- *Zusätzliche Gabe von muskellösenden Alpha-Blockern?* Diese Substanzen helfen bei der vergrößerten oder zu engen Prostata (siehe den Abschnitt »Gibt es Medikamente, die gezielt an der Prostata wirken?« in Kapitel 7). Deshalb wirken sie auch, wenn die Prostata bei einer Entzündung angeschwollen ist. Ob sie aber zu einer schnelleren Heilung führen, weil der Abfluss des entzündeten Sekrets erleichtert wird, ist nicht bewiesen (Rees et al. 2015).
- *Schmerzmittel sind hilfreich:* Es sollten erst »leichte« Schmerzmittel wie Paracetamol versucht werden. Reicht das nicht aus, kann man auf andere Substanzen wie Acetylsalicylsäure (ASS), Ibuprofen oder Diclofenac wechseln, die gleichzeitig eine Hemmung der Entzündung bewirken.
- *Stuhlerweichung:* Wenn man bei Fieber einen Flüssigkeitsmangel erleidet, kommt es zu einer Verhärtung des Darminhalts. Das führt zu einem schmerzhaften Druck auf die Prostata und erklärt den erleichternden Effekt einer Erweichung des Stuhls.
- *Phytotherapeutika:* Mit hohem Werbeaufwand werden frei verkäufliche pflanzliche Präparate beworben, die meist Gräserpollen enthalten. Ob sie aber einen heilenden Effekt haben, ist nirgends belegt. Meist werden sie gleichzeitig mit den Antibiotika genommen, sodass nicht feststellbar ist, ob die Besserung durch die Antibiotika oder die

pflanzlichen Präparate zustande gekommen ist. Die Mittel müssen von den Männern selbst gezahlt werden.

Die chronische Prostataentzündung: ein gefürchtetes Problem

Von einer chronischen Prostatitis spricht man, wenn die Entzündung länger als zwölf Wochen andauert. Es ist aber wichtig zu unterscheiden, ob es sich um eine fortgesetzt bakteriell bedingte Entzündung handelt oder eine Reizung. Denn nur dann spricht man von der chronisch-bakteriellen Prostatitis, was therapeutische Konsequenzen hat:

- *Noch einmal Antibiotika einnehmen?*
  - Die wiederholte Einnahme von Antibiotika für vier bis sechs Wochen sollte nur erfolgen, wenn man erneut Bakterien im Prostatasekret nachweisen kann oder wenn die Beschwerden nach der ersten Einnahme des Antibiotikums deutlich gebessert waren (Rees et al. 2015).
  - Im Einzelfall kann es wichtig sein, bei einem Wiederauftreten der Beschwerden das Sekret der Zwei-Gläser-Probe auch molekulargenetisch zu untersuchen (siehe den Abschnitt »Die schmerzhafte Prostata: ein Chamäleon« in diesem Kapitel). Denn einige Bakterien wie beispielsweise die Chlamydien lassen sich kaum anzüchten, sind aber molekulargenetisch gut nachzuweisen.
  - Sind keine Bakterien mehr nachweisbar, sollten andere Therapieverfahren wie bei der chronischen nichtbakteriellen Reizung von Prostata und dem Beckenboden versucht werden (siehe den nächsten Abschnitt dieses Kapitels).
- *Mit welchen Antibiotika hat man noch eine Chance?* Je nach Befund der Zwei-Gläser-Probe muss eventuell das Antibiotikum angepasst werden. Wichtig ist, dass die Antibiotika ausreichend lang genommen werden. Experten empfeh-

len, sie immer mindestens vier Wochen lang zu verabreichen:

- Interessant ist das Antibiotikum Fosfomycin, das alle Frauen mit Blasenentzündungen kennen. Es dringt sehr gut in das Gewebe der Prostata ein und zeigt selten Resistenzen. Da es fast anderthalb Tage im Gewebe nachweisbar ist, hat man eine Dosis alle zwei Tage über sechs Wochen gegeben und erzielte Erfolgsraten bis zu 77 Prozent (Karaiskos et al. 2018).
- Eine andere Strategie ist die Kombination von zwei unterschiedlichen Substanzen (Magri et al. 2018), um sozusagen mit doppelter Schlagkraft eine bessere Chance zu haben.

- *Antibiotika lokal spritzen:* Antibiotika wie die Aminogykoside wirken sehr gut, haben aber bei systemischer Gabe erhebliche Nebenwirkungen. Bei der Frage, ob es lokal wirkt, fand man bei Männern, denen man über zehn Tage das Antibiotikum Amikacin vom Enddarm aus neben die Prostata spritzte, eine deutlich bessere Heilungsrate als bei denjenigen, die es mittels Muskelinjektion systemisch erhielten (Hu et al. 2002).
- *Antibiotika länger geben:* Normalerweise kann man bei einer antibiotischen Behandlung davon ausgehen, dass die krank machenden Keime nach sieben bis zehn Tagen beseitigt sind. Wegen der komplexen drüsenartigen Struktur wird heute jedoch empfohlen, mindestens vier Wochen lang antibiotisch zu behandeln. Eine zwei- bis dreiwöchige hoch dosierte Gabe von Levofloxacin zeigte dementsprechend schlechtere Ergebnisse als eine Normaldosis, die jedoch mindestens über vier Wochen gegeben wurde (Paglia et al. 2010).
- *Andere Prostata- und Blasenmedikamente:*
  - Ist die Blasenentleerung durch die entzündlich geschwollene Prostata behindert, können muskelentspan-

nende Alpha-Blocker helfen. Ob es den Heilungsprozess der Prostata unterstützt, ist unbewiesen.

  - Angeblich soll der Einsatz von Finasterid hilfreich sein (siehe den Abschnitt »Gibt es Medikamente, die gezielt an der Prostata wirken?« in Kapitel 7). Es liegen aber keine zuverlässigen Daten vor, die diese Theorie stützen. Wegen möglicher Nebenwirkungen auf die Libido sollte man gerade bei jüngeren Männern vorsichtig sein.
  - Wenn die Blase leer wird, aber trotzdem ein fortgesetzter Reiz zur Blasenentleerung besteht, kann man blasenberuhigende Medikamente einsetzen (siehe den Abschnitt »Medikamente gegen den ständigen Blasendrang« in Kapitel 3).

- *Besondere nervenberuhigende Schmerzmittel:* Auch bei der chronisch-bakteriellen Prostatitis sollten starke Schmerzmittel wie Opioide wegen des Suchtpotenzials vermieden werden. Hilfreich sind Substanzen, wie man sie bei Nervenschmerzen einsetzt. Hierzu gehören Gabapentinoide oder trizyklische Antidepressiva wie das Amitriptylin (Rees et al. 2015). Auch der Einsatz von Abkömmlingen der Hanfpflanze, den sogenannten Cannabinoiden, scheint zu helfen, was kooperativ mit Schmerztherapeuten besprochen werden sollte.
- *Spezielle Physiotherapie:* Mit der Zeit bilden sich durch die anhaltenden Schmerzen lokale Muskelverspannungen im Beckenbereich heraus, die selbst wiederum schmerzauslösend sein können. Diese kann man durch eine entsprechende Physiotherapie zu lockern versuchen (Bruckmann 2020).
- *Wiederholte Prostatamassagen:* Sind Entzündungen in Geweberäumen der Prostata gefangen, kann es hilfreich sein, einen Abfluss von entzündetem Sekret in Gang zu bringen. Deshalb gibt es seit Langem die Idee einer Prostatamassage. Es existiert nur eine Studie dazu, die aber keinen posi-

tiven Effekt auf den Krankheitsverlauf hat zeigen können (Ateya et al. 2006).

- *Operative Maßnahmen:* Bei Männern mit einer abgeschlossenen Familienplanung kann als letzte Maßnahme überlegt werden, den Innenteil der Prostata mit den Entzündungsherden zu entfernen. Es gibt aber keine gesicherten Daten über eine Erfolgsrate. Entschließt man sich dazu, erscheint ein Operationsverfahren mit gesicherter kompletter Entnahme des inneren Drüsengewebes wie die Holmium-Laser-Enukleation am geeignetsten (siehe den Abschnitt »Der Goldstandard zur Prostataverkleinerung« in Kapitel 8).

Die chronische nichtbakterielle Reizung von Prostata und Beckenboden

Bei Frauen spricht man bei wiederkehrenden Blasenbeschwerden von »der Blase als Spiegel der Seele«. So richtig das sein mag, sosehr kann es eine Vorverurteilung darstellen. Denn finden Ärzte keine Lösung, wird ein Symptom allzu leicht als psychische Störung abgetan. Ähnlich ist es mit den anhaltenden Prostata- und Beckenbodenschmerzen des Mannes. Ein bekannter amerikanischer Urologe überschrieb einmal einen Artikel über diese Erkrankung als »Die versteckte Infektion des Mannes« (Drach 1975).

Kommen die Beschwerden vom Kopf, von der Prostata oder aus dem Becken?

In der medizinischen Fachliteratur spricht man geheimnisvoll vom »CP/CPPS-Syndrom«. Die Abkürzung »CP« steht für »chronische Prostatitis« und »CPPS« für »Chronic Pelvic Pain Syndrome« – also den chronischen Beckenbodenschmerz. Die Symptomatik kann vernichtend sein. Eine Studie in Österreich ergab, dass bis zu 3 Prozent der Männer davon betroffen sind (Panunzio et al. 2022). In Deutschland behandelt jeder niedergelassene Urologe im Jahr 60–240 dieser Männer, die oft einen hohen Beratungsbedarf haben und als »skeptisch«, »ungeduldig« oder »fordernd« beschrieben werden (Berberich 2016). Man sollte Patienten jedoch nicht vorschnell als »psychisch labil« disqualifizieren. Denn es gibt Erkrankungen und deren Folgen, die spürbar, aber nicht unbedingt sichtbar sind (Franco et al. 2018):

- Es könnte Folge einer früher abgelaufenen Infektion sein. Bei vielen Männern findet man noch genetische Spuren von Bakterien. Möglicherweise sind die Prostataschmerzen Folge dieser früheren Infektion, ähnlich einem wetterfühligen Narbenschmerz.
- Es könnte eine Autoimmunreaktion ähnlich einem »Rheuma der Prostata« sein, denn mitunter findet man erhöhte Zytokine, die als Eiweiße auch bei Fehlreaktionen des Immunsystems gegen den eigenen Körper entstehen. Dieses Phänomen, wenn das Immunsystem den eigenen Körper angreift, bezeichnet man als »Autoimmunreaktion«.
- Vielleicht sind es Störungen der muskulären Koordination der Blasenentleerung, sodass es bei der Passage des Urins durch die Prostata zu einer Druckerhöhung kommt, der Urin in die Prostatadrüsen gedrückt wird und dies zu einer chronischen Reizung führt.
- Es könnten durch Stress oder bestimmte Verhaltensweisen im zentralen Nervensystem Mechanismen in Gang gesetzt werden, die zu einer überzogenen Schmerzempfindung führen.
- Möglicherweise verursachen krampfartige Verspannungen bestimmter Muskeln oder Einklemmungen von Nerven im kleinen Becken die Beschwerden.
- Ob eine genetisch-familiäre Vorbelastung existiert, ist unbewiesen.

Um beim unklaren Beckenschmerz frustrierende Therapieversuche zu minimieren, ist es hilfreich, wie bei einem Baukasten die möglichen Schwachstellen einzugrenzen und dann gezielt zu therapieren (siehe Tabelle).

Schmerzherkunft, mögliche Ursachen und Therapieversuche

Schmerzherkunft	Mögliche Ursachen	Therapieversuche
Kopf	Schmerzgedächtnis Phantomschmerz Schmerzprojektion	Triggerpunkt-Massage Progressive Muskelentspannung Biofeedback-Training Meditation
Prostata	Rest einer bakteriellen Entzündung Entzündung/Reizung ohne Bakterien Autoimmunreaktion der Prostata Gestörte Muskelkoordination mit »refluxiver« Urinpassage	Medikamentöse Versuche (Alpha-Blocker, Mepartricin …) »New Yorker Drei-Monats-Regel« Akupunktur Stoßwellentherapie Transrektale Thermotherapie
Becken	Nervus-pudendus-Störung Muskellücken (Hernien) Wirbelsäule, Sehnenansatz Darm, Gefäße Retroperitoneum (hinter Bauchfell), Harnleiterstein	Ursächliche Therapie

Bei unklaren Beschwerden ist die Festlegung auf einen klaren Therapieweg oft schwierig und wird durch mehrere Arztwechsel zudem verkompliziert. Meist werden zunächst somatische Therapieversuche unternommen und erst nachgeschaltet verschiedene Entspannungstechniken.

Chronische Prostatareizung:
medikamentöse und pflanzliche Therapieversuche

Die fortgesetzte Gabe von Antibiotika sollte nur bei einem Nachweis von Bakterien erfolgen. Es werden verschiedene andere Substanzen versucht:

- *Muskelentspannende Alpha-Blocker:* Die Hypothese ist, dass dadurch Störungen der muskulären Koordination im Bereich der Prostata gelöst werden. Obwohl sich im Vergleich zum Placebo in vielen Studien meist kein Vorteil zeigte, werden Alpha-Blocker als erste Maßnahme versucht und empfohlen (Le und Schaeffer 2011).
- *5-Alpha-Reduktase-Inhibitoren:* Die beiden Substanzen Finasterid und Dutasterid verkleinern die Prostata um 25 Prozent und verändern die Struktur des Gewebes. In wenigen Studien mit kleinen Patientengruppen zeigte sich statistisch kein signifikanter Vorteil, auch wenn tendenziell mehr Männer in der Gruppe mit Finasterid als in der mit dem Scheinpräparat profitierten (Le und Schaeffer 2011). Bei jungen Männern sollten aber die möglichen negativen Auswirkungen auf die Libido- und Erektionsfähigkeit beachtet werden (siehe den Abschnitt »Gibt es Medikamente, die gezielt an der Prostata wirken?« in Kapitel 7).
- *Mepartricin* ist eine Substanz, die Östrogen bindet und dadurch die Aufnahme im Darm hemmt. Die Verringerung des Östrogenspiegels soll eine Entzündungshemmung bewirken. In einer älteren Studie wurde eine messbare Verbesserung der Beschwerden gezeigt (De Rose et al. 2004), deren Ergebnisse aber nie wiederholt wurden. Auch deshalb muss die Therapie als experimentell beurteilt werden. Mepartricin kann nur im Internet bestellt werden, aber es ist nicht bekannt, ob die Substanz pharmakologisch auf Reinheit geprüft wird.
- *Allopurinol* senkt den Spiegel an Harnsäure im Blut und Urin. Dass Harnsäure im Gewebe zu einer Reizung führt,

kennt man von den Gichtanfällen. Ähnlich soll es bei der Prostatareizung helfen, weil beim Gewebekontakt von Urin und Prostata weniger Harnsäure in die Prostatadrüsen gelangt. Es gibt aber nur schwache Nachweise, dass es hilft (McNaughton et al. 2002).

- *Pentosan-Polysulfat* ist ein Zuckermolekül, das wegen seiner Schutzeigenschaft von Zelloberflächen zur Therapie des »Rheumas der Blase« zugelassen wurde. Trotz mehrerer Untersuchungen fanden sich jedoch bei Männern mit einer chronischen Prostatitis keine statistisch nachweisbaren positiven Effekte. Die Substanz (Elmiron®) ist zudem relativ teuer.
- *Quercetin* ist ein Pflanzenfarbstoff, der Mastzellen blockiert. Diese Mastzellen kennen wir von Mückenstichen, die als Reaktion auf den Stich das sogenannte Histamin ausschütten, das zu der Rötung und Schwellung an der Stichstelle führt. Allerdings ist das Quercetin, das meist in einer Dosierung von zweimal 500 Milligramm eingenommen wird, extrem schwer löslich und kann nur sehr schlecht über den Magen-Darm-Trakt aufgenommen werden. In den Studien haben sich bei einer chronischen Prostatitis keine messbaren Besserungen gezeigt (Le et al. 2011).
- *Schmerzmittel,* insbesondere die Mittel wie Gabapentinoide und Antidepressiva (siehe den Abschnitt »Die bakteriell entzündete Prostata« in diesem Kapitel), die bei Nervenschmerzen gegeben werden. Es ist aber eine rein symptomatische Therapie.
- *Pflanzliche Präparate* insbesondere auf der Basis von Pollenextrakten werden sehr stark beworben, aber ein anerkannter wissenschaftlicher Wirknachweis fehlt bislang. Immer wieder werden sogenannte Expertentreffen veranstaltet, bei denen verschiedene Kombinationen mit Serenoa repens (Sägepalmenfrüchte), Quercetin und Extrak-

te von Gräserpollen und Lykopinen als hilfreich gepriesen werden (siehe den Abschnitt »Gibt es eine schützende Ernährung gegen Prostatakrebs?« in Kapitel 6). Es existiert aber keine seriöse Studie mit einer nachgewiesenen Besserung. Deshalb sollte man auch hier die »New Yorker Drei-Monats-Regel« anwenden (siehe unten).

Auch wenn eindeutige Studienergebnisse fehlen, kann man nicht ausschließen, dass es möglicherweise Betroffene gibt, die mit ihren individuellen Situationen auf bestimmte Medikamente reagieren. In der medizinischen Statistik spricht man von sogenannten Subgruppen, die in der Gesamtanalyse nicht auffallen.

Sinnvolles Vorgehen statt teuren »Blindflugs« mit »Dr.-Google-Effekt«

Bei verbreiteten Krankheitsbildern mit begrenzten Therapiemöglichkeiten wiederholt sich der immer gleiche Mechanismus. Die Firmen konzentrieren sich auf die häufigen Suchbegriffe und schalten dahin gehend die Anzeigen. Für die Betroffenen wird es durch diesen »Dr.-Google-Effekt« immer schwerer, zwischen hilfreichen oder unseriösen Angeboten zu unterscheiden. Aber wie geht man als Betroffener am besten vor?

- Wenden Sie die »New Yorker Drei-Monats-Regel« an, wie wir sie im Abschnitt »Gibt es auch pflanzliche Mittel gegen den ständigen Blasendrang?« in Kapitel 3 genannt haben (»Praxistipp: die ›New Yorker Drei-Monats-Regel‹«). Probieren Sie der Reihe nach einige Substanzen, aber immer nur für drei Monate.
- Verlassen Sie sich nicht auf Ihr Gedächtnis, ob etwas hilft. Kleine Besserungen gehen dabei unter. Machen Sie ein Protokoll, mit dem Sie Ihr Hauptproblem bewerten, sei es die Häufigkeit des Toilettenganges, die Intensität des Be-

ckenschmerzes oder die Schmerzen bei der Ejakulation. Und dann machen Sie das Protokoll nochmals im Abstand von vier Wochen. Nur dann werden Sie beispielsweise eine 25-prozentige Besserung der Beschwerden auch erfassen.

- Das gilt im Übrigen auch für die im Folgenden genannten nichtmedikamentösen Therapieversuche.

Chronische Prostatareizung: nichtmedikamentöse Therapieversuche

Je seltener eine Erkrankung auftritt, desto schwerer ist es, objektive Informationen zu erhalten. Hierbei helfen sogenannte Cochrane-Analysen, die nach strengen Kriterien der Wissenschaftlichkeit Studien auf Seriosität analysieren. Glücklicherweise gibt es für die CP/CPPS eine relativ aktuelle und hilfreiche Analyse (Franco et al. 2018). Dabei können bestimmte Therapieverfahren unterbewertet sein, weil keine Studiendaten vorliegen; aber nur so kann man Licht in den Dschungel der Angebote bringen. Denn die meisten Methoden werden von den Krankenkassen nicht erstattet, und Betroffene sind dann nicht nur erkrankt, sondern werden auch noch durch unseriöse Heilversprechen wirtschaftlich geschädigt. Evidenzbasiert hilfreich sind die folgenden Maßnahmen:

- *Akupunktur:* Es gibt mehrere Studien, bei denen auch im Vergleich zu Scheinbehandlungen deutliche Besserungen der Symptome nachgewiesen wurden. Anders als bei maschinellen Prozeduren mit einer standardisierten Technologie ist jedoch das Problem, einen qualifizierten Akupunkteur zu finden. Auch die Kostenübernahme sollte vorab mit der Krankenkasse besprochen werden.
- *Stoßwellentherapie:* Vor rund fünfzig Jahren wurde an der Universität München ein revolutionäres Verfahren entwickelt, um mittels Schallwellen Nierensteine zu zertrüm-

mern. Später entdeckte man, dass diese Schallwellen auch positive Effekte auf Nerven- und Bindegewebszellen, die Durchblutung und die Heilung von Entzündungen haben. In der Orthopädie ist beispielsweise die Behandlung des Fersensporns durch Stoßwellen als Therapie von den Krankenkassen anerkannt. Im Jahr 2008 wurde erstmals über die erfolgreiche Stoßwellentherapie bei Männern mit einer chronischen nichtbakteriellen Prostatitis berichtet. Inzwischen haben mehrere hochwertige Studien die deutliche Verbesserung der Beschwerden bestätigt (Birowo et al. 2020). Dabei werden wöchentlich vier Sitzungen über mehrere Wochen mit jeweils 3000 Stoßwellen in fünfzehn Minuten verabreicht. Das erfolgt vom Damm aus mit einer Eindringtiefe von 6 bis 10 Zentimetern, wobei die Energiedichte so gering ist, dass das Verfahren ohne Betäubung erfolgen kann. Betroffene sollten sich aber erkundigen, ob

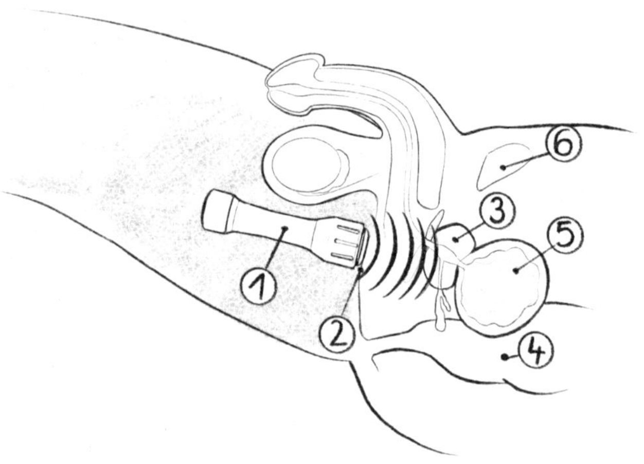

Bei der Stoßwellentherapie der Prostata wird der Impulsgeber (1) im Dammbereich aufgesetzt, und dann werden 3000 Stoßwellen mit einer geringen Energie (2) in die Prostata (3) gegeben. Dies erfolgt mit vier Anwendungen pro Woche über acht bis zwölf Wochen. (4 = Enddarm, 5 = Blase, 6 = Schambein.)

die Anwender ein Stoßwellengerät haben, das fokussiert in die Tiefe arbeiten kann.

- *Injektion von Botulinumtoxin in die Prostata:* Drei kontrollierte Studien haben einen hilfreichen Effekt der Injektion von Botulinum in die Prostata beschrieben. Zum Teil war die Schmerzreduktion um mehr als die Hälfte verbessert. Dabei erfolgte die Injektion von bis zu 200 Einheiten an mehreren Stellen in jede Prostatahälfte (Panunzio et al. 2022).

Zudem gibt es folgende Verfahren (noch?) ohne ausreichende Evidenz für Therapieerfolge:

- *Magnetfeldtherapie:* Das Behandlungsprinzip beruht auf einem pulsierenden magnetischen Feld, das die Nervenzellen stimuliert und spürbare Muskelkontraktionen erzeugt. Das Verfahren wird sowohl bei einer Schließmuskelschwäche als auch bei chronischen Reizungen der Prostata angewendet. Es soll Muskelverkrampfungen lösen und die Durchblutung anregen. Die Anbieter empfehlen zwei bis drei Sitzungen pro Woche über einen Zeitraum von sechs bis zehn Wochen. Es gibt nur zwei Studien mit 57 Betroffenen, und die Datenlage ist sehr dürftig. Man weiß also nicht sicher, ob das Verfahren wirklich hilft. Da die Betroffenen die Kosten selbst tragen müssen, ist eine gesunde Skepsis angebracht, da genügend Zeit gewesen wäre, klärende Studien durchzuführen.
- *Transrektale Thermotherapie:* Durch Radiofrequenzimpulse wird Wärme erzeugt, die über eine Sonde vom Enddarm aus verabreicht wird. Angeblich soll es zu einer Verringerung von freien Radikalen mit einer Entzündungshemmung kommen. Es gibt zwei Studien mit mehr als 230 Teilnehmern mit geringen Symptomverbesserungen, aber die Studienqualität war so schlecht, dass man die Therapie weiter als unbewiesen bewerten muss.

- *Prostatamassage:* Die Idee, schädliche Substanzen durch mechanischen Druck auszumelken, erscheint vielversprechend, aber die objektiven Daten sind wenig optimistisch. Es gibt vier Studien mit insgesamt 150 Teilnehmern, bei denen man bei der Hälfte der Betroffenen eine Prostatamassage vom Enddarm aus durchführte und bei den anderen nur medikamentös behandelte. Im Vergleich zeigte sich bei den Betroffenen mit der Massage lediglich eine geringe Verbesserung.
- *Sportliche Aktivität:* Die Hypothese ist, dass Sport durch eine Förderung der Durchblutung zu einer besseren Heilung von entzündetem Gewebe führt. Es gibt eine Studie mit 103 Teilnehmern, bei denen sich nach einem achtzehnwöchigen körperlichen Aktivitätsprogramm kein messbarer Unterschied zeigte. Das spricht eher gegen die Hypothese, dass Sport einen therapeutisch vorteilhaften Effekt hat.
- *Operative Maßnahmen:* Bei einer bakteriellen Entzündung der Prostata erscheint die Entfernung des inneren Drüsengewebes noch nachvollziehbar (siehe den Abschnitt »Die bakteriell entzündete Prostata« in diesem Kapitel). Warum sie beim chronischen Beckenbodenschmerz wirken soll, ist genauso fragwürdig wie eine Komplettentfernung der Prostata, die weltweit bislang nur selten erfolgte. Derzeit muss man vor solchen Maßnahmen eher warnen.
- *Sonstige Verfahren:* Auch andere Therapieversuche haben keinen nachvollziehbaren Effekt erzielt. Dazu zählen sowohl die Wärmetherapie der Prostata von der Harnröhre aus als auch die transurethrale Nadelablation (TUNA, siehe den Abschnitt »Minimalinvasive Operationsverfahren: Was gibt es alles?« in Kapitel 8).

Der Prostataschmerz als Phantomschmerz im Kopf: Gibt es Hinweise?

Das Phänomen des Phantomschmerzes ist schon seit Jahrhunderten belegt. Soldaten spürten trotz einer Amputation weiter anhaltende Schmerzen des fehlenden Körperteils. Auch wenn man den Entstehungsmechanismus bis heute noch nicht richtig verstanden hat, muss die Fehlempfindung im Kopf entstehen – und sollte dann auch da behandelt werden.

Ganz ähnlich könnte es bei einem Teil der Prostataschmerzen sein, die sich, ausgehend von einem realen Prostata-Ereignis in der Vergangenheit, dann »im Kopf« verselbstständigen. Im Alltag stellt sich die Frage, was auf diese Art von Phantomschmerz hinweist:

- Ein erster Hinweis ist die Symptombeschreibung. Werden die Beschwerden einfach und klar genannt und stimmen sie mit den anatomischen Strukturen wie beispielsweise dem Verlauf eines Nervs überein, liegt eher eine organische Störung vor.
- Je bildhafter, plastischer und insgesamt vager der Schmerz beschrieben wird und sich von eindeutigen anatomischen Grenzen entfernt, desto wahrscheinlicher ist eine psychische Ursache (Berberich 2016).
- Löst man einen Schmerzreiz durch Druck oder Kneifen der Haut aus, zeigen Patienten mit einer psychogenen Ursache eine stärkere Reaktion als Betroffene mit einer körperlichen Ursache.

Am Anfang dieses Kapitels (siehe den Abschnitt »Die schmerzhafte Prostata: ein Chamäleon«) haben wir auf das Buch *Die Kunst stillzusitzen* von Tim Parks verwiesen, der seinen Weg der Heilung aus dem chronischen Beckenbodenschmerz-Syndrom (CPPS) beschreibt. Ein anderes grundlegendes Buch ist *Kopfschmerz im Becken,* das ebenfalls schon zitiert wurde (Wise 2010). Beschrieben wird darin als Praxisanleitung das sogenannte »Wise-Andersen-Protokoll«, auch als »Stanford-Protokoll« bekannt. Dabei werden psychologisch-meditative Ansätze und körperliche Übungen genannt, welche die schmerzauslösenden Verkrampfungen beseitigen können. In Studien wurde gezeigt, dass die Kombination von mehreren Verfahren zur Entspannungstechnik erfolgreicher ist als sogenannte Monotherapien (Diezemann 2011).

Es gibt zum Beispiel folgende Entspannungstechniken, die auch beim prostatischen »Phantomschmerz« helfen sollen:

- *Progressive Muskelentspannung nach Jacobson:* Die Technik gehört heute zu den am häufigsten eingesetzten Verfahren bei Schmerzerkrankungen. Anfang des letzten Jahrhunderts fand der amerikanische Arzt Edmund Jacobson bei wissenschaftlichen Untersuchungen zur Wahrnehmung von Reizunterschieden, dass Personen, die gelernt hatten, ihre Muskeln zu entspannen, auf laute Geräusche weniger schreckhaft reagieren. Er entwickelte dann hochsensible Geräte zur Registrierung minimaler Muskelspannungen und konnte damit zeigen, dass bereits gedankliche Aktivitäten die Muskelanspannung beeinflussen. Auch scheinbar unbeeinflussbare Automatismen wie der Blutdruck waren änderbar. Er entwickelte eine Methode, durch muskuläre Anspannungs-Entspannungs-Übungen systematisch zu relaxen. Am Ende des Lernprogramms beherrschen die Betroffenen Techniken, nach Schlüsselreizen eine sogenannte »hinweisgesteuerte Entspannung« sofort umzusetzen (Diezemann 2011).
- *Autogenes Training, Achtsamkeits- und Meditationsübungen:* Das autogene Training wurde durch den Berliner Arzt Johannes Heinrich Schultz Anfang des letzten Jahrhunderts in Deutschland entwickelt und ist eine Art Selbsthypnose. Der Betroffene versucht, formelhaft Entspannungsreaktionen einzuleiten. Das Verfahren wird jedoch in der Schmerztherapie wenig angewendet (Diezemann 2011).

Es existieren noch andere Verfahren mit Achtsamkeits- und Meditationsübungen. Deren Ziel ist primär nicht die Entspannung von definierten Muskeln, sondern die Ablenkung. Indem man sich auf bestimmte Körperfunktionen wie beispielsweise die Atmung konzentriert, kommt es als Begleiteffekt zu einer Beruhigung anderer Körperfunktionen. Bei den Techniken *Imagination* und *Biofeedback* lernen die Betroffenen zum Beispiel, durch realitätsnahe Vorstellungen von Gerüchen, Geräuschen oder Bildern Entspannungsreaktionen zu erzeugen. Als Kontrolle wird beim Biofeedback die Muskelspannung mit einer Klebeelektrode gemessen, und der Messwert wird in Zahlen oder Bilder übersetzt und auf einem Display angezeigt.

Fazit

- Ist tatsächlich eine bakteriell-entzündliche Ursache der Beschwerden durch eine saubere Zwei-Gläser-Probe ausgeschlossen, können zunächst medikamentöse Therapieoptionen versucht werden. Hier sollte man sich an die »New Yorker Drei-Monats-Regel« halten (siehe den Abschnitt »Gibt es auch pflanzliche Mittel gegen den ständigen Blasendrang?« in Kapitel 3 [»Praxistipp: die ›New Yorker Drei-Monats-Regel‹«]).
- Dauern die Beschwerden an und ist eine andere Ursache wie eine Nervus-pudendus-Einklemmung ausgeschlossen (siehe den folgenden Abschnitt), erscheint der Versuch der Stoßwellentherapie und der Akupunktur gerechtfertigt. Wirkt beides nicht, sollte man eine der aufgeführten Entspannungstechniken versuchen.

Rätselhafter Schmerz im Becken: Was kann es noch sein?

John Hilton von der Universität London war als Anatom so berühmt, dass er nicht nur der Chirurg der Königin war, sondern auch den Spitznamen »anatomical John« trug. Er beschrieb im Jahr 1863 erstmals als Ursache des Beckenschmerzes bei einem Mann einen Druckschaden des Nervus pudendus. Denn der Schmerz war genau im Ausbreitungsgebiet dieses Nervs. Prof. Hilton riet dem Patienten, in seinen Stuhl in der Mitte ein Loch zu schneiden oder auf einem Ring zu sitzen, sodass in der Beckenmitte kein Druck mehr entstand.

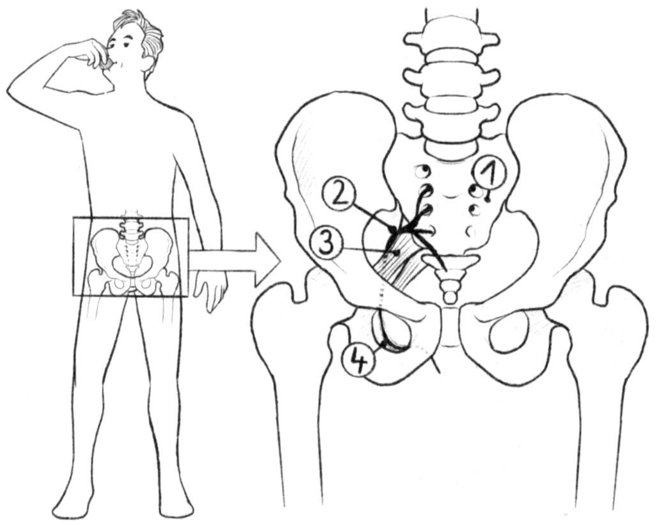

Aus mehreren Löchern des Kreuzbeins (1) tritt der wichtigste Nerv zur sensiblen und motorischen Versorgung der Beckenorgane aus, der Nervus pudendus oder Schamnerv (2). Zur Stabilität des Beckens gibt es Bänder (3), die vom Kreuz- (1) zum Sitzbein (4) ziehen. An dieser Stelle kreuzt und umläuft der Nerv die Bänder und taucht dann am Innenteil des Sitzbeins (4) wieder auf. Hier (3) kann es zu Druckbelastungen kommen, die eine »Pudendus-Neuralgie« auslösen. Außerdem kann der Nerv im Verlauf am Sitzbein (4) im sogenannten Alcock'schen Kanal eingeklemmt werden.

Als der Schmerz verschwand, war das der Beweis, dass es sich um den vermuteten Druckschaden des Nervs gehandelt hatte (Antolak 2008).

Wenn der Schamnerv verrücktspielt: die Pudendus-Neuralgie

Diese Patientengeschichte war sicher schon viele Tausende Male aufgetreten, nur hat es keiner außer »anatomical John« erkannt. Typisch ist, dass die Beschwerden bei Männern mit starken Druck- und Zugbelastungen und Vibrationen im Becken auftreten. Paradebeispiel waren früher Reiter, heutzutage sind es eher Fahrradfahrer und Fitnesstreibende. Zu dem Nervenreiz kann es aber auch als Folge einer Bestrahlung oder eines Urinaustritts nach urologischen Operationen kommen.

Verräterische Hinweise auf eine Pudendus-Neuralgie

- Die Schmerzen treten vor allem im Sitzen auf und lassen im Stehen nach. Beweisend ist, wenn der Schmerz beim Sitzen auf einer Toilettenbrille oder einem Sitzkissen mit zentraler Entlastung nicht auftritt, weil der Nerv entlastet wird.
- Die Schmerzen werden als »Brennen«, »einschießendes Stechen« oder »Druck« beschrieben. Sie sind häufiger beid- als einseitig, auch wenn die reizende Druckstelle nur einseitig ist. Vermutlich kommt es wegen der permanenten Reizüberflutung im Gehirn zentral zu einer falschen und beidseitigen Schmerzzuordnung.
- Je nachdem, welcher Teil des Nervs befallen ist, können die Schmerzen in einzelnen Arealen oder im gesamten Versorgungsgebiet auftreten. Dazu gehören der hintere Hodensack, der Penis an der Eichel oder der Dammbereich bis zum Enddarm und insbesondere die Prostata.
- Der Schmerz ist meist nicht permanent vorhanden. Er kann durch unterschiedlichste Reizungen des Schamnervs

ausgelöst werden, zum Beispiel bei der Darmentleerung. Bei vielen Betroffenen nimmt der Schmerz im Lauf des Tages zu.

- Wegen der Überempfindlichkeit beschreiben Männer das Tragen von enger Unterwäsche oft als unangenehm.
- In bis zu zwei Dritteln der Fälle schildern Männer Schmerzen bei der Ejakulation. Vermutlich ist der Reizzustrom dann so ausgeprägt, dass zentral ein Schmerz ausgelöst wird.
- Ein Teil der Betroffenen beklagt einen vermehrten Harndrang und Schmerzen bei voller Harnblase. Eventuell ist das die Folge eines erhöhten Drucks auf die Nerven.

Spurensuche: den gereizten Nerv als Täter entlarven

Entscheidend ist, an diese Ursache der Beschwerden zu denken. Der Rest ist Handwerk:

- Man testet die oft gestörte Sensibilität der Hautareale und vergleicht sie mit der Gegenseite und anderen körperfernen Arealen. Die Tastempfindlichkeit wird durch eine leichte Berührung mit einem Stofftuch, die Schmerzempfindlichkeit mit einer abgerundeten Nadel, dem berühmten »Pinprick-Test«, und die differenzierte Sensibilität mit einem Würfel getestet. Dabei muss unterschieden werden, ob die Berührung mit der Nadel spitz und dem Würfel dumpf ist. Oft findet man in den betroffenen Hautarealen eine überstarke Empfindlichkeit, selten auch einmal eine abgeschwächte Reaktion. Mitunter zeigt sich beim Bestreichen mit einem Pinsel eine starke Schmerzreaktion, die sogenannte dynamisch mechanische Allodynie.
- Tastet man vom Enddarm aus die Innenkante des Sitzbeins und drückt man leicht, kann man den Nerv in dem Alcock'schen Kanal reizen. Ein Schmerzempfinden beim Druck auf den Knochen deutet auf eine Neuralgie hin.
- Ein wichtiger Hinweis ist, ob die Beschwerden durch loka-

le Gabe eines Betäubungsmittels verschwinden. Dieses spritzt man unter Ultraschallkontrolle im Bereich der Pobacken neben den Schamnerv (Kovacs et al. 2001, Aichner 2014). Kommt es für die Dauer der Wirksamkeit der Substanz zum Nachlassen der Beschwerden, ist das fast ein Beweis für eine Pudendus-Neuralgie.
- Bei einem gereizten Nerv ist meist auch seine elektrische Reaktionsfähigkeit gestört. Beim Nervus pudendus hat ein Test zur Erkennung von Wärmeunterschieden eine hohe Aussagekraft (Antolak 2008).

Pudendus-Neuralgie: Was kann man tun?
Es gibt ein mehrstufiges Verfahren, und es sollte wie immer mit den am wenigsten invasiven Verfahren begonnen werden:
- *Sich selbst schützen und den Reiz vermindern:* Dies gelingt, wenn man eine Dehnung des Nervus pudendus wie bei langem Sitzen vermeidet. Auch sollten Sportarten mit einer Beckenbelastung wie Fahrradfahren und Übungen mit Beckenbeugung gemieden werden.
- *Physiotherapie:* Wohl jeder kennt die Verspannungen im Nacken oder Rücken, die einen stechenden oder dumpfen Dauerschmerz hervorrufen. Sind die Muskelknoten durch Wärme, Massagen oder medikamentös gelöst, lässt der Schmerz nach. Früher nannte man diese Muskelverspannungen »Muskelknoten«, heute »Trigger«. Physiotherapie oder andere Techniken können diese Verkrampfungen lösen, allerdings sollten sich Betroffene speziell ausgebildete Physiotherapeuten suchen (Bruckmann 2020).
- *Muskelentspannende Medikamente:* Hierfür sind Substanzen wie das Baclofen oder zentral wirksame Medikamente wie das Antiepileptikum Pregabalin (Lyrica®) beziehungsweise das Antidepressivum Amitriptylin geeignet. Man muss jedoch die dämpfenden Nebenwirkungen beachten.

- *Schmerzstillende oder krampflösende lokale Injektionen:* Entdeckt man schmerzauslösende Stellen in den Muskeln, kann man lang wirkende lokale Betäubungsmittel oder in neuerer Zeit auch Botox einspritzen. Beim Mann sind die Erfahrungen eher anekdotisch, größere Fallserien gibt es vor allem bei Frauen (Jha et al. 2021). Eine New Yorker Klinik injiziert außer Betäubungsmitteln an mehreren Stellen des Nervenverlaufs unter Druck eine Kochsalzlösung, um den Nerv aus seiner Vernarbung zu lösen. Besonders bei Leistungssportlern mit einer hohen Druckbelastung im Dammbereich ist es effektiv gewesen.
- *Injektionstherapie des Nervus pudendus:* Hat die lokale Injektion des Nervus pudendus mit einem Betäubungsmittel eine Schmerzminderung gezeigt, sind therapeutische Injektionen sinnvoll. Hierzu werden unter Ultraschallkontrolle durch den Gesäßmuskel drei bis vier Injektionen des lang wirkenden Betäubungsmittels Bupivacain mit dem Kortison Triamcinolon direkt an die Kreuzungsstelle des Nervs mit den Beckenbändern gespritzt. Dies erfolgt in Monatsabständen, und eine Injektion sollte, wenn möglich, auch im Innenbereich des Sitzbeins am Alcock'schen Kanal platziert werden (Antolak 2008).
- *Operative Verfahren zur Entlastung des Nervs:* Als letzte Möglichkeit versucht man, den Nerv operativ zu entlasten. Es gibt verschiedene Techniken (Aichner 2014), wobei die Zukunft sicher den minimalinvasiven Verfahren gehört (Possover et al. 2017, Kanno et al. 2021). Trotz der Operation haben Betroffene mit langjähriger Leidensgeschichte in 30 bis 40 Prozent keine Besserung, da sich der Schmerz ähnlich einem Phantomschmerz bereits im Gedächtnis »festgesetzt« hat (Antolak 2008).
- *Elektrische Modulation:* Das Prinzip des Verfahrens besteht in der elektrischen Gegenreizung eines fehlerhaft-schmerzhaften Impulses. Der Mechanismus ist dem Phänomen

vergleichbar, dass wir uns bei einer Verletzung reflexhaft auf die Verletzung drücken, was zu einer Betäubung des Akutschmerzes führt. Das elektrische Verfahren bezeichnet man als »sakrale Neuromodulation«. 2007 gelang es Prof. Marc Possover erfolgreich, solche elektrischen Schrittmacher nicht ins Rückenmark, sondern minimalinvasiv vom Bauchraum direkt an Nerven zu platzieren, die das Schmerzareal reizten (Possover 2007). Eine sehr gute Alternative ist das STAR-Verfahren, das an der Neurourologischen Klinik in Herne/Bochum bei Prof. Arndt van Ophoven entwickelt wurde. Dabei wird die modulierende Elektrode von hinten am Unterrand der Gesäßfalte durch die Haut eingeführt (Heinze et al. 2015). Es wurde auch beschrieben, dass die sehr viel einfacher anwendbare elektrische Stimulation des unteren Schienbeinnervs mit Pflasterelektroden zu einer Besserung der Beckenbeschwerden geführt hat (Baranowski et al. 2014). Das Verfahren ist auch bei der Beruhigung einer überaktiven Drangblase erfolgreich (siehe den Abschnitt »Heilung durch Strom – Unsinn oder eine Option?« in Kapitel 3).

Einklemmungen oder Reizungen der Lendennerven

Im Unterschied zu den eher diffusen Schmerzen oder Irritationen des Nervus pudendus sind Läsionen der Lenden- oder Lumbalnerven anatomisch meist klar begrenzt:

- Hauptsächlich sind der *Darmbein-Leistennerv (Nervus ileo-inguinalis)* und der *Geschlechts-Oberschenkelnerv (Nervus genito-femoralis)* betroffen. Beide sind Mischnerven, versorgen also Muskeln, aber auch eindeutig abgrenzbare Hautareale sensibel. Diese Areale werden bei einer Nervenläsion als schmerzhaft empfunden.
- Die Schmerzen werden sehr genau eingegrenzt und als brennend oder elektrisierend beschrieben.
- Typisch ist, dass bei einer Schmerzauslösung der Reiz im-

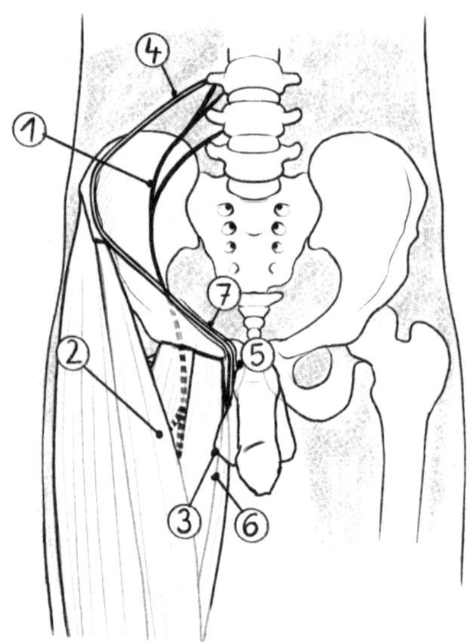

Der Geschlechts-Oberschenkelnerv (1 = Nervus genito-femoralis) verläuft im Inneren des Beckens. Die sensiblen Endausläufer versorgen den oberen mittleren Bereich des Oberschenkels (2) und den gesamten vorderen Teil des Hodensacks und des Hodens (3). Irritationen können durch Einklemmungen am Leistenband oder Operationen des Leistenkanals (7) entstehen. Der Darmbein-Leistennerv (4 = Nervus ileo-inguinalis) zieht mit sensiblen Nervenanteilen durch den Leistenkanal und versorgt das Hautareal am Penisansatz (5) und am inneren Oberschenkel (6) sensibel.

mer vom Körperzentrum weg in das Hautareal ausstrahlt, nie nach innen oder oben.

Bei Verdacht auf eine Nervenreizung kann man den Nerv lokal betäuben. Verschwinden die Schmerzen, beweist das die ursächliche Nervenbeteiligung. Wie man weiter therapeutisch vorgeht, hängt auch von der Ursache ab. Ist der Nerv nach einer Operation in einer Narbe gefangen, wird das ungleich schwieriger sein als bei nicht voroperierten Befunden. Mitunter helfen mehrfache lokale Injektionen, um den Teufelskreislauf der ewigen Reizung zu durchbrechen.

Wenn die Wirbelsäule zu Beckenschmerzen führt

Auch krankhafte Veränderungen der Wirbelsäule können zu Beckenschmerzen führen. Zuständig sind erfahrene Orthopäden oder Wirbelsäulenspezialisten:

- Bestimmte Veränderungen können gut mit bildgebenden Verfahren wie der Computertomografie (CT) oder der Magnetresonanztomografie (MRT) erkannt werden. Dazu gehören ein *Bandscheibenvorfall,* eine *Verengung des Spinalkanals,* ein *Wirbelgleiten, Brüche von Wirbelkörpern* und eine Knochenentkalkung oder *Osteoporose.* Diese Erkrankungen haben jedoch meist keinen chronischen, sondern akuten Verlauf, und die Schmerzen strahlen eher in die Beine und weniger ins Becken aus.
- Erkrankungen, die man im Röntgenbild nur sehr schlecht sehen kann, sind schwerer zu erkennen. Dazu gehört das sogenannte *lumbale Facettensyndrom,* das durch Verschleiß der Wirbelgelenke und oft im Bereich der höchsten Druckbelastung in der Lendenwirbelsäule auftritt. Zur Schmerzauslösung kommt es häufig nach längerem Stehen, er ist eher lokal tief im Rücken, kann aber auch einmal gürtelförmig ausstrahlen. Beim *diskogenen Lumbalsyndrom,* bei dem die Bandscheibe altert, an Elastizität verliert und sich dadurch die umliegenden Knochenstrukturen entzünden, äußert sich der Schmerz ebenfalls eher im Rücken als im Becken.
- Sitzt der Schmerz im unteren Kreuzbein, muss man an eine sogenannte *Coccygodynie* denken. In diesem unteren Bereich der Wirbelsäule, auch »Steißbein« genannt, sind mehrere kleine Wirbel miteinander verschmolzen. Der Schmerz kann infolge einer Knochenreizung durch Muskeln und Bänder oder Stürze, eine Knochenhautentzündung oder Fehlbelastungen entstehen. Typisch ist, dass der Schmerz im Sitzen oder beim Aufstehen ausgelöst wird.

- Eine Besonderheit ist die *Spondyloarthritis,* das sogenannte »andere Rheuma«. Viele kennen die Erkrankung als *Morbus Bechterew* mit einer Versteifung der Wirbelsäule. Es gibt aber insbesondere bei jüngeren Menschen auch isolierte Entzündungsreaktionen, die in Schüben auftreten. Oft beginnen die Beschwerden morgens nach der Nachtruhe und verschwinden allmählich mit Bewegung. Die Entzündung kann isoliert im Beckengelenk vorkommen, aber auch in das Becken ausstrahlen.
- Kommt es zu einer Störung im Zusammenspiel von Muskeln und den sie umgebenden Hüllen, den Faszien, kann das zu Verkrampfungen mit schmerzhaften Nerveneinklemmungen führen. Orthopäden bezeichnen das als *myofasziales Schmerzsyndrom.* Erfahrene Therapeuten können diese Muskelknoten fühlen. Es gibt viele muskellösende Entspannungstechniken. Eine spezielle Körpertherapie ist als »Pohltherapie« bekannt geworden (Pohl 2010, Bruckmann 2020).
- Ein Beckenschmerz kann auch durch eine *sakrale Radikulopathie* ausgelöst werden. Damit ist gemeint, dass die seitlich an der Wirbelsäule austretenden Nerven gereizt werden und zu fortgeleiteten Beschwerden im kleinen Becken führen. Neben muskelstärkenden Übungen werden häufig erfolgreich Injektionen mit lokalen Betäubungsmitteln oder Cortison angewendet.
- Der Beckenschmerz kann auch durch *Fehlbelastungen* oder Veränderungen in der *Mechanik der Beckenknochen* entstehen. Neben Orthopäden können hier *Osteopathen* helfen, indem fehlgestellte Knochen und Muskeln neu ausgerichtet und Blockaden gelöst werden. Auch in Studien konnte gezeigt werden, dass Betroffene mit chronischen Beckenbodenschmerzen von einer Osteopathie im Vergleich zu einer Scheinbehandlung profitieren (Marx 2017). Solche Fehlstellungen sollten bei der Abklärung ei-

nes unklaren Beckenschmerzes deshalb mit abgeklärt werden.

Bei unklaren Beckenschmerzen den Darm nicht vergessen!

- In der Wand des Enddarms können sich Divertikel ausbilden, die sich entzünden und möglicherweise zu Schmerzen führen. Betroffene mit einer *Divertikulitis* haben typischerweise einen Druckschmerz im linken Unterbauch, der aber bei einer verlängerten Dickdarmschleife auch einmal zur Gegenseite wandern kann.
- Eine Entzündung des letzten Dünndarmabschnitts vor dem Eintritt in den Dickdarm nennt man »Ileitis terminalis« oder auch *Morbus Crohn.* Die Ursache dieser Entzündung ist immer noch ungeklärt. Die Betroffenen haben aber nur selten chronische Beckenschmerzen, sondern eher in Schüben auftretende krampfartige Bauchschmerzen mit Durchfällen.
- Bei einer Entzündung des Wurmfortsatzes, auch als Appendizitis bekannt, ist der Schmerz meist im rechten Unterbauch. In der Regel ist der Schmerz anhaltend und nimmt stetig zu, kann aber bei 1 bis 2 Prozent der Betroffenen auch einmal chronisch verlaufen und schubartig zu- und abnehmen.

Beckenschmerzen wegen einer Blasenerkrankung oder Harnleitersteinen

- Die sogenannte *interstitielle Zystitis,* die man besser als »Rheuma der Blase« bezeichnen sollte (Roth 2022), tritt nur sehr selten bei Männern auf. Außerdem wird der Schmerz der Blase und der Blasenentleerung zugeordnet. Eine *Tumorerkrankung der Blase* führt fast immer zu sichtbaren Blutungen, im Zweifelsfall muss aber eine Blasenspiegelung zum Ausschluss erfolgen.
- *Harnleitersteine* können den Urinabfluss versperren und zu

Koliken führen. Typischerweise ist der Schmerz in der Nierengegend. Sitzt so ein Stein aber direkt vor der Einmündung in die Blase, kann es zu Schmerzausstrahlungen in den Leistenkanal bis zum Hoden kommen. Selten führt solch ein Stein zu chronischen Beschwerden, er kann aber gut durch ein Computertomogramm (CT) erkannt werden.

Bauchwandbrüche und Tumore im Becken

Der Bauchraum ist ein wahres Wunderwerk an Beweglichkeit, er muss aber geschlossen sein und doch an vielen Stellen Gefäße und Nerven von innen nach außen durchlassen. Genau an diesen Durchtrittsstellen kann es zu Bruchlücken und Einklemmungen – den sogenannten Hernien – kommen. Die können im Becken Schmerzen auslösen:

- Weithin bekannt und mit 75 Prozent aller Hernien am häufigsten ist die *Leistenhernie,* die meist als »Leistenbruch« bezeichnet wird. Weniger geläufig ist die *Schenkelhernie,* die unterhalb des Leistenbandes auftritt und zu Schmerzen im Oberschenkel führen kann. Seltener sind Hernien im Dammbereich als *Hernia perinealis* oder in Öffnungen im Becken wie die *obturatorische Hernie* oder die *Hernia ischiadica.*
- Große *Bruchlücken* erkennt man bei der klinischen Untersuchung. Kleinere Hernien kann man mit Kernspintomografie oder CT erkennen, aber man muss dem Radiologen mitteilen, dass man auf der Suche nach Ursachen eines unklaren Beckenschmerzes ist. Nur dann wird er sorgfältig die entsprechende Region mustern.
- Andere Raumforderungen können Nerven ebenfalls einengen und reizen. Das reicht von harmlosen Fettgeschwülsten, den sogenannten *Lipomen,* bis zu krebsverdächtigen Absiedlungen oder *Tumoren.* Auch dies kann bei entsprechender Sorgfalt durch den Radiologen ausgeschlossen oder erkannt werden.

Fazit

In unserer mechanistisch-technisch dominierten Welt kann es für den schmerzgeplagten Mann mit einem chronischen Beckenschmerz eine Odyssee sein, bis die richtige Diagnose und eine zielgerichtete Therapie gefunden wird. Und wie bei allen seltenen oder schwierigen Befunden trifft der Betroffene entweder auf einen gründlichen und kenntnisreichen Arzt, oder er muss selbst mit auf Spurensuche gehen. Dabei soll die Ausführlichkeit dieses Kapitels helfen.

10.
Die umkämpfte Vorsorge beim Mann

Ziel Früherkennung – denn in der Prostata wächst der häufigste Krebs

Die urologische Vorsorge beim Mann adressiert verschiedene Erkrankungen. So animieren die Urologen junge Männer mit humoristischen Mediakampagnen dazu, sich doch an »den Eiern zu packen« (www.hodencheck.de). Sie sollen bei der Tastuntersuchung des Hodens Verhärtungen aufspüren, die auf einen Hodentumor hindeuten könnten. Der Altersgipfel für einen bösartigen Hodentumor betrifft vor allem jüngere Männer, bei denen dies die häufigste Krebserkrankung ist. Wichtig ist auch die Früherkennung von Blasentumoren, bei denen ein Frühzeichen Blut im Urin ist (Urologie für alle 2018).

Dahingegen wird das Thema »Prostatakrebs«, obwohl in Deutschland mit weitem Abstand der häufigste bösartige Tumor, nicht nur unzureichend mit Medienkampagnen unterstützt, sondern sehr kontrovers diskutiert. Denn eine der tragenden Säulen der Früherkennung – der PSA-Wert – wird immer wieder zum Streitfall. Eine große deutsche Zeitung schrieb: »Prostatakrebs: Der PSA-Test führt zu häufig in die Irre« (Zinkant 2014), und in einer Schweizer Zeitung wird gefordert: »Prostataspezifisches Antigen (PSA): Bestimmung mit Besinnung« (Marko et al. 2009).

Das unabhängige Institut für Qualität und Wirtschaftlichkeit im Gesundheitswesen, das IQWiG, hat sich 2020 erneut gegen eine Nutzung des PSA-Werts zum Screening ausgesprochen, weil seine Anwendung durch Überdiagnosen mehr Schaden anrichten als Nutzen bringen würde (IQWiG 2020).

Die Empfehlungen der wissenschaftlichen urologischen Fachgesellschaft ist aber eine gänzlich andere. Und das nicht aufgrund berufspolitischer Interessen, sondern weil man heute sehr viel risikoadaptierter mit dem PSA-Wert umgehen kann (Leitlinienprogramm Onkologie 2021). Dazu gehört, dass nicht mehr allein aufgrund des Blutwertes entschieden wird, ob eine Gewebeprobe erfolgen muss, sondern im Zweifelsfall eine Kernspinuntersuchung (MRT) der Prostata zwischengeschaltet wird. Außerdem weiß man heute, dass nicht so sehr die Höhe des einzelnen PSA-Werts entscheidet, sondern der PSA-Wert im Verlauf, also seine Dynamik.

Vorsorge ist Früherkennung von Krebs, keine Prävention

Die Vorsorge für Männer ist in Deutschland vor allem beim Dickdarmkrebs gut etabliert und wird von den Krankenkassen übernommen. Man muss aber wissen, dass keine Vorsorge einen hundertprozentigen Schutz bietet, sondern das Risiko reduzieren soll, schwer zu erkranken. Hierbei sind drei Punkte wesentlich, auf die der deutsche Krebsinformationsdienst für alle Vorsorgeuntersuchungen hinweist (Deutsche Krebshilfe 2022):

- Wer eine unauffällige Untersuchung hat, kann trotzdem an einer Krebserkrankung leiden.
- Ein auffälliger Befund in einer Vorsorgeuntersuchung kann irrtümlich zu einem Krebsverdacht führen, obwohl der Patient gesund ist.
- Durch die Diagnose einer Tumorerkrankung in einem sehr frühen oder harmlosen Stadium kann dem Patienten Schaden durch eine eigentlich unnötige Therapie entstehen.

Wem diese drei Punkte bewusst sind, ist gut informiert und kann sich für oder gegen eine Vorsorge entscheiden.

Was sucht die Vorsorge beim Prostatakrebs?

Die entscheidende Frage ist, was ich bei der Vorsorge suche.

Die Urologen suchen *nicht* die harmlosen Tumore, die nur sehr langsam wachsen und vom Prinzip her nicht streuen können. Wenn ein solcher Tumor entdeckt wird, ist der Betroffene beunruhigt und durch die Diagnose Krebs belastet, obwohl diese Tumore meistens nicht behandelt werden müssen und überwacht werden können. Das sind die Überdiagnosen, die man vermeiden möchte, weil sie dem Patienten mehr Schaden zufügen als Nutzen bringen.

Die Vorsorge sucht den aggressiven Prostatakrebs, der unbehandelt streuen und zum Tod führen kann. Den muss man früh entdecken, solange er noch auf die Prostata begrenzt ist. Dann kann er mit einer Operation oder Bestrahlung geheilt werden. Diese Formen des Prostatakarzinoms sind das Ziel der Früherkennung und Vorsorge.

Schwerverbrecher und Ganoven

Für den Krebs der Bauchspeicheldrüse gibt es keinen Marker, man erkennt ihn meist erst durch Symptome – und dann ist es zu spät. Ein Krebs der Bauchspeicheldrüse ist fast immer ein Schwerverbrecher. Deshalb stirbt die Mehrzahl der Betroffenen innerhalb weniger Monate nach den ersten Krankheitsanzeichen. Anders beim Prostatakrebs: In westlichen Industrieländern erkranken fast 40 Prozent der Männer, aber nur 10 Prozent entwickeln Symptome, und nur 3 Prozent versterben an dem Krebs. Während also bei der Bauchspeicheldrüse fast alle Tumore Schwerverbrecher sind, sind es bei der Prostata »nur« 10 bis 30 Prozent (Leitlinienprogramm Onkologie 2021). Bei den meisten Prostatakarzinomen handelt es sich somit eher um harmlose Taschendiebe.

Spurensuche und Tatortsicherung bei der Vorsorge: Sonst findet man keinen Täter

Ein *Tatort* im Fernsehen muss nach neunzig Minuten aufgeklärt sein. Kriminalisten schütteln immer den Kopf, weil es in der Realität nie so einfach ist. Ähnlich ist es mit der Krebsvorsorge, wenn sie als sogenanntes Screening systematische Testverfahren einsetzt, um bösartige Tumore früh zu entdecken. Solch ein Screening ergibt nur Sinn, wenn es Leben rettet und mehr Männer vor dem Tod an einem Prostatakrebs bewahrt, als dass Männer durch Überdiagnosen und Übertherapien zu Schaden kommen.

Wie so oft steckt der Teufel im Detail. Anfang des neuen Jahrtausends hat man in den USA und in Europa große Screeningstudien gestartet. Es gab zwei Gruppen: Männer mit PSA-Screening und Männer ohne PSA-Screening. Dann wurde untersucht, in welcher Gruppe mehr Patienten an einem Prostatakarzinom gestorben waren, und es wurden Daten von über 400000 Männern ausgewertet. Im sogenannten Studiendesign mussten aber Vereinfachungen getroffen werden, die eine Beurteilung der Studienergebnisse erschweren. Ein Problem war die Definition des normalen PSA-Werts und ein anderes die sogenannte »Kontamination«. Damit ist gemeint, dass sich in der Kontrollgruppe, bei der man keine Testung machen soll, um zu schauen, ob es zu mehr Todesfällen an Prostatakrebs kommt, dann doch Männer aus persönlichen Gründen testen und bei Auffälligkeiten abklären und therapieren lassen. Die dadurch vermiedenen Todesfälle verfälschen aber das Ergebnis der Kontrollgruppe, weil weniger Todesfälle auftreten, als es ohne »kontaminierende« Testung gewesen wären.

Die wahrscheinlich akkurateste und zugleich größte Studie war die große europäische Screeningstudie (ERSPC). Hier zeigte sich in der Patientengruppe, die sich einem Screening unterzogen hatte, eine Reduktion des Risikos, an einem Prostatakrebs zu versterben, um 20 Prozent (Hugosson et al. 2019).

Ein vorläufiges Fazit zur Vorsorge des Prostatakrebses

- Die Strategie der Vorsorge hat sich zu einem risikoadaptierten Vorgehen weiterentwickelt. Zudem gibt es inzwischen viele ergänzende technische Hilfsmöglichkeiten wie die Kernspintomografie (MRT) der Prostata. Ein erhöhter PSA-Wert allein zieht keine Biopsie nach sich.
- Wegen der keineswegs unerheblichen Quote nichtbedrohlicher Krebsformen der Prostata gibt es viele berechtigte Einwände gegen ein generelles jährliches Screening des Mannes mit einem PSA-Suchtest ähnlich dem »Mammografie-Screening« bei der Frau.
- Alternativ wird vorgeschlagen, einen PSA-Ausgangswert im 45. oder 50. Lebensjahr zu ermitteln und dann in Abhängigkeit von Risikofaktoren zeitlich unterschiedliche erneute Bestimmungen durchzuführen.
- Bekannte Risikofaktoren sind die Höhe des PSA-Ausgangswerts und eine familiäre Belastung durch Erkrankungen des Vaters oder Bruders.

Die Tastuntersuchung der Prostata: Soll ich oder soll ich nicht?

Über die Tastuntersuchung der Prostata reden die Männer am Tresen eigentlich nur dann, wenn sie nicht die Einzigen sind, die das über sich haben ergehen lassen müssen. Deshalb gibt es wohl für kaum eine andere Untersuchung so viele bilderreiche und unterhaltsame Umschreibungen, die von der »kleinen Hafenrundfahrt« bis zur »Tour de France« reichen. In der Fachsprache redet man von der *digital-rektalen Untersuchung,* wobei »digital« nicht die Nutzung entsprechender Medien meint, sondern die Nutzung des Fingers. Denn *digitus* bedeutet im Lateinischen »Finger, Zehe«.

Muss das denn sein?

Die Frage ist berechtigt. Denn eine unauffällige Untersuchung bedeutet nicht, dass man keinen Krebs hat, und auch der Befund einer tastbaren Verhärtung heißt keineswegs zwingend, dass eine bösartige Entartung vorliegt. Deshalb ist bei einem Viertel der Patienten mit einer auffälligen Tastuntersuchung der Prostata die weitere Abklärung unauffällig. Eine Studie aus Kanada zeigte, wie wichtig es ist, dass die Untersuchung durch den Urologen erfolgt. Die Tastuntersuchung durch den Nichturologen bringt dem Patienten keinen nachweislichen Mehrwert (Naji et al. 2018).

Eine kuriose Anekdote aus unserer Klinik soll die Nichturologen in Schutz nehmen: Wegen eines steigenden PSA-Werts hatte ein Hausarzt bei sich selbst die Prostata getastet und eine Verhärtung gespürt. Er hat sich damit das Leben gerettet, und nach der Diagnose Krebs wurde er erfolgreich operiert.

Eine kleine Bemerkung zur Scham und Körperstellung bei der Tastuntersuchung

Die Tastuntersuchung der Prostata hat sicher auch deshalb einen zweifelhaften Ruf, weil sie meist in einer Körperposition erfolgt, die von den meisten als unangenehm empfunden wird. Die Männer müssen die Hose herunterziehen und sich mit dem Po in den Raum oder auf eine Liege aufgestützt bücken. Ähnlich, nur liegend, wenn der Mann seinen Allerwertesten in den Raum oder zum Arzt dreht, ohne sehen zu können, was hinter seinem Rücken passiert. Im schlimmsten Fall muss er so minutenlang warten. Das alles wirkt ein bisschen wie die alten Filmszenen, in denen Kinder noch von Erziehungsberechtigten mit einem Gürtel oder Stock gezüchtigt wurden ...

Es geht auch anders. Man kann den Patienten auffordern, sich auf eine Liege zu legen, ihn bitten, die Hose herunterzuziehen, und anschließend den Unterkörper mit einem Handtuch bedecken. Dann dreht sich der Mann mit dem Gesicht zum Untersucher und streckt den Po zur Wand oder vom Untersucher weg. Die Tastuntersuchung geht viel besser, weil der Arzt in Verlängerung seines gebeugten Armes ohne Verdrehung des Körpers tasten kann. Anschließend kann genauso eine Ultraschallsonde eingeführt werden, sodass der Betroffene auf dem Bildschirm seine eigene Prostata sehen kann, und er bekommt sie dann erklärt. Es wird kolportiert, so hätte man es in der ehemaligen DDR gelernt, und tatsächlich haben wir es von Prof. Thomas Enzmann aus Brandenburg an der Havel übernommen.

Was ist der PSA-Test: Teufelswerk oder Segen?

Über kaum einen Test in der Medizin wurde so viel gestritten und debattiert wie den PSA-Test. Immer wieder wird ihm vorgeworfen, er sei kein eindeutiger Test zum Nachweis oder Ausschluss eines Prostatakrebses. Das stimmt auch. Denn eindeutig wäre er nur dann, wenn bei Vorliegen eines erhöhten Werts immer ein Prostatakrebs vorläge. Dann wäre der PSA-Test wie ein Alkoholtest im Blut.

Von solch einem »Krebs«-Test träumen Mediziner aller Fachrichtungen. Kennt man aber die Fallstricke, ist der PSA-Test mit Abstand der Spitzenreiter für den Nachweis eines Prostatakrebses. Man muss ihn nur verantwortlich und kenntnisreich nutzen.

Warum hat die Natur PSA geschaffen?

Für die Menschheit ist PSA ein Segen, denn ohne das prostataspezifische Antigen gäbe es keine Fortpflanzung. Das Eiweiß sorgt für die Verflüssigung des Ejakulats, ohne die der Weg für die Spermien durch das zähe Ejakulat viel zu anstrengend oder gar unmöglich wäre. Deshalb produzieren

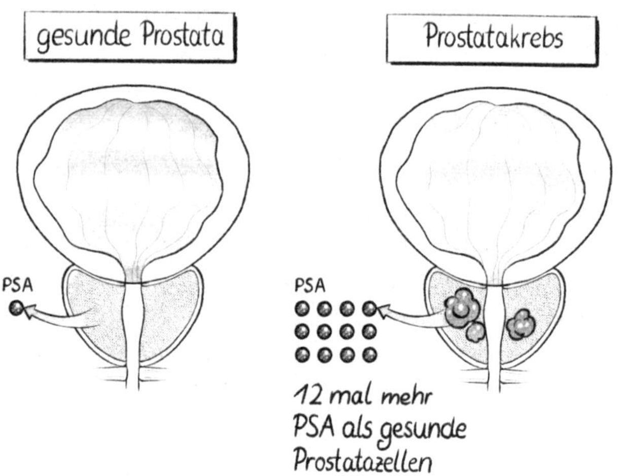

Der entscheidende Unterschied: Eine Krebszelle der Prostata schüttet zwölfmal so viel PSA ins Blut aus wie eine gutartige Prostatazelle. Dieser Unterschied macht sich in einem schnellen Anstieg des PSA-Werts bemerkbar.

alle Prostatazellen PSA, denn es ist viel zu wichtig, als dass man es nur wenigen Zellen überlassen dürfte. Das erklärt aber ebenso, warum mit der Größenzunahme der Prostata auch der PSA-Wert steigen kann.

Eine Gebrauchsanweisung: der PSA-Wert in der Vorsorge

Der PSA-Wert ist ein biologischer Marker. Weiß man die Hintergründe, wird aus dem Mysterium PSA auf einmal ein Hilfsmittel, das wegweisend und eine enorme Hilfe ist. Und viele Phänomene erschließen sich durch das Wissen, dass eine Krebszelle der Prostata ungefähr zwölfmal mehr PSA ausschüttet als eine gutartige Zelle:

- Hat man einen tiefen Wert von unter 1 oder 2, ist das prognostisch so günstig, dass man die Intervalle der Früherkennung vergrößern kann.
- Bleibt der PSA-Wert im Jahresrhythmus – auch wenn er oberhalb des angeblichen Normalwerts von 4 ist – annä-

hernd stabil oder nur leicht ansteigend, ist das ein gutes Zeichen.

PSA-Verlauf oder PSA-Dynamik:

- Der PSA-Wert darf ab dem fünfzigsten Lebensjahr jedes Jahr leicht um 0,35 bis maximal 0,75 Punkte, gemessen in Nanogramm pro Milliliter (ng/ml), ansteigen. Steigt er schneller an, ist das verdächtig.
- Ist der PSA-Wert erhöht, ist eine Beurteilung der PSA-Dynamik nicht möglich. Zunächst sollte der Wert sechs Wochen später kontrolliert und bei weiter erhöhtem Wert weiter abgeklärt werden oder zumindest eine Kontrolle sechs Monate später erfolgen. Nur dann bekommt man heraus, ob es ein erhöhter, aber stabiler Wert ist – was prognostisch günstig ist – oder ob es ein zu steil steigender Wert ist, der weiter abgeklärt werden muss.

Ergänzende Hilfswerte bei einem erhöhten PSA-Wert:

- Das sogenannte freie PSA ist eine nicht an Eiweiß gebundene Unterform des PSA. Dieser Wert wird durch das Gesamt-PSA geteilt, der sogenannte Quotient. Ist der Anteil des freien PSA sehr hoch – das heißt ein Quotient von mehr als 20 Prozent –, spricht das dafür, dass die Erhöhung des PSA eher durch die gutartigen Zellen der Prostata zustande kommt. (Merkspruch: Viel Freiheit ist gut!)
- Das Phänomen, dass eine größere Prostata einen höheren PSA-Wert haben kann und darf, wird auch durch die PSA-Dichte als sogenannte Density bemessen. Der Wert wird ermittelt, indem man den Blutwert von PSA durch das Volumen der Prostata teilt. Je höher der Dichtewert ist, desto mehr steigt das Risiko eines Prostatakrebses. Der Dichte-Grenzwert schwankt je nach Literatur zwischen 0,1 und 0,15 pro Milliliter Volumen der Prostata. Ist die Dichte größer, ist das verdächtig:

- *Fall 1:* PSA von 4 bei einem Volumen von 25 Millilitern bedeutet: Dichte von 0,16.
- *Fall 2:* PSA von 4 bei einem Volumen von 50 Millilitern bedeutet: Dichte von 0,08.

Das heißt, dass bei Fall 1 das Risiko für das Vorliegen eines Prostatakrebses erhöht ist.

PSA und Alter und Größe der Prostata:

- Eine große Prostata hat mehr Prostatazellen und führt oft zu einem höheren PSA-Wert als bei einem Mann mit einer kleinen Prostata.

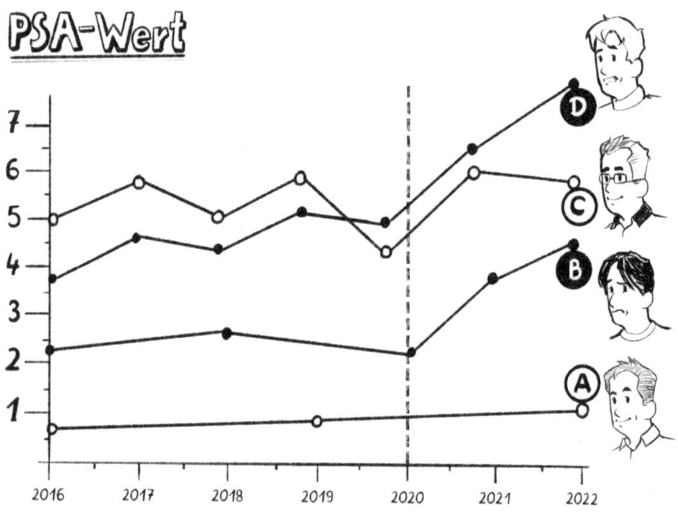

Den PSA-Wert zu lesen und zu interpretieren ist bei Beachtung einiger Grundregeln kein Hexenwerk. Bei Patient A ist der Verlauf unauffällig wegen des konstant niedrigen PSA-Werts. Patient B war bis 2020 unauffällig, dann wird die sprunghafte Erhöhung in den Jahren 2021 und 2022 mit einer zu starken Dynamik mit mehr als einem Punkt pro Jahr auffällig. Genauso ist es bei Patient D. Bei beiden Männern (wenn sie noch jünger und fit sind) sollten eine Kernspinuntersuchung der Prostata und bei Auffälligkeiten danach eine zielgerichtete Gewebeprobe erfolgen. Bei Patient C spricht der wellenförmige Verlauf ohne eine zu starke Erhöhung des Durchschnittswerts über die Zeit für eine eher entzündliche Reizsituation.

- Im Alter nimmt bei Männern die Prostatagröße oft zu (und damit eventuell auch der PSA-Wert). 50- bis 59-Jährige haben einen altersbezogenen Referenzwert von 0,0 bis 3,5, 70- bis 79-Jährige jedoch von 0,0 bis 6,5.
- *Aber aufgepasst:* Die altersbezogene obere Grenze ist nicht wie ein Steuersatz, ab dem Abgaben fällig werden. Wenn der Wert in der Jahreskontrolle zu schnell ansteigt, müssen die Warnglocken läuten.
- Mit zunehmender Größe der Prostata steigt die Tendenz, dass diese asymptomatischen Reizherde vorhanden sind und einen wellenförmigen PSA-Verlauf auslösen.

PSA und Reizung:

- Bei einer Reizung des Prostatagewebes steigt der PSA-Wert fast wie ein Entzündungswert an. Dazu gehören Blasen- und Prostataentzündungen, aber auch Reizungen durch Fremdkörper wie ein Katheter oder ein Blasenstein.
- Bei einer Prostatareizung können die Werte im Wechsel steigen und fallen, sodass es zu einer wellenförmigen PSA-Wert-Verlaufskurve kommt.

Noch eine Gebrauchsanweisung:
Was sagt der PSA-Wert bei einer Krebsdiagnose?

Ist der Prostatakrebs gesichert, ist die Höhe des PSA-Werts sehr wichtig. So wie der Inflationswert etwas über die Kaufkraft aussagt, ermöglicht der PSA-Wert mit hoher Zuverlässigkeit eine Aussage etwa über die Ausbreitung, die Heilung oder das Wiederauftreten nach erfolgter Therapie:

- Hat man einen Krebs der Prostata von niedriger (Gleason 6) oder mittlerer Aggressivität (Gleason 7), ist bei einem PSA-Wert von unter 10 die Wahrscheinlichkeit extrem groß, dass der Tumor noch lokal begrenzt ist und nicht gestreut hat. (Der sogenannte Gleason Score dient der feingeweblichen Beurteilung der Drüsenbeschaffenheit [siehe die

Abschnitte »Die Gewebeprobe – warum, wann und wie?« in diesem Kapitel und »Zu welcher Risikogruppe gehört mein Prostatakrebs?« in Kapitel 11].) Auch laut Leitlinie muss hier keine weitere Ausbreitungsdiagnostik erfolgen.

- Nur bei einem sehr aggressiven Prostatakrebs (Gleason 8 bis 10) ist trotz eines PSA-Werts von unter 10 das Risiko auf circa 10 Prozent erhöht, dass der Tumor gestreut hat. Deshalb muss eine Ausbreitungsdiagnostik erfolgen.
- Hat man Prostatakrebs und wird dieser entweder kontrolliert oder mit Operation, Bestrahlung oder einer Hormontherapie behandelt, ist der PSA-Wert als Verlaufsmarker sehr gut geeignet und hat eine hohe Trennschärfe.

Darf ich vor einer Bestimmung des PSA-Werts Fahrrad fahren?

Dazu haben Wissenschaftler der Universität Münster 2003 eine Studie gemacht (Luboldt et al. 2003). Einer Sportgruppe von 33 männlichen Fahrradfahrern zwischen 50 und 74 wurde vor und nach einer 21 Kilometer langen Fahrradtour Blut abgenommen. Es zeigte sich, dass der PSA-Wert nicht anstieg. Ist also die urologische Praxis nicht gerade 20 Kilometer entfernt, sollte der Mann auch ruhigen Gewissens mit dem Fahrrad zur Vorsorge kommen können.

Beeinflussen die Tastuntersuchung und Medikamente den PSA-Wert?

Wenn der Urologe oder der Hausarzt den PSA-Wert bestimmen will, sollte er das tatsächlich vor einer Untersuchung der Prostata machen, denn die Manipulation bei der Tastuntersuchung lässt das PSA innerhalb von dreißig Minuten ansteigen. Dieser Effekt ist in mehreren Studien schon vor Jahrzehnten gut untersucht worden.

Es gibt nur zwei Medikamente, die den PSA-Wert beeinflussen. Sowohl das Finasterid als auch das Dutasterid verordnet meist der Urologe, damit die Prostata kleiner wird (siehe den Abschnitt »Gibt es Medikamente, die gezielt an der Prostata wirken?« in Kapitel 7). Diese Substanzen halbieren den PSA-Wert nach einigen Monaten. Wird das Medikament abgesetzt, geht der Wert innerhalb von sechs Monaten wieder auf den »unbeeinflussten« Normalwert zurück.

Wann und wie oft sollte sich der Mann zur Vorsorge den PSA-Wert bestimmen lassen?

Der PSA-Wert ist seit mehreren Dekaden in der praktischen Anwendung, und Forscher haben unzählige Daten ausgewertet. Daraus leiteten sich Empfehlungen ab, über die unter Urologen Einverständnis herrscht.

Die Kritiker der Prostatavorsorge haben immer nur die Erhöhung des PSA-Werts im Blick.

Was sie gern übersehen: Ein niedriger PSA-Wert gibt dem Patienten Sicherheit, dass mit sehr hoher Wahrscheinlichkeit kein Tumor vorliegt!

Wenn der PSA-Wert unter 1 liegt, was bei circa 50 Prozent der Männer zutrifft, so ist die Wahrscheinlichkeit für die nächsten zwölf Jahre sehr hoch, dass man keinen Prostatakrebs entwickelt. Wegen dieser günstigen Prognose reichen »Mehrjahresintervalle« bei der Vorsorge.

Die Deutsche Gesellschaft für Urologie empfiehlt, mit 45 Jahren erst mal seinen PSA-Wert zu bestimmen und dann je nach Höhe des Werts »risikoadaptiert« vorzugehen:

- *PSA kleiner als 1:* Es reicht eine Testung im Abstand von vier Jahren.
- *PSA 1 bis 2:* Eine Vorsorge sollte alle zwei Jahre erfolgen.
- *PSA über 2:* Man sollte sich jedes Jahr einer Vorsorge unterziehen.

Aufklärung über PSA: Wo kann man sich unabhängig informieren?

Eine Konsequenz aus der anhaltenden öffentlichen Kritik um den PSA-Wert (Bartens 2020) ist die Verunsicherung vieler Patienten. Für den Arzt ist es aber häufig unmöglich, über das Für und Wider der Bestimmung eines Blutwerts ausführliche Erläuterungen anzubieten. Verzichtet man jedoch auf den PSA-Wert, kommt es zu einer unheilvollen Entwicklung, wie in den USA zu sehen war. Nach der verheerenden Empfehlung des obersten US-amerikanischen Expertengremiums zur Gesundheitsprävention, auf die PSA-Vorsorge zu verzichten, kam es zu einer auffälligen Zunahme von Patienten, die bei der Diagnose einen bereits gestreuten Prostatakrebs hatten und damit nicht mehr heilbar waren.

Trotzdem sollten sich die Betroffenen auch selbst über die Vor- und Nachteile einer PSA-Wert-Bestimmung informieren können. Geprüft zuverlässige Quellen sind das Arriba-Modell der Allgemeinmediziner um Prof. Norbert Donner-Banzhoff von der Universität Marburg (arriba-hausarzt.de) oder die Deutsche Krebshilfe (krebshilfe.de).

Die Gewebeprobe – warum, wann und wie?

Auch wenn die Tastuntersuchung sehr verdächtig und der PSA-Wert auffällig ist, kann nur der Pathologe nach einer mikroskopischen Untersuchung des Gewebes sagen, ob ein Prostatakrebs vorliegt. Der Radiologe kann allenfalls im MRT einen Befund als »typisch oder verdächtig auf das Vorliegen eines Prostatakrebses« kennzeichnen. Deshalb ist immer eine Gewebeentnahme notwendig.

Dazu kommt, dass der Pathologe anhand des Zellbildes festlegt, wie aggressiv der Prostatakrebs ist. Sind die Zellen alle gleichförmig gewachsen, ist der Krebs weniger bösartig, als wenn alle Zellen unterschiedlich aussehen. Denn dann fehlt jede Zellkommunikation, und jede Zelle führt ein unkontrolliertes Eigenleben. In der Fachterminologie spricht man in Gedenken an den Erstbeschreiber dieser Einteilung aus dem Jahr 1966, den amerikanischen Pathologen Donald F. Gleason, vom »Gleason-Grad«. Biologisch weniger aggressive Tumore haben einen Grad von 6, während die aggressiveren einen Grad von 7 bis hin zu 10 aufweisen.

Die Zukunftsvision ist, dass kein Pathologe mehr den Grad der Bösartigkeit aus Erfahrung einschätzen muss, sondern man an dem Krebsgewebe der Prostata bestimmte genetische Muster markiert, die dann ähnlich einem QR-Code gelesen würden und etwas über die Biologie und Aggressivität des Tumors aussagen. Noch hat man solch ein Muster nicht gefunden; und würde es ein Forscher finden, wäre ihm der Nobelpreis sicher.

Man hätte so gern einen genetischen Bluttest!

Immer wieder wird von Männern gefragt, ob man nicht im Blut feststellen kann, ob ein Prostatakrebs vorliegt und damit die Gewebeprobe überflüssig würde. Solch eine flüssige Biopsie kann man heute im Rahmen der frühen Schwangerschaft durchführen, um genetische Fehler beim noch ungeborenen Kind festzustellen, die möglicherweise zum Schwangerschaftsabbruch führen. Für die Vorsorge des Prostatakrebses gilt aber, dass man außer dem PSA-Wert noch nichts gefunden hat.

Die Angst, dass der Krebs durch eine Gewebeprobe streut

Mehr als ein Drittel der Männer, bei denen man eine Gewebeprobe durchführen muss, fragt, ob es durch die Biopsie zu einer Tumorstreuung kommt. Die Antwort auf die Frage ist nicht einfach, weil man Einzelereignisse nie ausschließen kann. Aber es gibt sehr gewichtige entkräftende Argumente:

- Es liegen keine wissenschaftlichen Belege dafür vor, dass eine Prostatabiopsie zu einer Streuung des Tumors führt.
- Tumorzellen beziehungsweise Zellfragmente im Blut können heute schon im Blut in speziellen Verfahren nachgewiesen werden. Bei circa 50 Prozent aller Patienten zirkulieren sie im Blutkreislauf auch vor einer Biopsie. Es kommt aber zu keiner Metastasierung. Wahrscheinlich, weil die eingeschwemmten Zellen vom eigenen Immunsystem erkannt und vernichtet werden (Xu et al. 2020).
- Das Dilemma bleibt. Die Biopsie lässt sich nicht vermeiden, denn ohne einen Gewebebefund darf und wird kein Operateur einen Eingriff, kein Strahlentherapeut eine Bestrahlung und kein Urologe eine medikamentöse Therapie einleiten.

Zeitenwende: Man muss heute nicht mehr sofort eine Probe entnehmen

Noch in den ersten Jahren des neuen Jahrtausends konnte man einen verdächtigen PSA-Wert oder -Verlauf nur durch Ultraschall und die Tastuntersuchung und dann letztlich eine Biopsie der Prostata abklären. Hier hat es im wahrsten Sinne des Wortes eine Zeitenwende gegeben.

Ist der PSA-Wert oder -Verlauf verdächtig, macht man in aller Regel bei den Männern ergänzend zum Ultraschall eine Kernspin-Untersuchung (MRT) der Prostata, um verdächtige Areale zu identifizieren. Mithilfe spezieller Verfahren der Bildanalyse kann der erfahrene Röntgenarzt Zonen erkennen, in denen sich tumorverdächtige Veränderungen zeigen. Hat er eine gute Expertise, können mit hoher Präzision durch diese Zusatzuntersuchung vor allem aggressive Tumore erkannt werden. Selbst bei einem erhöhten PSA-Wert ist dann die Wahrscheinlichkeit einer gefährlichen Krebserkrankung so gering, dass man meist auf eine Biopsie verzichten kann.

Seit der zunehmenden Verbreitung dieser Diagnostik hat sich die Anzahl der Biopsien um circa 40 Prozent reduziert.

Der aktuelle Goldstandard: eine gezielte »fusionierte« Biopsie mit Ergänzungsproben

Da man im MRT die verdächtigen Areale wie auf einer Landkarte präzise markieren kann, ist eine weitere Nutzung dieser Information ähnlich einer GPS-Ortung mit dem Auto oder bei Wanderkarten möglich.

Viele Studien haben gezeigt: Es müssen eine gezielte Mehrfachbiopsie der im MRT auffälligen Areale und ergänzend eine systematische Gewebeentnahme scheinbar gesunder Areale erfolgen. Der Grund hierfür ist, dass die Aussagekraft der Diagnose nachweislich gesteigert wird. Es werden in der Kombination beider Verfahren mehr relevante Krebserkrankungen erkannt.

Was ist das technische Prinzip der Fusionsbiopsie?

Beim MRT der Prostata werden durch spezielle Techniken verdächtige Areale identifiziert. Die dabei abgekürzte Klassifikation heißt PIRADS (*P*rostate *I*maging *R*eporting *a*nd *D*ata *S*ystem) und wird mit den Stufen 1 bis 5 unterschieden. Hinter einer PIRADS-4-Veränderung steckt wahrscheinlich und hinter einer PIRADS-5-Veränderung »sehr wahrscheinlich« ein Prostatakrebs.

Hat man abklärungsbedürftige Areale im MRT, kann man diese elektronisch markieren und die Bilder speichern. Dann wird bei dem Betroffenen ein dreidimensionales Ultraschallbild der Prostata erzeugt, und in dieses Ultraschallmodell fügt man dann das markierte MRT-Bild ein. Man erkennt nach dieser Fusion dann im Ultraschall die MRT-markierten Areale und kann sie gezielt biopsieren. Das erfolgt dann je nach Lage des verdächtigen Areals durch den Damm (transperineal) oder durch den Enddarm (transrektal).

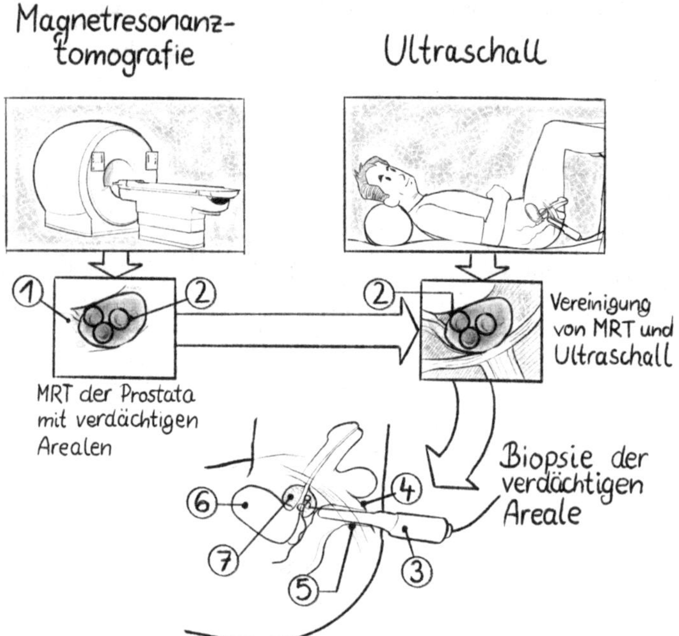

Bei der sogenannten »Fusionsbiopsie« wird erst ein MRT der Prostata (1) gemacht, und eventuell vorhandene verdächtige Areale werden markiert (2). Dann erzeugt man zu einem späteren Zeitpunkt mit einer Ultraschallsonde (3) vom Enddarm aus ein dreidimensionales Modell der Prostata. In dieses Echtzeit-Ultraschallmodell werden die MRT-Bilder mit den markierten Arealen eingefügt. Die Fusion erlaubt dann eine gezielte Probenentnahme entweder durch den Damm (4) oder den Enddarm (5). (6 = Blase, 7 = Prostata.)

Familie und Herkunft als Risiko für Prostatakrebs

Zwar ist die Krebserkrankung der Prostata mit Abstand das häufigste Karzinom des Mannes, aber nicht jede Erkrankung führt zum Tod. Die Wissenslücke, welcher Erkrankte ernsthaft bedroht ist, zählt nicht nur zu den großen Rätseln, sondern auch zu den großen Aufgaben in der Medizin. Denn es würde vielen Betroffenen unnötige Therapien ersparen.

Wenn die Familie (und ihre Gene) zum Risiko wird

Wir wissen heute, dass 10 bis 20 Prozent der Prostatakarzinome gehäuft innerhalb von Familien auftreten. Dieses Wissen hat erhebliche Bedeutung bei der Beratung der Männer, da sie früher und regelmäßig eine Früherkennung durchführen sollten:

- Hat(te) der Vater oder Bruder Prostatakrebs, ist das Risiko zwei- bis dreifach erhöht, auch daran zu erkranken.
- Sind zwei Verwandte ersten Grades (Vater und Bruder oder beide Brüder) erkrankt, ist das Risiko schon fünf- bis zehnfach höher.
- Das Risiko steigt umso mehr, je jünger die Verwandten zum Zeitpunkt der Erkrankung waren.
- Die genetische Veranlagung wird ebenso beim Prostatakarzinom sowohl durch den Vater als auch die Mutter vererbt. Deshalb sollten Männer, bei denen die unmittelbaren männlichen Verwandten der Mutter (Vater oder Brüder) an Prostatakrebs erkrankt sind, auch eine Früherkennung in Erwägung ziehen.
- Jeder Mensch hat zwei Abschnitte auf seinem genetischen Code, die dafür sorgen, dass beschädigte Genabschnitte repariert werden. Diese beiden BRCA1- und BRCA2-Gene können Veränderungen (Mutationen) aufweisen, sodass die Reparatur beschädigter Genabschnitte nicht mehr funktioniert. Die Betroffenen haben dann ein erhöhtes Risiko, an Krebs zu erkranken.
- Berühmt wurden diese »Krebsgene« durch Angelina Jolie, bei der diese mutierten BRCA-Gene nachgewiesen wurden. Um sich vor dem Auftreten von Brust- und Eierstockkrebs zu schützen, ließ sie sich diese Organe entfernen. Beim Prostatakrebs wissen wir heute, dass Männer mit den BRCA2-Veränderungen ein um 25 Prozent erhöhtes Risiko haben, an Prostatakrebs zu erkranken (Li et al. 2022).

- Inzwischen gibt es Männer, die sich trotz noch nicht nachgewiesenem Prostatakrebs wegen mehrerer Risikofaktoren einer prophylaktischen radikalen Prostata-Entfernung unterzogen haben.

Auch die Herkunft beeinflusst das Risiko

Da biologische Prozesse in der Mehrzahl von unserem genetischen Code reguliert werden, ist es fast logisch, dass verschiedene Bevölkerungsgruppen mit anderen Genen auch ein anderes Risiko in sich tragen:

- Afroamerikaner haben die höchste Rate an Prostatakrebs. Gegenüber Asiaten ist das Risiko siebenfach erhöht (Leitlinienprogramm Onkologie 2021). Im Vergleich mit weißen Amerikanern haben Afroamerikaner eine 50 Prozent höhere Wahrscheinlichkeit, an einem Prostatakarzinom zu erkranken, und sind doppelt so gefährdet, daran zu versterben. Als Ursache wird diskutiert, dass bestimmte genetische Veränderungen an den Prostatazellen diese empfindlicher gegenüber dem Testosteron machen. Weitere Faktoren sind möglicherweise die häufig fettreiche Ernährung und durch die schwarze Hautfarbe verminderte Vitamin-D-Bildung.
- Es gibt ein erstaunliches Phänomen – Prostatakrebs ist bei Asiaten sehr viel seltener als bei Nordamerikanern und Europäern. Als Ursache werden wie schon angedeutet sogenannte Phytoöstrogene verantwortlich gemacht. Das sind Substanzen, die in Pflanzen wie Soja und Tofu vorkommen und ähnlich dem weiblichen Geschlechtshormon Östrogen wirken. So fand man im Urin von Japanern eine fünfzigfach höhere Konzentration dieser Phytoöstrogene als bei Amerikanern. In Studien zeigte sich, dass bei Asiaten, die jeden Tag mehr als ein Glas Soja-Milch tranken, das Risiko für einen Prostatakrebs um mehr als 70 Prozent gesenkt wurde. Aber wie auch schon gesagt

wurde: Wenn Asiaten auswandern, den westlichen Lebensstil und insbesondere die westliche Ernährungsweise annehmen, geht dieser Vorteil der niedrigeren Rate von Prostatakarzinomen verloren. Das ist ein Beweis dafür, dass Ernährung das Risiko reduzieren kann, an Prostatakrebs zu erkranken.

- Neuere Studien zeigen jedoch auch, dass die Rate der Prostatakarzinome in den asiatischen Ländern wesentlich ansteigt. Man geht davon aus, dass es eine Folge der Übernahme westlicher Ernährungsgewohnheiten ist.

11.
Was kann man bei Prostatakrebs machen?

Harry Belafonte, Robert De Niro, Roger Moore, Frank Zappa und Wolfgang Bosbach haben eins gemeinsam: Sie sind beziehungsweise waren an Prostatakrebs erkrankt und seien beispielhaft für die mit Abstand häufigste Krebserkrankung beim Mann genannt. Aus Studien bei verstorbenen Patienten wissen wir, dass das Prostatakarzinom bei bis zu 30 Prozent der Fünfzigjährigen und bei bis zu 70 Prozent der Siebzigjährigen auftritt. Es ist damit eine Erkrankung des älter werdenden Mannes und wird am häufigsten zwischen 65 und 74 Jahren diagnostiziert (Delongchamps et al. 2006). Aber viele Tumore bleiben unentdeckt. Die Patienten sterben nicht *wegen* des Tumors in ihrer Prostata, sondern *mit* dem Tumor.

Erst die gute Nachricht. Heutzutage ist das Prostatakarzinom fast immer heilbar, und nur sehr selten werden Patienten mit einer bereits fortgeschrittenen Erkrankung diagnostiziert:

- Bei 73 Prozent der Patienten ist der Tumor auf die Prostata begrenzt.
- Bei 14 Prozent sind bereits die Lymphknoten befallen, aber auch hier ist eine erfolgreiche Behandlung möglich.
- Nur 7 Prozent aller Patienten haben bei der Diagnosestellung Metastasen. Und selbst dann gibt es gute Therapiemöglichkeiten, und die Betroffenen leben zumeist noch viele Jahre mit der Erkrankung (National Cancer Institute 2022).

Der Grund für diese »gute Nachricht« ist der PSA-Test (siehe den Abschnitt »Was ist PSA: Teufelswerk oder Segen?« in Kapitel 10). Vor der Entdeckung des PSA-Werts wurde ein Prostatakarzinom oft erst festgestellt, wenn es bereits zu spät war. Denn macht sich eine Krebserkrankung mit Beschwerden bemerkbar, ist das meist ein Zeichen für ein fortgeschrittenes Stadium, in dem oft keine Heilung, sondern nur noch eine Verzögerung des Krankheitsverlaufs möglich ist.

Und nun die scheinbar schlechte Nachricht: »Sie haben Krebs!« Das Problem ist das Wort »Krebs«, denn obwohl das Prostatakarzinom sehr viele Schattierungen hat und die häufigsten Tumore noch nicht einmal behandelt werden müssen, wird der Begriff zu Beginn meist mit dem Etikett des Unheilbaren verbunden. Die Aufgabe des Arztes ist es, dem Patienten zu erklären, was hinter der Diagnose steckt und ob eine Behandlung notwendig ist. Leider kommt es hier häufig aus verschiedensten Gründen zu Missverständnissen. Unsere Hoffnung ist, dass Ihnen dann dieses Buch als Navigator hilft.

Zwei Fragen möchten die meisten der Betroffenen beantwortet haben:

- Zu welcher Risikogruppe gehört mein Prostatakrebs?
- Gibt es Anzeichen dafür, dass mein Prostatakrebs gestreut hat?

Weil alle weiteren Therapieentscheidungen auf diesen beiden Informationen basieren, wollen wir versuchen, die Männer an der Entscheidungsfindung teilhaben zu lassen. Denn es wird ihnen auch ermöglichen, die richtigen Fragen zu stellen.

Zu welcher Risikogruppe gehört mein Prostatakrebs?

Es gibt drei Kategorien, die für die weitere Planung der Therapie von großer Bedeutung sind. Da eine weltweite Datenanalyse und Abstimmung der Empfehlungen erfolgt, hat sich auch in Deutschland die englischsprachige Klassifikation durchgesetzt. Man spricht vom high, intermediate und low risk für einen Prostatakrebs mit hohem, mittlerem oder niedrigem Risiko. Wesentliche Bausteine dieser Klassifikation sind:

- der PSA-Wert,
- der Lokalbefund als Einschätzung, wie ausgedehnt der Tumor innerhalb der Prostata ist, und
- der Gleason Score als ein Zahlenwert von 6 bis 10.

Der Gleason Score

Eine zentrale Rolle spielt der bereits erwähnte Gleason Score. Es ist ein Zahlensystem, das ähnlich den Schulnoten die biologische Aggressivität des Tumors beschreibt. Je kleiner die Zahl, desto günstiger ist es. Ursprünglich reichte der Gleason Score von 1 bis 5 und beschrieb die Unterschiedlichkeit der Zellen des Prostatakrebses. War eine Zelle wie die andere, erhielt sie den Zahlenwert 1, waren alle Zellen unterschiedlich und ohne Zusammenhang, erhielten sie den Wert 5. Im Lauf der Zeit wurde das Schema vereinfacht, sodass man heute nur noch die Werte 3 bis 5 unterscheidet. Mittlerweile wird eine Zellgruppe mit dem Wert 2 nicht mehr als Prostatakrebs gesehen.

Der Pathologe beurteilt die Biopsie mit zwei Zahlen, wobei die erste den häufigsten und die zweite Zahl den aggressivsten Gleason Score aller Gewebeproben ausdrückt. Das ergibt Sinn, weil man in den Gewebeproben oft unterschiedliche Zelltypen vorfindet. Deshalb werden bei der Befundung mindestens zwei oder drei Kategorien angegeben. Wenn aber der Tumor ein homogenes Muster zeigt, wird er mit sich selbst addiert (zum Beispiel 3 plus 3 oder 4 plus 4).

Die Einteilung geht wie gesagt auf den amerikanischen Pathologen Donald F. Gleason zurück. Er entwickelte in den Sechzigerjahren als junger Pathologe am Veteranenspital in Minneapolis dieses geniale System zur Kategorisierung des Prostatakarzinoms, weil er den Auftrag erhalten hatte, ein Bewertungssystem zu finden, das vor allem einfach zu reproduzieren war. Unter dem Mikroskop beurteilte er die Gewebeproben von 260 Patienten des Spitals und beschrieb anhand dieser Befunde eine Bildertafel, die in ihrer bestechenden Einfachheit noch heute Grundlage für die Befundung ist.

Als man die Kategorien der Bildertafel von Dr. Gleason mit den Krankheitsverläufen der Patienten verglich, wurde schnell offenbar, dass die Muster unter dem Mikroskop mit der Prognose der Patienten korrelierten. Das bedeutete, dass ein höherer Gleason Score auch mit einer ungünstigeren Prognose vergesellschaftet war.

Eine interessante Anekdote berichtet, dass Dr. Gleason nach dem Militärdienst noch vor Studienbeginn 1950 für zwei Jahre nach Frankreich gegangen war, um in Paris seinen Traum zu verfolgen, selbst Künstler zu werden. Es waren anscheinend glückliche Jahre für ihn. Auch wenn ihm hier der Durchbruch nicht gelang, waren es dennoch sein künstlerisches Talent und seine grafischen Fähigkeiten, die ihn zu medizinischem Weltruhm führten.

Hat der Tumor schon gestreut?
Das Tumor-Staging als Detektiv!

Wenn man eine Wohnung renoviert und die Tapete feucht ist, muss man wissen, ob es fehlende Lüftung oder ein Rohrbruch in der Tiefe ist. Genau das meint analog das Staging (die Stadienbestimmung) in der Onkologie: Es enthält alle Informationen für den Arzt, um zu wissen, wie weit sich ein Tumor im Körper ausgebreitet hat.

Um festzustellen, ob ein »Rohrbruch für die feuchte Wand«

verantwortlich ist, muss die Ausdehnung des Tumors beurteilt werden. Dafür spielt vor allem die Magnetresonanztomografie (MRT) eine wichtige Rolle. Hier kann der Radiologe erkennen, wie groß der Tumor ist und welche Anteile der Prostata befallen sind. Auch ein Wachstum über die Grenzen der Prostata hinaus und ein Befall umliegender Strukturen kann so festgestellt werden. Die Tastuntersuchung der Prostata ist vor allem für den Arzt vor einer Operation aufschlussreich.

Ist das Risiko für Metastasen erhöht, sollte der behandelnde Arzt eine Knochenuntersuchung veranlassen, um Knochenherde auszuschließen. Eine effizientere, aber auch deutlich teurere Untersuchungsmethode ist das sogenannte PSMA-PET-CT (»PSMA« steht für »*p*rostata*s*pezifisches *M*embran*a*ntigen«, »PET« für »*P*ositronen*e*missions*t*omografie« und »CT« für »Computer*t*omogramm«). Diese Untersuchung macht Prostatakarzinomzellen im Körper sichtbar und kann deutlich früher als die bisherige Bildgebung feststellen, ob ein Tumor gestreut hat oder nicht.

Muss mein Tumor behandelt werden?

Eigentlich scheint die Frage müßig zu sein, denn sollte man einen Krebs nicht immer behandeln? Hier hilft eine Metapher, weil sie komplexe Zusammenhänge verständlicher macht.

Die Metapher von der Hauskatze kommt aus unserer Praxis und beschreibt unserer Meinung nach recht gut, worum es bei den Risikoklassifizierungen geht. Denn keiner wird bestreiten, dass es einen Unterschied zwischen einer Hauskatze und einem Tiger gibt. Begegnet man diesen beiden Katzen in ihrer frühen Lebensphase, sind beide harmlos. Eine kleine Hauskatze wird uns nie gefährlich werden, auch nicht im ausgewachsenen Zustand. Sie entspricht den Tumoren mit einem niedrigen Risiko. Auch ein Tigerbaby können wir im

Arm halten, und es wird uns nichts anhaben. Aber wird das Kleine erwachsen, ändert sich der Charakter. Die ausgewachsene Raubkatze wäre für jeden von uns eine tödliche Gefahr, und mit ihr kuscheln würde auch keiner wirklich wollen. Sie entspricht dem Tumor mit einem hohen Risiko.

Was mache ich bei einem wenig aggressiven Prostatakrebs?
Zurück zur Hauskatze. Wenn ein Tumor in die Niedrigrisiko-Kategorie fällt, dann besteht ein geringes Risiko dafür, dass er weiterwächst oder streut.

Deshalb gibt es bei diesen die Tumoren die Möglichkeit, dass man sie zunächst beobachtet. Die Voraussetzungen sind gegeben, wenn von zwölf Gewebeproben nur maximal zwei mit einem Tumor der niedrigen Risikokategorie (Gleason 6) befallen sind und in jeder Probe nicht mehr als 50 Prozent des Gewebeanteils tumorbefallen sind. Hat man solch einen kleinen und wenig aggressiven Tumor, kann man ihn kontrollieren. Man nennt diese Form der Beobachtung »aktive Überwachung« oder »Active Surveillance«.

Das Problem dabei ist, dass man von einer Biopsie nicht hundertprozentig weiß, ob man nur eine Babykatze auf dem Arm hatte oder vielleicht doch eher einen kleinen Tiger. Man muss den Tumor also im Auge behalten und immer wieder sicherstellen, dass man sicher sein kann, womit man es zu tun hat. Das geschieht, indem man:

- den PSA-Wert alle drei und später alle sechs Monate kontrolliert,
- ein MRT der Prostata zu Beginn macht und nach zwölf bis achtzehn Monaten wiederholt und
- in regelmäßigen Abständen per Biopsie das Karzinom überwacht. In welchem zeitlichen Abstand die Kontrollbiopsien erfolgen, wird immer noch diskutiert. Derzeit gelten Abstände von zwölf bis achtzehn Monaten als ausreichend sicher.

Immerwährende Kontrollen können mühsam sein

Das Problem der aktiven Überwachung wird schnell offenbar. Sie ist für Arzt und Patient aufwendig. Die sich immer wiederholenden Tests können zermürbend sein. Deshalb brechen zwischen 30 und 50 Prozent der Patienten diese innerhalb der ersten fünf Jahre ab und wünschen eine aktive Therapie in Form einer Bestrahlung oder Operation. Bis zu 20 Prozent der Patienten tun dies nicht, weil der Tumor gewachsen ist, sondern weil sie zunehmend beunruhigt sind, einen nichtbehandelten Tumor in sich zu tragen.

Es gibt einen entscheidenden Unterschied zwischen den Strategien der Überwachung und aktiver Therapie. Je mehr Zeit in der Nachsorge nach einer aktiven Therapie vergeht, desto geringer ist das Risiko, dass es zu einem Wiederauftreten des Prostatakrebses kommt. Dahingegen steigt bei der aktiven Überwachung das Risiko für ein Tumorwachstum mit der Zeit immer weiter an. Tatsächlich handelt es sich deshalb für viele Patienten eher um eine Verschiebung der Therapie – im Idealfall ohne das Risiko, die Chance auf Heilung vertan zu haben.

Diese Sorge ist aber kein guter Grund für die Entscheidung zu einer aktiven Therapie und gegen die Strategie der aktiven Überwachung. Denn es gibt gute Daten, dass so ein kleiner und wenig aggressiver Tumor in zwei Dritteln der Fälle klein und unbedeutend bleibt und nie einer Therapie bedarf.

Die Zukunft der aktiven Überwachung

Das Kapitel der aktiven Überwachung wird gerade neu geschrieben, denn neuere Möglichkeiten der Bildgebung wie die Magnetresonanztomografie (MRT) spielten in den abgeschlossenen großen Studien bislang nie eine Rolle. Wir wussten – abgesehen vom weniger zuverlässigen Ultraschall – eigentlich nie, wie es in der Prostata aussah. Das ist seit einiger Zeit anders und verändert die Praxis der Urologie nachhaltig, denn das MRT kann aggressive Tumore der Prostata mit hoher Genauigkeit abbilden. Deshalb erwarten wir in Zukunft noch einmal eine Schärfung der Einschlusskriterien, welche Tumore weiter kontrolliert werden können und ob wiederholte Gewebeproben notwendig sind.

Seit der Covid-Pandemie kennen alle von uns den PCR-Test. Mithilfe dieses Verfahrens kann man die Anwesenheit von Genen nachweisen. Das hat auch bei Tumoren eine wichtige Bedeutung. Einzelne Gene beziehungsweise auch Cluster von Genen können bei Tumorerkrankungen mit einer schlechteren Prognose respektive einem höheren Risiko behaftet sein, dass der Patient später Metastasen entwickelt. Für das Prostatakarzinom sind in den USA bereits drei Verfahren zugelassen, die aus dem Gewebe der Prostatabiopsie Gensignaturen sichtbar machen. Es dauert noch einige Jahre, bis man die Zuverlässigkeit dieser Zusatzinformationen abgesichert hat, aber sie werden die Einschätzung der Prognose verbessern.

Derzeit haben wir mit dem Gleason Score, dem PSA-Wert und dem MRT aber bereits gute Werkzeuge, um den Patienten gut zu beraten. Auch wenn niemand eine hundertprozentige Gewissheit geben kann, entscheidet am Ende der Patient. Deshalb ist es erforderlich, dass er die nötigen Informationen hat und sein Risiko kennt. Dabei muss ihm der behandelnde Arzt helfen.

Therapiemöglichkeiten: Verwirrung durch das Internet

Für den Prostatakrebs, den man behandeln sollte, gibt es heutzutage zwei anerkannte Verfahren: die Operation und die Bestrahlung. Für beide Methoden wurde der Beweis erbracht, dass sie ein Prostatakarzinom heilen können.

Alle anderen alternativen Verfahren, die bessere Behandlungserfolge und weniger Nebenwirkungen versprechen, sind diesen Beweis bisher schuldig geblieben. Egal, mit welchem Verfahren Sie sich deshalb beschäftigen, Sie sollten als Patient bei einer neuen Methode fragen: »Gibt es dazu eine klinische Studie mit Langzeitdaten über den Heilungserfolg?«

Ein gutes Beispiel ist die in Deutschland beworbene Elektroporation der Prostata, auch bekannt als NanoKnife. Die Methode gilt als experimentelles Therapieverfahren, und die Studienlage dazu ist begrenzt. Neuere Daten einer großen internationalen Studie zeigen, dass bei bis zu 30 Prozent der Patienten auch nach einer Behandlung noch Tumorzellen in der Prostata nachzuweisen sind (Geboers et al. 2022). Es gibt weiterhin keine etablierte Studie zu dieser Methode, und dennoch begegnen uns immer wieder Patienten, die sich dazu informieren wollen.

Wie leider so oft sind es die Suchmaschinen und meist professionell verwaltete Marketingstrategien, die Methoden priorisieren und zu ihrer Empfehlung führen. Leider ist es unmöglich, Patienten davor zu schützen. Alles, was uns bleibt, ist, Patienten möglichst neutral zu beraten.

Die Strahlentherapie des Prostatakrebses

Hat man einen behandlungsbedürftigen Prostatakrebs, also einen »Tiger«, ist eine Möglichkeit die Bestrahlung. Die Bestrahlung der Prostata war noch nie so aussichtsreich wie heute. Durch bessere Geräte ist es auch hier – ähnlich wie bei der Operation – zu einer Verbesserung des therapeutischen Effekts mit gleichzeitiger Reduktion der Nebenwirkungen gekommen.

Wegen der immer besseren und zielgenaueren Geräte erfolgt die Bestrahlung heute fast immer »von außen«. Die in einem Linearbeschleuniger erzeugte Röntgenstrahlung kann dabei in tiefere Gewebeanteile gelenkt werden.

Im Volksmund wird Strahlentherapie mit einer Art von außen zugeführter innerer Verbrennung gleichgesetzt. Das ist aber falsch, denn sonst würde man gleichsam Löcher in Körperstrukturen brennen und Umgebungsorgane irreparabel schädigen. Vielmehr wird bei der Bestrahlung von Tumorzellen deren Zellkern beschädigt, und die Zellen verlieren die Fähigkeit zur Zellteilung und Erneuerung. Dadurch sterben sie ab, bleiben aber als nicht vermehrungsfähiges Stützgewebe vor Ort.

Entscheidend ist, dass die Bestrahlung in vielen kleinen Portionen durchgeführt wird. Man spricht dabei von »Fraktionen«. Weil die Reparaturmechanismen von gesunden Zellen widerstandsfähiger als die von Tumorzellen sind, kann sich das gesunde Gewebe zwischen den Bestrahlungssitzungen erholen. Der Vorteil dieser Aufteilung in viele Einzelsitzungen liegt außerdem darin, dass die Bestrahlung besser verträglich ist, der Nachteil jedoch, dass sich die Therapie über mehrere Wochen erstreckt, da meist mindestens 32 Sitzungen erforderlich sind.

Welche Strahlendosis muss man zuführen?

In der Strahlenmedizin geht es stets um die effektive Dosis. Die wird immer in »Gray« angegeben und geht auf den englischen Forscher Louis Harold Gray zurück, der als Physiker und Radiologe über den Strahleneffekt von ionisierenden Strahlen forschte und damit als Begründer der Radiobiologie gilt. Weil er viel zu früh mit sechzig Jahren an den Folgen eines Schlaganfalls starb, bekam er nicht mehr den Nobelpreis, aber ihm zu Ehren benannte man die Strahlendosis nach seinem Namen. Diese Strahlendosis muss in die Prostata im tiefsten Punkt des Beckens, eingebettet zwischen Darm, Blase und zarten Nervenfasern, punktgenau eingebracht werden.

Es gibt interessante klinische Verlaufsdaten von Patienten,

die gezeigt haben, wie viel Strahlendosis man eigentlich benötigt, um einen Prostatakrebs zu eliminieren. Die Studie aus New York berichtete über Nachuntersuchungen von Patienten, die im Zeitraum von 1989 bis 2001 mit unterschiedlichen Dosen strahlentherapeutisch behandelt worden waren und bei denen dann Kontrollbiopsien erfolgten, ob noch restliche Tumoranteile verblieben waren. Obwohl die Strahlentherapie seitdem enorme Fortschritte gemacht hat, zeigen die Zahlen schon sehr anschaulich das Verhältnis zwischen Dosis und Wirkung (Zelefsky et al. 2008).

Selbst bei einer hohen Strahlendosis – gemessen in Gy für Gray – hatten noch bis zu 25 Prozent der Betroffenen Restanteile ihres Prostatakrebses (Zelefsky et al. 2008):

- *nach 68 Gy:* noch 65 Prozent der Betroffenen mit Resttumor,
- *nach 70 Gy:* noch 38 Prozent der Betroffenen mit Resttumor,
- *nach 76 Gy:* noch 27 Prozent der Betroffenen mit Resttumor,
- *nach 81 Gy:* noch 25 Prozent der Betroffenen mit Resttumor.

Damit wird klar: Je höher die Dosis, desto effektiver ist die Therapie. Die Herausforderung bei der Bestrahlung der Prostata besteht somit darin, dass sich die Lage des Zielorgans in Abhängigkeit von der Füllung der Blase oder des Darms verändert. Ist der Enddarm leer und die Blase gefüllt, kann die Prostata tiefer liegen. Dementsprechend geht es darum, diese Veränderungen entweder auszugleichen oder das Strahlenfeld kontinuierlich anzupassen.

Wie macht man das? Die moderne Strahlentherapie ist navigiert und wird »IGRT (Image-guided Radiotherapy)« genannt. Der Urologe kann in einer harmlosen Prozedur unter Lokalbetäubung kleine Goldplättchen in die Prostata einbringen. Diese erlauben es dem Strahlentherapeuten, die Kontur der Prostata beziehungsweise des Strahlenfelds zu erkennen. Damit wird die Lage der Prostata täglich neu dokumentiert und das Strahlenfeld des Linearbeschleunigers (so heißt die

Maschine, aus der die Strahlung herauskommt) korrigiert – idealerweise geschieht das bei jeder Sitzung.

Als Nebenwirkungen kann es infolge der Bestrahlung zu Hautrötungen, Abgeschlagenheit oder Appetitlosigkeit kommen. Die häufigsten betreffen aber den Darm oder die Blase, weil die Strahlen zu einer Reizung der Schleimhaut des Enddarms mit Blutungen und Durchfällen oder einer Reizung der Blase mit Drangbeschwerden oder Blut im Urin führen können.

Bei Nebenwirkungen der Bestrahlung ist die beste Medizin die Zeit. Die meisten Symptome sowohl beim Wasserlassen als auch beim Stuhlgang verschwinden wieder. Langfristige und dann chronische Probleme sind selten (weniger als 5 Prozent).

Wie lange dauert eine Bestrahlung?

Seit einigen Jahren gibt es die Möglichkeit der sogenannten Hypofraktionierung. Hierbei werden pro Sitzung höhere Dosen appliziert. Das verkürzt die Behandlungsdauer. In den dazu durchgeführten Studien konnte eine entsprechend höhere Dosis an 19 statt an 37 Tagen zur Anwendung kommen. Dabei wurde der Tumor gleich effizient behandelt, aber in circa der Hälfte der Zeit. Die Hypofraktionierung hat nach heutiger Studienlage wahrscheinlich mehr Nebenwirkungen, aber dieser Unterschied wird als so gering angesehen, dass man sie in Deutschland zur Erstbehandlung des Prostatakarzinoms empfiehlt.

Gibt es noch andere Formen der Strahlentherapie?

Der biologische Effekt der Strahlentherapie ist grundsätzlich immer gleich. Aber es gibt unterschiedliche Szenarien, in denen sie eingesetzt wird. Demgemäß spricht man von:

- einer *adjuvanten Strahlentherapie,* wenn ein Patient nach einer Operation noch zusätzlich bestrahlt wird (das kann sinnvoll sein, wenn der Tumor sehr ausgedehnt und in Nachbarstrukturen eingewachsen ist),

- einer *Salvage-Strahlentherapie,* wenn nach einer Operation wieder ein Tumor an der alten Stelle nachwächst und man nicht noch einmal operieren kann, dafür aber bestrahlt,
- der *Bestrahlung des Lymphabflussgebietes* (das kann sinnvoll sein, wenn der Tumor schon in die Lymphknoten gestreut hat und man möglicherweise vorhandene kleine Absiedlungen zerstören will).

Kann man die Wirkung der Bestrahlung mit Medikamenten steigern?

Ja! Vergleicht man den Prostatakrebs mit einem Auto, dann arbeitet der Motor nicht mit Benzin, sondern mit Testosteron. Das bedeutet, ohne den Einfluss von Testosteron sterben Tumorzellen ab, und der Tumor wird kleiner. Da man die Produktion von Testosteron im Körper medikamentös drosseln kann, nimmt man direkt auf das Tumorwachstum in der Prostata Einfluss. Diese Therapie nennt man »antiandrogene« oder umgangssprachlich »Hormontherapie«.

Die Wirkung der Bestrahlung auf die Tumorzelle ist eine Destabilisierung des Erbguts (der DNA). Dieser Effekt wird durch einen medikamentös herbeigeführten Testosteronmangel gesteigert. Daraus resultiert die gängige Praxis, dass man bei Tumoren mit mittlerem oder hohem Risiko während der Phase der Strahlentherapie zusätzlich diese Hormontherapie anwendet (Kishan et al. 2022).

Heilungschancen durch die Bestrahlung

Die Entscheidung, ob man einen Prostatakrebs bestrahlt oder operiert, ist mitunter schwierig. Männer fragen häufig, was denn besser sei. Aber es wäre unwahr zu behaupten, es gäbe eine eindeutige Antwort. Bei einigen Prostatakarzinomen ist es möglich, dass zusätzlich zur Operation eine Bestrahlung notwendig wird. Aber natürlich kann auch nach einer Bestrahlung eine weitere Therapie notwendig werden. Hier spielt die Sequenz der Therapien eine große Rolle. Nach einer Operation ist eine Bestrahlung gut möglich. Eine Operation nach einer vorherigen Bestrahlung wiederum ist sehr komplex, weil der Chirurg das durch die Bestrahlung vernarbte Gewebe entfernen muss. Darunter kann die Kontinenz leiden. Deshalb empfiehlt man gerade bei jüngeren Männern die Operation als erste Maßnahme, damit man mit der Möglichkeit einer späteren Bestrahlung noch Pfeile im Köcher hat.

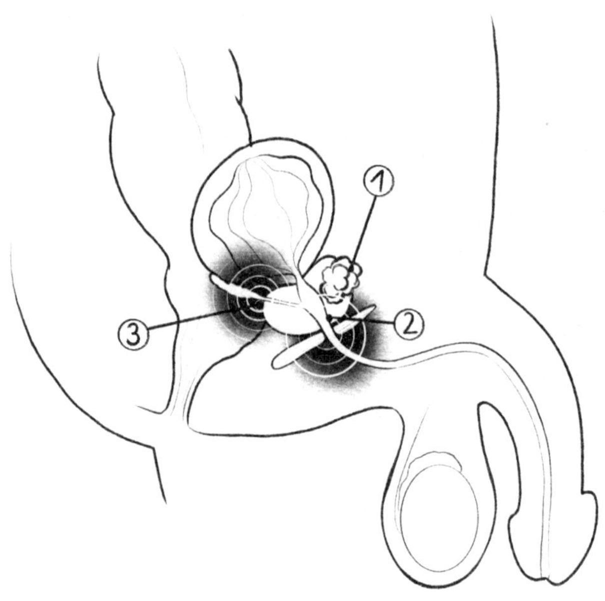

Bestrahlt man einen Prostatakrebs (1), gibt es für den Strahlentherapeuten zwei kritische Areale. Das ist die Spitze der Prostata, die direkt am Schließmuskel liegt (2), und der hintere Bereich der Prostata direkt neben dem Enddarm (3). Da in beiden Arealen eine Verletzung von Schließmuskel oder Darm katastrophale Folgen hätte, wird hier ein Sicherheitsabstand eingeplant.

Operation bei Prostatakrebs: Was wird entfernt?

Die Entfernung der Prostata bei einem Prostatakrebs nennt man »radikale Prostatektomie«. Mit der Entwicklung dieser Operation ist ein Paradigmenwechsel verbunden, der zentral wurde für die moderne Chirurgie. Denn heutzutage wird tumortragendes Gewebe entfernt, und das umliegende Gewebe sowie die anatomischen Strukturen werden geschont. Dadurch sind die Nebenwirkungen dieser Operation im Vergleich zu vor dreißig bis vierzig Jahren drastisch reduziert worden.

Für die radikale Prostatektomie gab es mehrere Schlüsselmomente, die diese Operation zu einem Routineeingriff mit hoher reproduzierbarer Qualität gemacht haben:

- die Entdeckung der Erektionsnerven,
- die Bildgebung der Prostata mittels MRT und
- die Entwicklung der minimalinvasiven Chirurgie.

Bis zum Jahr 1981 – nebenbei bemerkt auch das Startjahr des Spaceshuttle-Programms – war die radikale Entfernung der Prostata eine blutige Operation, zuweilen lebensbedrohlich, und die Patienten waren danach praktisch immer inkontinent sowie impotent. Die Operateure wussten, dass sie bei der Operation die Erektionsnerven verletzten, aber ihnen war nicht klar, wie das zu verhindern wäre. Es herrschte der Irrglaube, die für die Erektion verantwortlichen Nerven lägen innerhalb der Prostata.

Es war ein Zufall, der zu einer Revolution der Operationsmethode führte. Der amerikanische Urologe Patrick Walsh war zu Besuch im niederländischen Leiden bei seinem Kollegen Pieter Donker, der seit einigen Jahren im Ruhestand war und endlich ungestört forschen konnte. Er besuchte Donker in seinem Labor, wo zu diesem Zeitpunkt anatomische Studien bei Föten durchgeführt wurden. Walsh fragte seinen Kollegen, ob dieser ihm den Verlauf der Erektionsnerven zeigen könnte, worauf ihm Donker entgegnete, er habe noch nie danach geschaut. Am selben Nachmittag setzten sich beide an das Stereomikroskop und präparierten die Anatomie. Nach drei Stunden fanden sie die feinen Strukturen und mussten feststellen: Sie verlaufen entlang der Außenseite der Prostata. Weitere Experimente bestätigten ihre Entdeckung, und Walsh übertrug sein Wissen auf seine Operationstechnik. Am 26. April 1982 wurde die erste nervschonende Operation durchgeführt. Der Patient wurde nicht nur von seinem Krebs geheilt, sondern erlebte auch den Erhalt seiner Potenz.

Heute ist die radikale Prostatektomie eine technisch ausgereifte Operation, bei der durch die Verwendung von Operationsmikroskopen anatomisch komplexe Strukturen wie der Schließmuskel und die Erektionsnerven identifiziert und

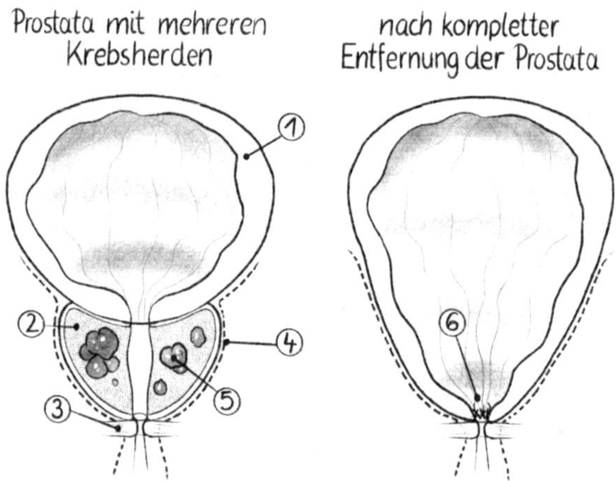

Unterhalb der Blase (1) liegt die Prostata (2), die nach unten durch den willkürlichen Schließmuskel (3) begrenzt wird. Seitlich der Prostata verlaufen auf beiden Seiten die Erektionsnerven (4), die unterhalb des Schließmuskels dann in die Schwellkörper des Penis ziehen. Ist die Prostata herdförmig von Krebs (5) befallen, muss sie komplett entfernt werden. Je nach Ausbreitung des Tumors kann man die Erektionsnerven (4) erhalten. Die Blase wird oberhalb des Schließmuskels wieder an die Harnröhre angenäht (6).

geschont werden können. Nach der Entfernung der Prostata muss die Blase mit der Harnröhre wieder durch Nähte verbunden werden. Danach wird für einige Tage ein Katheter eingelegt, damit die neue Verbindung abheilen kann. Bei der Operation werden vom Chirurgen in Abhängigkeit des Tumorgrades auch die Lymphknoten im kleinen Becken entfernt. Wenn dies sorgfältig gemacht wird, verlängert das die Operation um 30 bis 45 Minuten.

Im Gegensatz zur Frau hat der Mann zwei Schließmuskelkomplexe mit unterschiedlichen Funktionen. Den unteren Schließmuskel haben Mann und Frau gemeinsam. Er ist eingebettet in die große Muskelplatte des Beckenbodens – den Musculus Levator ani – und als eine unabhängige Struktur anzusehen. Man nennt ihn auch den »Harnröhrenschließmuskel«. Die Anspannung ist größtenteils unwillkürlich und unterliegt einem komplexen neuronalen Steuerungsprozess, der bei jedem Toilettengang die Entleerung der Blase und gleichzeitige Entspannung des Schließmuskels steuert (Dorschner et al. 1999). Die Beckenbodenmuskulatur können wir sehr wohl steuern, aber sie dient mehr als ein Widerlager denn als eigentlicher Verschlussmechanismus. Der innere Blasenschließmuskel dagegen hat zwei Funktionen. Bei einem Samenerguss schließt dieser Muskel automatisch und bewirkt, dass der Samen in Richtung Harnröhre und Penis ausgestoßen wird (siehe den Abschnitt »Prostata, Ejakulation und Fortpflanzung: eine geniale Choreografie« in Kapitel 1). Bei einer Lähmung dieses Muskels – zum Beispiel nach Operationen oder auch durch bestimmte Medikamente – fließt die Samenflüssigkeit in die Blase und wird mit dem Urin ausgeschieden. Zum anderen unterstützt der innere Schließmuskel auch die Kontinenz in Ruhe.

Bei der nervschonenden radikalen Prostatektomie sind die Schonung der äußeren Nervenfasern und des Harnröhrenschließmuskels die wichtigsten Operationsschritte. Die Schonung des inneren Schließmuskels wird von manchen Operateuren propagiert, um die frühe Kontinenz nach einer Operation zu verbessern. Für die Potenz hat sie aber keine Bedeutung mehr, denn ohne die Prostata ist der Mann nicht mehr zeugungsfähig. Auch ein Samenerguss ist ohne Samenblasen und Prostata nicht mehr möglich.

Offene oder robotische Operation?

Die Prostatektomie ist eine Operation, die mit einem Schnitt als offene Operation oder mittels Schlüssellochtechnik minimalinvasiv durchgeführt werden kann. Der Eingriff wird häufig mit der Assistenz eines Operationsroboters durchgeführt. Dabei werden die Instrumente nicht durch die menschliche Hand, sondern durch Roboterarme geführt. Die Bewegungen dieser Instrumente werden durch den Chirurgen ausgelöst, der – ähnlich einem Piloten – in einer Steuerungskonsole sitzt. Die Handbewegungen des Operateurs werden direkt auf die nur wenige Millimeter großen Instrumente übertragen.

Die robotische Chirurgie ist für die Krankenhäuser eine kosten- und materialintensive Chirurgie, aber der Patient hat einen Vorteil durch geringeren Blutverlust, kleinere Schnitte und eine schnellere Genesung. Es gibt erwiesenermaßen weniger Wundkomplikationen. Die Ergebnisse in Bezug auf die erfolgreiche Behandlung der Krebserkrankung und die Wiederherstellung der Kontinenz und der Potenz sind aber nahezu identisch. Deshalb zählt die Erfahrung des Operateurs mehr als die Technik, mit der sich der Mann operieren lässt.

Während wir dieses Buch schreiben, gibt es auf dem Markt der roboterassistierten Chirurgie viel Bewegung. Medizintechnikunternehmen führen neue robotische Systeme ein und bewirken, dass die Technologie immer weitere Verbreitung auch in anderen Fachgebieten findet. Schon heute ist der Operationsroboter in Deutschland eher die Regel als die

Ausnahme. In den 151 Prostatakarzinomzentren in Deutschland haben nahezu alle Kliniken ein solches System etabliert. Es gilt aber nach wie vor: Es ist wichtiger, wer Sie operiert, als die Operationstechnik, die verwendet wird!

Wie sucht man sich den richtigen Operateur aus?

Wenn Sie von einem niedergelassenen Urologen behandelt werden, dann wird dieser mit einer oder mehreren urologischen Kliniken in der Nähe Ihres Wohnorts kooperieren. Zu diesen Kliniken hat Ihr Urologe häufig eine Beziehung, kennt die Operateure und ihre Qualität. Manchmal gibt es auch Netzwerke von Kliniken und niedergelassenen Urologen.

Wenn Ihr Urologe Ihnen eine Klinik empfiehlt, ist es sicher sinnvoll, sich diesem Rat anzuschließen und die Klinik zumindest zu konsultieren. Natürlich steht Ihnen mit der freien Arztwahl die Möglichkeit offen, andere Ärzte aufzusuchen. Gerade bei komplexeren medizinischen Problemen ist es nicht unüblich, eine Zweitmeinung einzuholen. Dazu zählt auch die radikale Prostatektomie, die einen komplexen chirurgischen Eingriff erfordert, an den hohe Qualitätsstandards angelegt werden. Diese sind in Deutschland auch tatsächlich definiert. Wenn Sie in einem von der Deutschen Krebsgesellschaft zertifizierten Prostatakrebszentrum behandelt werden, dann müssen die dort tätigen Operateure jedes Jahr ihre Kompetenz und Fallzahl in einem Audit nachweisen. Ein Prostatachirurg muss mindestens hundert Fälle durchgeführt haben, bevor er als erster Operateur an einem Zentrum einen Patienten behandeln darf.

Natürlich wird sich ein Betroffener die Frage stellen, nach welchen Kriterien er sich einen Operateur für seine Operation aussuchen soll. Wann immer möglich, sollte man das Gespräch suchen und den Operateur nach seiner persönlichen operativen Erfahrung und seiner Strategie für die Operation fragen.

Über welche Erfahrung verfügt der Operateur bei der Prostatektomie?

Die Qualität der Operation korreliert direkt mit der Erfahrung eines Operateurs. Es ist vielleicht ein wenig wie im Sport. Wer mehr spielt, spielt besser. Aktuelle Daten zeigen aber auch, dass die chirurgische Qualität, die ein Operateur nach 75 Eingriffen erreicht, auch nach 300 Eingriffen nicht mehr wesentlich besser wird. Nur in einem Punkt gibt es einen Qualitätssprung. Das ist der Erhalt der Erektionsnerven. Da gibt es einen Unterschied von 15 Prozent zugunsten des erfahreneren Operateurs. Wenn Ihnen dieser Punkt wichtig ist, sollten Sie das ansprechen (Bock et al. 2022).

Was ist die Strategie des Operateurs für Ihre individuelle Situation?

Der Operateur sollte in der Lage sein, auf diese Fragen eine Antwort zu geben:

- »Können meine Erektionsnerven erhalten werden?«
- »Planen Sie Gewebeuntersuchungen (Schnellschnitte) während der Operation, um gegebenenfalls mehr Gewebe zu entfernen?«
- »Müssen die Lymphknoten entfernt werden?«
- »Gibt es Besonderheiten bei der Operation durch Voroperationen oder Nebenerkrankungen?«

Operateur und Patient sollten den Ablauf des Eingriffs gemeinsam besprechen und eine Strategie festlegen. Gerade wenn der Verdacht auf ein fortgeschrittenes Tumorwachstum besteht, muss der Chirurg eventuell mehr Gewebe entfernen und einen »radikaleren« Eingriff planen. Es ist wichtig, dass die Wünsche und die Erwartungen des Patienten offen angesprochen werden.

Bin ich nach der Operation undicht?

Immer wieder liest man, dass Männer als Folge der Operation die gefürchtete Nebenwirkung des Urinverlusts hätten. Selbstverständlich kann es auch bei dem erfahrensten Operateur passieren, dass eine notwendige Struktur verletzt wird. Aus großen Patientenserien wissen wir aber, dass bei nahezu 90 Prozent der Patienten nach der Operation gar keine Vorlage mehr notwendig ist (Nyberg et al. 2018). Man muss aber wissen, dass es häufig am Anfang nach der Operation zu einem Urinverlust bei körperlicher Belastung kommt. Das geschieht aus mehreren Gründen:

- Nach der Operation lag für einige Tage ein Katheter, und der Schließmuskelapparat ist irritiert. Das System ist »wackelig«, genauso wie man nach einer Grippe mit mehrtägiger Bettruhe in den darauffolgenden Tagen oft noch unsicher auf den Beinen ist.
- Durch die Entfernung der Prostata fehlt eine Struktur, die ergänzend zum Schließmuskel auch zu einem Zusammendrücken der Harnröhre führte (siehe den Abschnitt »Ich kann im Stehen besser Wasser lassen!« in Kapitel 2). Diese ergänzende Haltefunktion durch die Prostata muss jetzt der Schließmuskel allein übernehmen. Deshalb muss er trainiert werden, um die Zusatzarbeit leisten zu können. Das dauert aber einige Zeit, und hier hilft ein Beckenbodentraining.
- Erfahrungsgemäß dauert die Wiederherstellung der Schließmuskelfunktion – und damit der Dichtigkeit – beim älteren Mann jenseits des 75. Lebensjahrs länger als bei einem Mann von 55 Jahren. Er hätte beim Sportabzeichen auch geringere Anforderungen als ein Jüngerer.
- Für den absoluten Ausnahmefall, dass es zu einer anhaltenden Schwäche des Schließmuskels mit Inkontinenz kommt, gibt es die Möglichkeit, einen künstlichen Schließmuskel einzubauen. Dieser besteht aus einem kleinen auf-

blasbaren Ring, der um die Harnröhre gelegt wird und diese verschließt. Will man die Blase entleeren, drückt man auf ein unter der Haut gelegenes Reservoir, sodass der Verschlussring für einige Minuten freigegeben wird und man den Urin kontrolliert entleeren kann.

Bin ich nach der Operation impotent?

Die Potenz des Mannes setzt sich aus drei unterschiedlichen Phänomenen zusammen:

- Grundlage ist die sogenannte Libido, die als Begriff aus der Psychoanalyse bekanntlich den sexuellen Trieb meint. Der ist aber außer von psychischen Faktoren wie beispielsweise Stress insbesondere auch vom männlichen Geschlechtshormon abhängig, dem Testosteron. Die Libido wird durch die Operation nicht beeinflusst.
- Ebenfalls nicht beeinträchtigt wird die Sensibilität der Eichel, die über andere Nerven versorgt wird. Diese Nerven führen bei entsprechender Stimulation zum Orgasmus. So gibt es zahlreiche Männer, die zwar eine gestörte Erektion auch unabhängig von einer Operation haben, aber durch Stimulation der Eichel trotzdem zu einem Orgasmus kommen können.
- Das dritte Element der Potenz ist die Fähigkeit zur Gliedversteifung. Letztlich bedeutet dies, dass die sogenannten Erektionsnerven neben der Prostata als Teil des autonomen Nervensystems zu einer Entspannung der Muskelzellen in den Blutgefäßen der Schwellkörper führen. Dadurch strömt mehr Blut ein, als abfließen kann, und es kommt zur Gliedversteifung.

Die sogenannten Erektionsnerven neben der Prostata sind, obwohl sie fälschlicherweise oft als »Bündel« bezeichnet werden, vielmehr ein Geflecht von kleinsten Nerven. Von diesen Nerven gibt es auf jeder Seite der Prostata ungefähr

35 Äste. Bei der Operation entstehen nun mehrere Szenarien:

- Während des Eingriffs kann ein Teil der Nerven entfernt oder beschädigt werden. Dann wird der Mann, der schon vorher eine partielle Störung seiner Erektionsfähigkeit (nicht der Potenz!!) hatte, eine Verstärkung der Störung erleben.
- Es kann notwendig sein, dass bei einem ausgedehnten oder sehr aggressiv wachsenden Tumor bewusst die neben der Prostata liegenden Strukturen mit entfernt werden müssen. Und dazu gehören auch die Erektionsnerven. Dann wird der Mann als Folge eine dauerhafte Erektionsstörung behalten.
- Bei der Hälfte der Männer mit einem Erhalt der Erektionsnerven während der Operation dauert es oft Monate, bis die alte Erektionsstärke wiederhergestellt ist. Das liegt wahrscheinlich daran, dass die Nerven bei dem Eingriff überdehnt werden und sozusagen leicht verletzt sind. Die Regeneration von Nervenverletzungen braucht aber Monate, was die lange Dauer der Rehabilitation erklärt.

Erektionsstörung nach der Operation: Was kann man tun?

- Am einfachsten ist es, wenn die Einnahme einer »Potenzpille« ausreicht. Damit sind all die Substanzen gemeint, die als »blaue Pillen« erstmals berühmt wurden. Sie führen zu einer Weitstellung der Gefäße der Schwellkörper, sodass vermehrt Blut einströmen kann, was zu der gewünschten Gliedversteifung führt. Dies funktioniert aber nur, wenn noch Erektionsnerven vorhanden sind.
- Sind alle Erektionsnerven entfernt oder zerstört und führen die »Potenzpillen« zu keinem Effekt, kann man die Erektionsstörung noch auf drei weiteren Wegen kompensieren:
  - Mit einer Vakuumpumpe wird ähnlich dem Schröpfen

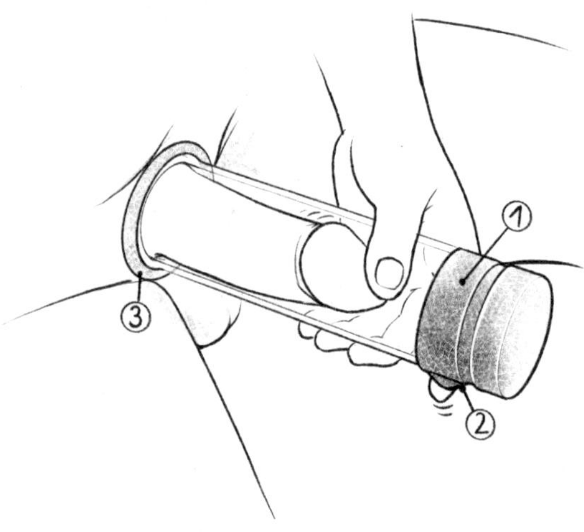

Bei dem Vakuumpumpensystem wird der kolbenförmige Zylinder über den Penis gestülpt und an der Basis (3) aufgedrückt. Dann wird über einen Handgriff (2) ein kleines integriertes Absaugsystem (1) aktiviert, sodass durch das Vakuum Blut in den Penis gesaugt wird. Bei einer ausreichenden Erektion wird dann eine elastischer Gummiring (3) vom Kolben auf den Penis abgerollt, der das Blut im Penis hält..

über den Vakuumeffekt Blut in die Schwellkörper angesaugt und dann an der Penisbasis ein elastischer Ring angelegt. Der kann nach dem Verkehr dann wieder entfernt werden.

- Man kann mit einer Mikrospritze, die genauso dünn ist wie eine Insulinspritze, direkt gefäßerweiternde Mittel in den Schwellkörper spritzen. Diese führen dann zu einer Weitstellung der Blutgefäße, und der Mechanismus des vermehrten Bluteinstroms mit einer Erektion tritt automatisch ein. Hierfür bedarf es im Extremfall auch keiner sexuellen Stimulation. In der Praxis wird der Urologe dem Betroffenen dann zeigen, wie und wo er sich die Mikrospritze zu geben hat, und er kann es dann selbst nach Bedarf durchführen. Man nennt diese Therapie »Schwellkörper-Autoinjektionstherapie (SKAT)«.

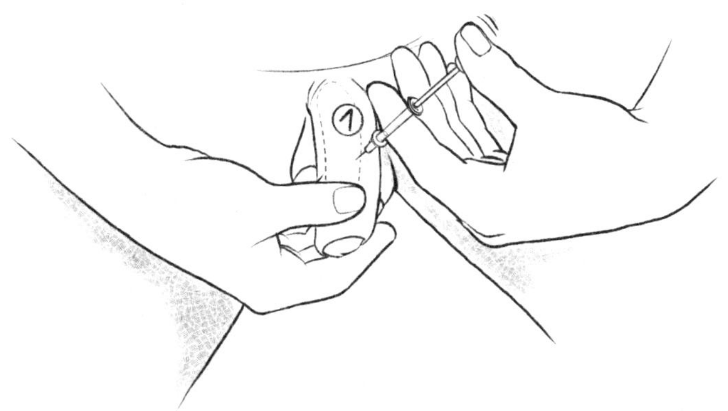

Bei der Schwellkörper-Autoinjektionstherapie (SKAT) wird dem Betroffenen beigebracht, sich selbst eine Mikrospritze in den Schwellkörper (1) zu setzen und eine geringe Menge eines gefäßerweiternden Mittels zu spritzen. Das führt dann zur Schwellkörpererweiterung mit einer Erektion.

- Die letzte Variante der Wiederherstellung der Erektion wäre die Implantation einer Penisprothese. Dabei werden in die Schwellkörper aufblasbare Schläuche oder halbsteife Systeme eingebracht, die mithilfe sehr einfacher Mechanismen aktiviert werden können.

Was heißt »medikamentöse Therapie« beim Prostatakrebs?

Wir hatten die Analogie zum Verbrennungsmotor schon zur Hilfe genommen. Ohne Testosteron kann das Prostatakarzinom nicht fahren. Testosteron wird im Hoden produziert. Bei einer Kastration durch Entfernung des Hodengewebes sterben die Tumorzellen ab. Diese Entdeckung des Zusammenhangs zwischen dem Prostatakarzinom und Testosteron war der Königlichen Akademie in Schweden 1966 einen Nobelpreis wert. Der Preisträger war der Kanadier Charles Brenton Huggins – ein Forscher durch und durch. Über seiner Tür hing sein Leitmotiv: »Discovery is our business.« Er konnte zeigen, dass Patienten durch Kastration auch mit Knochenmetastasen über Jahre überleben konnten.

Noch vor fast drei Jahrzehnten musste zur Umsetzung der Kastration tatsächlich in einem operativen Eingriff das innere Hodengewebe entfernt werden. Die operative Therapie der Entfernung der Hoden ist heute weitgehend abgelöst durch Medikamente, die als »Depotspritzen« alle ein bis drei Monate durch den Urologen durch eine Mikroinjektion ins Unterhautfettgewebe verabreicht werden. Zusätzlich zu den Spritzen sind inzwischen aber auch andere Medikamente involviert.

Wenn der Patient einen fortgeschrittenen Prostatakrebs mit Knochenmetastasen aufweist, kann der Effekt des »Testosteronentzugs« noch durch Medikamente verstärkt werden, welche die Androgenrezeptoren blockieren. Stellen Sie sich Folgendes vor: Auf der Tumorzelle ist ein Schlüsselloch. Wenn das Sexualhormon Testosteron, das man auch als »Androgen« bezeichnet, vorbeischwimmt, wirkt es wie der passende Schlüssel und aktiviert in der Zelle Prozesse, die zu ihrem Wachstum führen. Fehlt dieser Stimulus, stirbt die Zelle ab. Leider ist der Effekt nicht von ewiger Dauer, da sich das Schlüsselloch Androgenrezeptor irgendwann vom Testosteron unabhängig macht. Um im Motorenbild zu bleiben, wäre das, als ob Ihr Auto plötzlich auch mit Sauerstoff fahren könnte.

Ab diesem Zeitpunkt kommen dann zusätzliche Medikamente und im Einzelfall auch eine Chemotherapie zum Einsatz. Wichtig ist, dass die Therapie immer eine Kombination von mehreren Medikamenten ist, weil der Tumor aus vielen verschiedenen Zellen mit unterschiedlichen Charakteristika besteht. Es gilt nicht »One size fits all«.

Die Rolle des PSA nach der Therapie

Nach einer Operation sinkt der PSA innerhalb weniger Tage auf null. Keine Prostata – kein PSA. Wenn der PSA-Wert wieder ansteigt, spricht man von einem »PSA-Rezidiv«. Das ist eigentlich immer ein Zeichen dafür, dass erneut Tumorzellen des Prostatakarzinoms aufgetreten sind.

Für diese Situation des Wiederauftretens des PSA-Werts gibt es viele Grenzwerte und Beurteilungskriterien, um zu entscheiden, ob man etwas oder was man machen muss. Das Spektrum reicht von der fortlaufenden Kontrolle bei einem tiefen und nur sehr langsam ansteigenden Wert bis hin zur Einleitung einer erneuten Bildgebung und eventuell einer ergänzenden Therapie, sei es durch Bestrahlung, eine erneute Operation oder eine medikamentöse Therapie.

Ganz anders ist die Dynamik des PSA-Werts, falls die Prostata bestrahlt wurde. Denn durch die strahlenbedingte Gewebereizung steigt er zunächst sogar erst an und sinkt erst später langsam ab. Dieser Abfall vollzieht sich sehr langsam und kann im Einzelfall auch länger als achtzehn Monate dauern. Irgendwann zeigt sich dann in den nachfolgenden PSA-Kontrollen ein Tiefpunkt, den man als »Nadir« bezeichnet. Dieser seltsame Begriff kommt aus der Astronomie und definiert den tiefsten Punkt des Himmelsgewölbes genau senkrecht unter dem Betrachter. In der Medizin ist mit »Nadir« jedoch der tiefste Wert bei fortlaufenden Kontrollen von Laborwerten gemeint.

Die Definition für eine Rückkehr des Prostatakarzinoms nach einer Bestrahlung ist ein Anstieg des PSA-Werts um zwei Maßeinheiten oder Punkte gemessen in Nanogramm pro Milliliter (ng/ml) über den am tiefsten gemessenen Punkt oder Nadir.

Hat ein Patient während der Bestrahlung auch eine Hormontherapie erhalten, ist diese Dynamik deutlich komplexer. Denn auch die Hormontherapie lässt den PSA-Wert abfallen. Wenn es nach dem Absetzen der Hormontherapie dann wieder zu einem Anstieg kommt, ist es nahezu unmöglich, direkt zu erkennen, ob es sich um ein PSA-Rezidiv oder einfach nur um eine »Erholung« des PSA-Werts nach der Hormontherapie handelt. In diesen Situationen ist es wichtig, Ruhe zu bewahren und durch regelmäßige PSA-Bestimmungen eine Dynamik des PSA-Werts zu dokumentieren.

Nachwort

Es war unser Ziel, dem Mann mit diesem Guide etwas an die Hand zu geben, was ihm als Ratgeber bei Beschwerden oder ungeklärten Fragen über die Organe Prostata und Blase hilft. Jedes dieser Organe hat individuelle Funktionen und kann allein erkranken, aber ebenso die Funktion des Nachbarorgans beeinträchtigen. Ein Paradebeispiel ist die Störung der Blasenfunktion durch eine vergrößerte oder verengte Prostata.

Sowohl die Erkrankung selbst als auch die Angst davor macht viele Betroffene unruhig. Oft reicht ihnen das herkömmliche Wissen nicht aus, und unterschiedlichste Medien vermitteln zudem, dass es für viele Probleme möglicherweise nicht nur eine, sondern mehrere Lösungen gibt. Mit diesem Guide haben wir deshalb versucht, Betroffenen für ihr individuelles Problem oder ihre individuelle Frage zu Problemen rund um die Prostata und Blase ähnlich einer Betriebsanleitung eine verständliche Hilfe anzubieten.

Im Vorwort hatten wir beispielhaft häufige Szenarien aus dem Alltag einer urologischen Sprechstunde beschrieben. Wir hoffen, dass es uns gelungen ist, den Betroffenen für die häufigsten Probleme rund um Prostata und Blase die durchaus verschiedenen Lösungswege aufzuzeigen. Auch wenn man akzeptieren muss, dass nicht jedes Problem zu lösen ist, so wie man auch aus einem Oldtimer keinen Neuwagen machen kann.

Zukünftig erhalten Sie aktualisierte Informationen auf der Internetseite www.prostatadoktor.de und können im aufgeführten Fragenportal Fragen stellen, die wir zu beantworten versuchen werden.

Dank

Wir wollen allen Personen danken, die uns bei der Erstellung unseres Buchs unterstützt und beraten haben. Ein großes Dankeschön an unseren Lektor beim Droemer Knaur Verlag Andreas Klaus, der uns immer zuverlässig und mit Rat und Tat unterstützt hat. Wir hoffen noch auf weitere gemeinsame Abendessen in unserer rheinischen Heimat. Auch Ralf Lay sei für seinen Spürsinn beim ergänzenden Lektorat gedankt. Und wie auch schon beim Buch *Blase gut – alles gut* sind wir froh, dass Natascha Römer die ergänzenden Illustrationen gestaltet hat.

Unsere Verbundenheit gilt unseren Familien, die unsere Abwesenheit vom Familienleben ertragen haben. Und wir danken dem Team der Wuppertaler Urologie. Den Mitarbeitern des Sekretariats, der urologischen Endoskopie, der urologischen OP-Pflege, den urologischen Stationen und unseren ärztlichen Kollegen und Kolleginnen sei herzlich gedankt. Alle tragen dazu bei, dass wir unsere Patientinnen und Patienten jeden Tag behandeln und versorgen können. Es ist ein wunderbarer Beruf, zu dem wir uns berufen fühlen.

Stephan Roth — *Friedrich-Carl von Rundstedt*

Anhang

Literatur und Quellennachweis

1. Die Prostata: Regisseur der männlichen Fortpflanzung

Glezermann, M.: *Frauen sind anders krank. Männer auch,* Mosaik-Verlag, München 2018

Heine, M.: »Was Ihre Blase über Ihren Glauben verrät«, *Welt.de,* 11.5.2018, https://www.welt.de/kultur/article176215425/Ein-Mann-ein-Wort-Was-Ihre-Blase-ueber-Ihren-Glauben-verraet.html (Zugriff am 25.9.2022)

Sanda, M. G., et al.: »Genetic susceptibility of benign prostatic hyperplasia«, *The Journal of Urology,* 152, 1994, 115–119

Scardino, P. T., et al.: *Dr. Peter Scardino's Prostate Book,* Penguin Group, New York u. a., 2. Aufl. 2010

Thorwald, J.: Der geplagte Mann. Die Prostata. Geschichte und Geschichten, Droemer Knaur, München 1994

Wilson, J. D., et al.: »Long-term consequences of castration in men: Lessons from the Skoptzy and the Eunuches of the Chinese and Ottoman Courts«, *The Journal of Clinical Endocrinology & Metabolism,* 84 (12), 1999, 4324–4331

2. Fragen von Männern zum Wasserlassen

BBC: »German court rules that men can urinate while standing«, 22.1.2015, https://www.bbc.com/news/world-europe-30937492 (Zugriff am 25.9.2022)

de Jong, Y., et al.: »Urinating standing versus sitting: Position is of influence in men with prostate enlargement. A systematic review and meta-analysis«, *PLOS ONE,* 9 (7), 2014, e101320

Dorey, G., et al.: »Pelvic floor exercises for treating post-micturition dribble in men with erectile dysfunction: a randomized controlled trial«, *Urologic Nursing,* 24 (6), 2004, 490–497

Haider, K. S., et al.: »Long term testosterone therapy improves urinary and sexual function, and quality of life in men with hypogonadism: results from a propensity matched subgroup of a controlled registry study«; *The Journal of Urology,* 199, 2018, 257–265

Horner, P. J., et al.: »2016 European guideline on the management of non-gonococcal urethritis«, *International Journal of Sexually Transmitted Diseases,* 27 (11), 2016, 928–937

ntv: »Zu viel Wasser, zu enge Hosen. Hugh Jackman bepullert sich«, 13.10.2011, https://www.n-tv.de/leute/Hugh-Jackman-bepullert-sich-article4518336.html (Zugriff am 25.9.2022)

Opisso, E., et al.: »Subject-controlled stimulation of dorsal genital nerve to treat neurogenic detrusor overactivity at home«, *Neurourology and Urodynamics,* 32, 2013, 1004–1009

RP Online: »Urteil: Mieter dürfen im Stehen pinkeln«, 22.1.2015, https://rp-online.de/nrw/staedte/duesseldorf/duesseldorf-mieter-duerfen-laut-gerichtsurteil-im-stehen-pinkeln_aid-19881831 (Zugriff am 25.9.2022)

Subak, L. L., et al.: »Weight loss to treat urinary incontinence in overweight and obese women«, *The New England Journal of Medicine,* 360 (5), 2009, 481–490

Yang, D. Y., et al.: »Effect of tadalafil 5 mg on post-micturition dribble in men with lower urinary tract symptoms: a multicenter, double-blind, randomized, placebo-controlled trial«, *British Journal of Urology International,* 124(5), 2019, 862–869

3. Mein plötzlicher Blasendrang wird immer schlimmer

Bach, D.: »Placebokontrollierte Langzeittherapiestudie mit Kürbissamenextrakt bei BPH-bedingten Miktionsbeschwerden«, *Der Urologe B*, 40, 2000, 437–443

Berges, R. R., et al.: »Randomised, placebo-controlled, double-blind clinical trial of beta-sitosterol in patients with benign prostatic hyperplasia. Beta-sitosterol Study Group«, *Lancet*, 345 (8964), 1995, 1529–1532

CBF Darmstadt: »Das Euroschlüssel Projekt«, o. D., https://cbf-da.de/de/shop/euro-wc-schluessel/ (Zugriff am 25.9.2022)

Debruyne, F., et al.: »Comparison of a phytotherapeutic agent (Permixon) with an alpha-blocker (Tamsulosin) in the treatment of benign prostatic hyperplasia: a 1-year randomized international study«, *European Urology*, 41 (5), 2002, 497–506

Fagelman, E., und F. C. Lowe: »Herbal medications in the treatment of benign prostatic hyperplasia (BPH)«, *Urologic Clinics of North America*, 29, 2002, 23–29

Fürst, R., und L. Zündorf: »Drängende Probleme – Wenn Phytopharmaka bei Beschwerden der Prostata evidenzbasiert helfen können«, *Deutsche Apotheker Zeitung*, 5.5.2016, https://www.deutsche-apotheker-zeitung.de/daz-az/2016/daz-18-2016/draengende-probleme (Zugriff am 26.9.2022)

Hammelstein, P.: *Lass es laufen! Ein Leitfaden zur Überwindung der Paruresis*, Pabst Science Publishers, Lengerich u. a. 2005

Hassouna, M. M., et al.: »Sacral neuromodulation in the treatment of urgency-frequency symptom: a multicenter study on efficacy and safety«, *The Journal of Urology*, 163 (6), 2000, 1849–1854

Jenett-Siems, K.: »Phytotherapie bei BPH«, *Deutsche Apotheker Zeitung*, 10.7.2014, https://www.deutsche-apotheker-zeitung.de/daz-az/2014/daz-28-2014/phytotherapie-bei-bph (Zugriff am 25.9.2022)

Kedves, J.: »Mitreißend trocken«, *Süddeutsche Zeitung*, 10.8.2018, https://www.sueddeutsche.de/kultur/helena-hauff-importraet-helena-legt-auf-1.4088582?reduced=true (Zugriff am 23.10.2022)

Lopatkin, N., et al.: »Long-term efficacy and safety of a combination of sabal and urtica extract for lower urinary tract symptoms – a placebo controlled, double-blind, multicenter trial«, *World Journal of Urology,* 23, 2005, 139–146

Retraction Watch: »Urology Researcher in Iran has third paper retracted«, 31.12.2013, https://retractionwatch.com/2013/12/31/urology-researcher-in-iran-has-third-paper-retracted/ (Zugriff am 25.9.2022)

Roth, S.: *Blase gut – alles gut,* Knaur MensSana, München 2022

S2e-Leitlinie 2014: Therapie des benignen Prostatasyndroms (BPS), Akademie der Deutschen Urologen, https://www.akbps.de/fileadmin/MDB/Arbeitskreise/akbps/pdf/043-035l_S2e_Therapie_benignes_Prostatatasyndrom_2014_11-Langfassung.pdf (Gültigkeit abgelaufen, nicht mehr abrufbar)

Safarinejad, M. R.: »Urtica dioica for treatment of benign prostatic hyperplasia: A prospective, randomized, double-blind, placebo-controlled, crossover study«, *Journal of Herbal Pharmacotherapy,* 5 (4), 2005, 1–11

Schmidt, W.: »Kein Seich: ›Schüchterne Blasen‹ sind ein ernsthaftes Problem«, *Tagblatt,* 15.7.2015, https://www.tagblatt.ch/leben/gesundheit/kein-seich-schuchterne-blasen-sind-ein-ernsthaftes-problem-ld.1706752 (Zugriff am 26.9.2022)

Schönstein, J.: »Das Geschäft mit dem Zufall«, *Bilanz – Das Deutsche Wirtschaftsmagazin,* 11/2014, 16–21

Soekeland, J., und J. Albrecht: »Combination of Sabal and Urtica Extract vs finasteride in benign prostatic hyperplasia (Alken stages I to II). Comparison of therapeutic effectiveness in a one year double-blind study«, *Der Urologe A,* 36, 1997, 327–333

Stöhrer, M., B. Schurch et al.: »Botulinum-A toxin in the treatment of detrusor hyperreflexia in the spinal cord injury: a new alternative to medical and surgical procedures?«, *Neurourology and Urodynamics;* 18, 1999, 401 f.

Tacklind, J., et al.: »Serenoa repens for benigne prostatic hyperplasia«, *Cochrane Database of Systematic Reviews,* 12, 2012, CD001423

Tanagho, E. A., und R. A. Schmidt: »Bladder pacemaker: scientific basis and clinical future«, *Urology,* 20 (6), 1982, 614–619

Tanagho, E. A.: »Legends in Urology – Emil A. Tanagho«, *The Canadian Journal of Urology,* 17 (2), 2010, 5058–5062

Tellenbach, M., et al.: »Transcutaneous electrical nerve-stimulation: an effective treatment for refractory non-neurogenic overactive bladder syndrome«, *World Journal of Urology,* 31, 2013, 1205–1210

Trede, B.-J.: »Dopingkontrollen im Fußball. Lass es laufen!«, *Der Spiegel,* 6.3.2007, https://www.spiegel.de/sport/fussball/dopingkontrollen-im-fussball-lass-es-laufen-a-467526.html (Zugriff am 26.9.2022)

Valtin, H.: »›Drink at least eight glasses of water a day.‹ Really? Is there scientific evidence for ›8 × 8‹?«, *American Journal of Physiology,* 283, 2002, R993–R1004

4. Die Blase stört meine Nachtruhe

Clark, W. F., et al.: »Effect of coaching to increase water intake on kidney decline in adults with chronic kidney disease: The CKW WIT randomized clinical trial«, *Journal American Medical Association,* 319 (18), 2018, 1870–1879

Clark, W. F., et al.: »Urine volume and change in estimated GFR in a community-based cohort study«, *Clinical Journal of the American Society of Nephrology,* 6, 2011, 2634–2641

Fagelman, E., und F. C. Lowe: »Herbal medications in the treatment of benign prostatic hyperplasia (BPH)«, *Urologic Clinics of North America,* 29, 2002, 23–29

Hunsballe, J., et al.: »Single dose imipramine reduces nocturnal urine output in patients with nocturnal enuresis and nocturnal polyuria«, *The Journal of Urology,* 158, 1997, 830–836

Jordan, A. S.: »Adult obstructive sleep apnoea«, *Lancet,* 383 (9918), 2014, 736–747

Kaye, M.: »Aging, circadian weight change, and nocturia«, *Nephron Physiology,* 109 (1), 2008a, 11–18

Kaye, M.: »Nocturia: a blinded, randomized, parallel placebo-controlled self study of the effect of 5 different sedatives and analgesics«, *Canadian Urological Association Journal,* 2 (6), 2008b, 604–608

Lewis, M. S., et al.: »The effect of acute increase in urge to void on cognitive function in ealthy adults«, *Neurology and Urodynamics,* 30, 2011, 183–187

Lose, G., et al.: »Clinical experiences with desmopressin for long-term treatment of nocturia«, *The Journal of Urology,* 172, 2004, 1021–1025

Miller, M.: »Nocturnal polyuria in older people: pathophysiology and clinical implications«, *Journal of American Geriatric Society,* 48 (10), 2000, 1321–1329

Sakalis, V. I., et al.: »Medical treatment of nocturia in men with lower urinary tract symptoms: Systemic review by the European Association of Urology Guideline Panel for Male Lower Urinary Tract Symptoms«, *European Urology,* 72 (5), 2017, 757–769

Sullivan, C. E., et al.: »Reversal of obstructive sleep apnea by continuous positive airway pressure applied through the nares«, *Lancet,* 1 (8225), 1981, 862–865

Sullivan, C. E.: Interview, 2001, http://www.apnoe.net/hello-world-2/ (Zugriff am 25.9.2022)

Torimoto, K., et al.: »The relationship between nocturnal polyuria and the distribution of body fluid: assessment by bioelectric impedance analysis«, *The Journal of Urology,* 181 (1), 2009, 219–224

5. Wie kann ich meine Blase gesund erhalten?

Borghi, L., et al.: »Urine volume, water and recurrences in idiopathic calcium nephrolithiasis: A 5-year randomized prospective study«, *Journal of Urology,* 155 (3), 1996, 839–843

Chan, J., et al.: »Water, other fluids, and fatal coronary heart disease. The Adventist Healthy Study«, *American Journal of Epidemiology,* 155, 2002, 827–833

Clark, W. F., et al.: »Effect of coaching to increase water intake on kidney decline in adults with chronic kidney disease: The CKW WIT randomized clinical trial«, *Journal American Medical Association,* 319 (18), 2018, 1870–1879

Deutsche Gesellschaft für Ernährung e. V.: »Sekundäre Pflanzenstoffe und ihre Wirkung auf die Gesundheit. Eine Aktualisierung anhand des Ernährungsberichts 2012«, 12/2014, 178–186, https://www.dge.de/wissenschaft/weitere-publikationen/fachinformationen/sekundaere-pflanzenstoffe-und-ihre-wirkung/ (Zugriff am 25.9.2022)

Drake, M. J., et al.: »Melatonin pharmacotherapy for nocturia in men with benign prostatic enlargement«, *Journal of Urology,* 171 (3), 2004, 1199–1202

Elbadawi, A., et al.: »Structural basis of geriatric voiding dysfunction. III. Detrusor overactivity«, *Journal of Urology,* 150, 1993, 1668–1680

Fathollahi, A., et al.: »Melatonin and its role in lower urinary tract function: An article review«, *Current Urology,* 8 (3), 2015, 113–118

Häggström, C., et al.: »Metabolic syndrome and risk of bladder cancer: prospective cohort study in the metabolic syndrome and cancer project (Me-Can)«, *International Journal of Cancer,* 128 (8), 2011, 1890–1898

Hektoen, H. H., et al.: »Vitamin D and Vitamin D-binding protein and risk of bladder cancer: A nested case-control study in the Norwegian Janus Serum Bank Cohort«, *Cancer Medicine,* 10 (12), 2021, 4107–4116

Hien, W.: »Zur Geschichte des ›Anilinkrebses‹«, Vortrag Symposium »Geschichte und Gegenwart der Berufskrankheiten«, Mainz 2001; aus Jung, D., und K.-D. Thomann (Hg.): *Berufskrankheitsrecht. Beiträge zur Geschichte und Gegenwart der Berufskrankheiten und des Berufskrankheitsrechts,* Gentner-Verlag, Stuttgart und St. Augustin 2002, 163–177

Hooton, T. M., et al.: »Effect of increased daily water intake in premenopausal women with recurrent urinary tract infections: A randomized clinical trial«, *Journal American Medical Association Internal Medicine,* 178 (11), 2018, 1509–1515

Horvath, S.: »DNA methylation age of human tissues and cell types«, *Genome Biology,* 14, 2013, https://genomebiology.biomedcentral.com/articles/10.1186/gb-2013-14-10-r115 (Zugriff am 25.9.2022)

Ito, H., et al.: »Preventive effects of long-term caloric restriction on aging related in vivo bladder dysfunction and molecular biological changes in der bladder and dorsal root ganglia in rats«, *The Journal of Urology,* 196 (5), 2016, 1575–1583

Kwan, M. L., et al.: »Lifestyle and nutritional modifiable factors in the prevention and treatment of bladder cancer«, *Urologic Oncology,* 37 (6), 2019, 380–386

Leitlinienprogramm Onkologie, S3-Leitlinie Früherkennung, Diagnose, Therapie und Nachsorge des Harnblasenkarzinoms, Langversion 2.0 – März 2020, AWMF-Registernummer: 032/038OL

Meng, X., et al.: »Dietary sources and bioactivities of melatonin«, *Nutrients,* 9 (4), 2017, 367

Ros, M. M., et al.: »Fluid intake and the risk of urothelial cell carcinoma in the European prospective investigation into Cancer and Nutrition (EPIC)«, *International Journal of Cancer,* 128 (11), 2011, 2695–2708

Roth, S.: »Therapie des Blasenkrebs: Entdeckung von BCG«, 2020, https://www.blasendoktor.de/?s=entdeckung+des+BCG (Zugriff am 19.10.2022)

Takahashi, K., und S. Yamanaka: »Induction of pluripotent stem cells from mouse embryonic and adult fibroblast cultures by defined factors«, *Cell,* 126 (4), 2006, 663–676

Taubert, G.: »Nicht alles schlucken!«, *Die Zeit,* 38, 2017, 66

Valtin, H.: »›Drink at least eight glasses of water a day.‹ Really? Is there scientific evidence for 8 × 8?«, *American Journal of Physiology,* 283, 2002, R993–R1004

Witlox, J. A. W., et al.: »An inverse association between the Mediterranean diet and bladder cancer risk: A pooled analysis of 13 cohort studies«, *European Journal of Nutrition,* 59 (1), 2020, 287–296

Yu, E. Y.-W., et al.: »Vegetable intake and the risk of bladder cancer in the Bladder Cancer Epidemiology and Nutritional Determinands (BLEND), International Study«, *BMC Medicine,* 19, 2021, 56–70

Zhao, Y., et al.: »Comparative efficacy of vitamin D status reducing the risk of bladder cancer: A systematic review and network-meta-analysis«, *Nutrition;* 32 (5), 2016, 515–523

6. Kann ich meine Prostata selbst schützen?

Andriole, G. L., et al.: »Effect of Dutasteride on the risk of prostate cancer«, *New England Journal of Medicine,* 362 (13), 2010, 1192–1202

Apfel, P.: »Zehn entzauberte Fitmacher. Wein, Soja, Honig – Ernährungsirrtümer aufgedeckt«, *Focus online,* 9.9.2015 (Zugriff am 25.9.2022)

Bettuzzi, S., et al.: »Chemoprevention of human prostate cancer by oral administration of green tea catechins in volonteers with high grade prostate intraepithelial neoplasia: a preliminary report from a one-year proof-of-principle study«, *Cancer Research,* 66 (2), 2006, 1234–1240

Campos, C., et al.: »Excercise and prostate cancer: From basic science to clinical applications«, *Prostate,* 78 (9), 2018, 639–645

Carretero-Gonzalez, A., et al.: »Combination of statin / vitamin D and metastatic castration-resistent prostate cancer (CRPC): a post hoc analysis of two randomized clinical trials«, *Clinical & Translational Oncology,* 22 (11), 2020, 2126–2129

Cheng, I., et al.: »Prostatitis, sexually transmitted diseases, and prostate cancer: The California men's health study«, *PLoS ONE,* 5 (1), 2010, e8736

De Nie, I., et al.: »Prostate cancer incidence under androgen deprivation: Nationwide cohort study in trans women receiving hormone treatment«, *The Journal of Clinical Endocrinology and Metabolism,* 105 (9): 2020, e3293–e3299

Di Maso, M., et al.: »Adherence to Mediterranean diet, physical activity and survival after prostate cancer diagnosis«, *Nutrients,* 13 (1), 2021, 243

Fraser, G. E., et al.: »Tomato consumption and intake of lycopene as predictors of the incidence of prostate cancer: The Adventist Health Study«, *Cancer Causes Control,* 31 (4), 2020, 341–351

Gregg, J. R., et al.: »Adherence to the Mediterranean diet and grade group progression in localized prostate cancer: an active surveillance cohort«, *Cancer,* 127 (5), 2021, 720–728

Hsing, A. W., et al.: »Prostate cancer epidemiology«, *Frontiers in Bioscience,* 11, 2006, 1388–1413

Hu, L., et al.: »Social jetlag and prostate cancer incidence in Alberta's Tomorrow Project: A prospective cohort study«, *Cancers,* 12 (12), 2020, 3873

Isaacs, J. T.: »Prostatic structure and function in relation to the etiology of prostatic cancer«, *Prostate,* 4,1983, 351–366

Kische, H., et al.: »Sex hormones and hair loss in men from the general population of Northeastern Germany«, *Journal of the American Medical Association Dermatology,* 153 (9), 2017, 935–937

Kruk, J., et al.: »Physical activity and its relation to cancer risk: Updating the evidence«, *Asian Pacific Journal of Cancer Prevention,* 14, 2013, 3993–4003

Kumar, N. B., et al.: »Randomized, placebo-controlled trial of green-tea catechins for prostate cancer prevention«, *Cancer Prevention Research,* 8 (10), 2015, 879–887

Kurahashi, N., et al.: »Green tea consumption and prostate cancer risk in Japanese men: A prospective study«, *American Journal of Epidemiology,* 167 (1), 2008, 71–77

Larsen, S. B., et al.: »Postdiagnosis statin use and mortality in Danish patients with prostate cancer«, *Journal of Clinical Oncology,* 35, 2017, 3290–3297

Leitlinienprogramm Onkologie, S3-Leitlinie Prostatakarzinom, Version 6.0 – Mai 2021, AWMF-Registriernummer: 043/022OL

Leitzmann, M. F., et al.: »Ejaculation frequency and subsequent risk of prostate cancer«, *Journal American Medical Association,* 291, 2004, 1578–1586

Lippmann, S. M., et al.: »Effect of selenium and vitamin E on risk of prostate cancer and other cancers: the Selenium and Vitamin E cancer prevention trial (SELECT)«, *Journal of the American Medical Association,* 301 (1), 2009, 39–51

Liss, M. A., et al.: »Metabolic biosynthesis pathway identified from fecal microbiome associated with prostate cancer«, *European Urology,* 74, 2018, 575–582

Liss, M. A. , et al.: »Higher baseline dietary fat and fatty acid intake is associated with increased risk of incident prostate cancer in the SABOR study«, *Prostate Cancer and Prostatic Disease,* 22, 2019, 244–251

Martinez-Medina, M., et al.: »Western diet induces dysbiosis with increased E coli in CEABAC10 mices, alters host bar rier functionfavouring AIEC colonization«, *Gut,* 63, 2014, 116–124

Mondul, A. M., et al.: »Vitamin D and cancer risk and mortality: State of the science, gaps, and challenges«, *Epidemiologic Reviews,* 39 (1), 2017, 28–48

Morgentaler, A., et al.: »Shifting the paradigm of testosterone and prostate cancer: The saturation model and the limits of androgen-dependent growth«, *European Urology,* 55 (2), 2009, 310–320

Muecke, R., et al.: »Whole blood selenium levels (WBSL) in patients with prostate cancer (PC), benign prostatic hyperplasia (BPH) and healthy male inhabitants (HMI) and prostatic tissue selenium levels (PTSL) in patients with PC and BPH«, *Acta Oncologica,* 48 (3), 2009, 452–456

National Cancer Institute: »Prostate Cancer, Nutrition, and Dietary Supplements (PDQ®) – Health Professional Version«, 2022, https://www.cancer.gov/about-cancer/treatment/cam/hp/prostate-supplements-pdq (Zugriff am 17.10.2022)

Newson-Davis, T. E., et al.: »The promiscuous receptor«, *British Journal of Urology International,* 104 (9), 2009, 1204–1207

Paller, C. J., et al.: »A randomized phase II study of pomegranate extract for men with rising PSA following initial therapy for localized prostate cancer«, *Prostate Cancer Prostatic Disease,* 16 (1), 2013, 50–55

Pantuck, A. J., et al.: »A randomized, double-blind, placebo-controlled study of the effects of pomegranate extract on rising PSA levels in men following primary therapy for prostate cancer«, *Clinical Cancer Research,* 18 (3), 2015, 242–248

Pantuck, A. J., et al.: »Phase II study of pomegranate juice for men with rising prostatic-specific antigen following surgery or radiation for prostate cancer«, *Clinical Cancer Research,* 12 (13), 2006, 4018–4026

Plym, A., et al.: »A healthy lifestyle in men at increased genetic risk for prostate cancer«, *European Urology,* 27.5.2022, S0302–2838 (22) 02342–9.

Pope, H. G., et al.: »Adverse health consequences of performance-enhancing drugs: An endocrine society scientific statement«, *Endocrine Reviews,* 35 (3), 2014, 341–375

Reiter-Brennan, C., et al.: »Fitness and prostate cancer screening, incidence, and mortality: Results from the Henry Ford Exercise Testing project«, *Cancer,* 127 (11), 2021, 1864–1870

Rider, J. R., et al.: »Ejaculation frequency and risk of prostate cancer: Updated results with additional decade of follow-up«, *European Urology,* 70 (6), 2016, 974–982

Schwappacher, R., et al.: »Physical activity and advanced cancer: Evidence of exercise-sensitive genes regulating prostate cancer cell proliferation and apoptosis«, *The Journal of Physiology,* 598 (18), 2020, 3871–3889

Snyder, P. J., et al.: »Effects of Testosteron treatment in older men«, *New England Journal of Medicine,* 374 (7), 2016, 611–624

Song, C., et al.: »Statin use after radical prostatectomy reduces biochemical recurrence in men with prostate cancer«, *Prostate,* 75, 2015, 211–217

Thompson, I. M., et al.: »The influence of finasteride on the development of prostate cancer«, *New England Journal of Medicine,* 349, 2003, 215–224

Traish, A. M.: »Post-finasterid syndrome: A surmountable challenge for clinicians«, *Fertility and Sterility,* 113 (1), 2020, 21–50

Vartolomei, M. D., et al.: »The impact of moderate wine consumption on the risk of developing prostate cancer«, *Clinical Epidemiology,* 10, 2018, 431–444

Wekesa, A., et al.: »Physical activity and its mechanistic effects on prostate cancer«, *Prostate Cancer and Prostatic Disease,* 18 (3), 2015, 197–207

Wittmann, M., und T. Roenneberg: »Social jetlag: Misalignment of biological and social time«, *Chronobiology International,* 23 (1–2), 2006, 497–509

Yassin, A., et al.: »Testosteron, testosterone therapy and prostate cancer«, *Aging Male,* 22 (4), 2019, 219–227

7. Meine Prostata ist zu groß: Muss man was tun?

Ausmees, K., et al.: »Decline of seminal parameters in middle-aged is associated with lower urinary tract symptoms, prostate enlargement and bladder outlet obstruction«, *International Brazilien Journal of Urology,* 39 (5), 2013, 727–740

Clement, U.: »Kann man am Ohr einen Orgasmus haben?«, 2018, https://www.zeit.de/zeit-magazin/leben/2018-05/sexualitaet-behinderung-sex-ulrich-clement-interview/komplettansicht (Zugriff am 18.10.2022)

Duan, Y., et al.: »Tamsulosin and the risk of dementia in older men with benign prostatic hyperplasia«, *Pharmacoepidemiology and Drug Safety,* 27, 2016, 340–348

Gacci, M., et al.: »Metabolic syndrome and benign prostatic enlargement: A systematic review and metaanalysis«, *British Journal of Urology International,* 115 (1), 2015, 24–31

Kaplan, S. A., et al.: »A 5-year retrospective analysis of 5α-reductase inhibitors in men with benign prostatic hyperplasia: Finasteride has comparable urinary symptom efficacy and prostate volume reduction, but less sexual side effects and breast complications than dutasteride«, *International Journal of Clinical Practice,* 66 (11), 2012, 1052–1055

Levitas, E., et al.: »Relationship between age and semen parameters in men with normal sperm concentration: Analysis of 6022 semen samples«, *Andrologia,* 39 (2), 2007, 45–50

Negro, C. L. A., et al.: »Chronic urinary retention in men: How we define it, and how does it affect treatment outcome«, *British Journal of Urology International,* 110 (11), 2012, 1590–1594

Oelke, M., und E. Martinelli: »Medikamentöse Therapie des benignen Prostatasyndroms«, *Der Urologe,* 55, 2016, 81–96

Soans, J., et al.: »Can surgical treatment for benign prostatic hyperplasia improve sexual function? A systematic review«, *Aging Male,* 23 (5), 2020, 770–779

Thorwald, J.: Der geplagte Mann. Die Prostata – Geschichte und Geschichten, Droemer Knaur, München 1994

Truzzi, J. C., et al.: »Residual urinary volume and urinary tract infection – when are they linked?«, *The Journal of Urology,* 180 (1), 2008, 182–185

Wehrberger, C., et al.: »Phytotherapie beim benignen Prostatasyndrom und Prostatakarzinom. Besser als Placebo?«, *Der Urologe,* 51, 2012, 1674–1682

Wilt, T., et al.: »Pygeum africanum for benign prostatic hyperplasia«, *Cochrane Database of Systematic Reviews,* 1998 (1), 2002CD001044

Zengerling, F.: »Phosphodiesteraseinhibitoren zur Behandlung des benignen Prostatasyndroms«, *Der Urologe,* 58, 2019, 1084–1087

8. Meine Prostata operativ verkleinern: Wie geht das?

Berges, R., et al.: »Alternative, minimalinvasive Therapien beim benignen Prostatasyndrom«, *Deutsches Ärzteblatt,* 104 (37), 2007, A-2501/B-2209/C-2141

Franz, J., et al. »Minimal-invasive Therapieoptionen zur Behandlung des benignen Prostatasyndroms«, *Der Urologe,* 60, 2021, 1601–1611

Gravas, S., et al.: »EAU Guidelines on Management of Non-Neurogenic Male Lower Urinary Tract Symptoms (LUTS), incl. Benign Prostatic Obstruction (BPO)«, European Association of Urology, 2022, https://d56bochluxqnz.cloudfront.net/documents/full-guideline/EAU-Guidelines-on-Non-Neurogenic-Male-LUTS-2022.pdf (Zugriff am 18.10.2022)

Kang, T. W., et al.: »Convective radiofrequency water vapor therapy for lower urinary tract symptoms in men with benign prostatic hyperplasia«, *Cochrane Database of Systematic Reviews,* 3 (3), 2020, CD013251

Law, Y. X. T., et al.: »Is transurethral needle ablation of prostate out of fashion? Outcomes of single session office-based transurethral needle ablation of prostate in patients with symptomatic benign prostatic hyperplasia«, *Investigative and clinical Urology,* 60 (5), 2019, 351–358

McNicholas, T.: »The UroLift system: A progress report«, *Trends in Urology & Men's Health,* 29.4.2020, 13–17

McVary, K. T., et al.: »Final 5-year Outcomes of the multicenter randomized sham-controlled trial of a water vapor thermal therapy for treatment of moderate to severe lower urinary tract symptoms secondary to benign prostatic hyperplasia«, *The Journal of Urology,* 206 (3), 2021, 715–724

Parks, T.: Die Kunst stillzusitzen. Ein Skeptiker auf der Suche nach Gesundheit und Heilung, Verlag Antje Kunstmann, München 2010

Thorwald, J.: Der geplagte Mann. Die Prostata – Geschichte und Geschichten, Droemer Knaur, München 1994

9. Wenn es in Damm und Becken drückt und brennt

Aichner, A.: *Ist eine selektive transgluteale Blockade des Nervus pudendus aus anatomischer Sicht möglich?,* Promotionsarbeit, Universität Graz 2014, file:///C:/Users/Fujitsu/Downloads/Diplomarbeit%20Axel%20Aichner%202014.pdf (Zugriff am 18.10.2022)

Antolak, S. J.: »Pudendal Neuralgia«, Potts, J. M. (Hg.): *Genitourinary Pain and Inflammation: Diagnosis and Management,* Humana Press, Totowa, NJ, 2008, 39–56

Ateya, A., et al.: »Evaluation of prostatic massage in treatment of chronic prostatitis«, *Urology,* 67(4), 2006, 674–678

Baranowski, A. P., et al.: »Pelvic pain: A pathway for care developed for both men and women by the British Pain Society«, *British Journal of Anaesthesia,* 112 (3), 2014, 452–459

Benelli, A., et al.: »Prostatitis and its management«, *European Urology Supplements,* 16, 2017, 132–137

Berberich, H.: »Psychosomatische urologische Störungsbilder«,

Michel, M. S., et al. (Hg.): *Die Urologie,* Springer Verlag, Berlin und Heidelberg 2016, 2229–2237

Birowo, P., et al.: »Efficacy and safety of extracorporeal shockwave therapy for the treatment of chronic non-bacterial prostatitis: A systematic review and meta-analysis«, *PLOS ONE,* 15 (12), 2020, e0244295

Bruckmann, R.: Unter der Gürtellinie. Unerklärliche Beschwerden im urogenitalen Bereich körpertherapeutisch verstehen und behandeln, Knaur Verlag, München 2020

Coker, T. J., et al.: »Acute bacterial prostatitis: Diagnosis and management«, *American Family Physician,* 93 (2), 2016, 114–120

De Rose, A. F., et al.: »Role of mepartricin in category III chronic nonbacterial prostatitis/chronic pelvic pain syndrome: A randomized prospective placebo-controlled trial«, *Urology,* 63 (1), 2004, P13–16

Diezemann, A.: »Entspannungsverfahren bei chronischen Schmerzen«, *Schmerz,* 25, 2011, 445–453

Drach, G. W.: »Prostatitis: Man's hidden infection«, *Urologic Clinics of North America,* 2 (3), 1975, 499–520

Franco, J. V. A., et al.: »Non-pharmacological interventions for treating chronic prostatitis/chronic pelvic pain syndrome«, *Cochrane Database of Systematic Reviews,* 5, 2018, CD0122551

Heinze, K., et al.: »Comparative pilot study of implantation techniques for pudendal neuromodulation: Technical and clinical outcome in first 20 patients with chronic pelvic pain«, *World Journal of Urology,* 33 (2), 2015, 289–294

Hu, W.-L., et al.: »Treatment of chronic bacterial prostatitis with amikacin through anal submucosal injection«, *Asian Journal Andrology,* 4 (3), 2002, 163–167

Jha, S., et al.: »Botulinum injections for myofascial pelvic pain«, *International Urogynecology Journal,* 32, 2021, 1151–1156

Kanno, K., et al.: »Robot-assisted exploration of somatic nerves in the pelvis and transection of the sacrospinous ligament for

Alcock-Canal syndrome«, *Journal of Minimally Invasive Gynecology,* 28 (11), 2021, S136

Karaiskos, I., et al.: »Oral Fosfomycin for the treatment of chronic bacterial prostatitis«, *Journal of Antimicrobiology and Chemotherapy,* 74 (5), 2019, 1430–1437

Kovacs, P., et al.: »New, simple, ultrasound-guided infiltration of the pudendal nerve: Ultrasonographic technique«, *Diseases of the Colon and Rectum,* 44 (9), 2001, 1381–1385

Le, B., und A. J. Schaeffer: »Chronic prostatitis«, *British Medical Journal of Clinical Evidence,* 12.7.2011, 1802

Magri, V., et al.: »Multidisciplinary approach to prostatitis«, *Archivo Italiano di Urologia & Andrologia,* 90, 2018, 227–248

Marx, S.: »Das chronische Beckenschmerzsyndrom – Hilfe durch Osteopathie«, *Der Urologe,* 56, 2017, 1008–1016

McNaughton, C. O., et al.: »Allopurinol for chronic prostatitis«, *Cochrane Database of Systematic Reviews,* 4, 2002, CD001041

Paglia, M., et al.: »Safety and efficacy of levofloxacin 750 mg for 2 weeks or 3 weeks compared with levofloxacin 500 mg for 4 weeks in treating chronic bacterial prostatitis«, *Current Medical Research and Opinion,* 26, 2010, 1433–1441

Panunzio, A., et al.: »Botulinum Toxin-A Injection in chronic pelvic pain syndrome treatment: A systematic review and pooled meta-analysis«, *Toxins (Basel),* 14 (1), 2022, 25, https://pubmed.ncbi.nlm.nih.gov/35051002/ (Zugriff am 18.10.2022)

Pohl, H.: Unerklärliche Beschwerden? Chronische Schmerzen und andere Leiden körpertherapeutisch verstehen und behandeln, Knaur MensSana, München 2010

Possover, M., et al.: »Neuropelveology: An emerging discipline for the management of chronic pelvic pain«, *International Neurourological Journal,* 21 (4), 2017, 243–246

Possover, M., et al.: »The Laparoscopic Implantation of Neuroprothesis (LION) procedure to control intractable abdomino-pelvic neuralgia«, *Neuromodulation,* 10 (1), 2007, 18–23

Rees, J., et al.: »Diagnosis and treatment of chronic bacterial prostatitis and chronic prostatitis/chronic pelvic pain syndrome: A consensus guideline«, *British Journal of Urology International,* 116, 2015, 509–525

Roth, S.: *Blase gut – alles gut,* Knaur MensSana, München 2022

Wise, D., et al.: *Kopfschmerzen im Becken,* National Center for Pelvic Pain Research, San Francisco, CA, 2015

10. Die umkämpfte Vorsorge beim Mann

Arriba: »PSA-Screening«, o. D., https://arriba-hausarzt.de/module/psa-screening (Zugriff am 20.10.2022)

Bartens, W.: »Prostatakrebs: PSA-Test ist laut aktuellem Gutachten wertlos«, *SZ Online,* 6.1.2020, https://www.sueddeutsche.de/gesundheit/psa-test-prostatakrebs-nutzen-schaden-iqwig-1.4744050 (Zugriff am 20.10.2022)

Deutsche Krebshilfe: »Früherkennungsfaltblatt: Prostatakrebs erkennen«, 5/2022, https://www.krebshilfe.de/fileadmin/Downloads/PDFs/Praeventionsfaltblaetter_Frueherkennung/FB-428_Prostatakrebs-erkennen.pdf (Zugriff am 20.10.2022)

Hugosson, J., et al.: »A 16-yr follow-up of the European Randomized study of Screening for Prostate Cancer«, *European Urology,* 76 (1), 2019, 43–51

IQWiG: »PSA-Screening: Nutzen wiegt den Schaden nicht auf«, 22.5.2020, https://www.iqwig.de/presse/pressemitteilungen/pressemitteilungen-detailseite_9949.html (Zugriff am 20.10.2022)

Leitlinienprogramm Onkologie, S3-Leitlinie Prostatakarzinom, Version 6.0 – Mai 2021, AWMF-Registriernummer: 043/022OL

Li, S., et al.: »Cancer Risks Associated with *BRCA1* and *BRCA2* Pathogenic Variants«, *Journal of Clinical Oncology,* 40 (14), 2022, 1529–1541

Luboldt, H.-J., et al.: »Bicycle riding has no important impact on total and free prostate-specific antigen serum levels in older men«, *Urology,* 61 (6), 2003, 1177–1180

Marko, P., et al.: »Prostataspezifisches Antigen (PSA): Bestimmung mit Besinnung«, *Schweizer Medizinisches Forum,* 9 (28–29), 2009, 502 ff.

Naji, L., et al.: »Digital rectal examination for prostate cancer screening in primary care: A systematic review and meta-analysis«, *Annals of Family Medicine,* 16 (2), 2018, 149–154

Urologie für alle: »Blut im Urin als Indikator für Blasenkrebs?«, 2018, https://www.urologie-fuer-alle.de/blase/blut-im-urin-als-indikator-fuer-blasenkrebs/ (Zugriff am 23.10.2022)

Xu, L., et al.: »Noninvasive detection of clinically significant prostate cancer using circulating tumor cells«, *Journal of Urology,* 203 (1), 2020, 73–82

Zinkant, K.: »Prostatakrebs: Der PSA-Test führt zu häufig in die Irre«, *FAZ online,* 24.5.2014, https://www.faz.net/aktuell/wissen/medizin-ernaehrung/prostatakrebs-psa-test-fuehrt-zu-oft-in-die-irre-12956402.html (Zugriff am 20.10.2020)

11. Was kann man bei Prostatakrebs machen?

Bock, D., et al.: »Learning curve for robot-assisted laparoscopic radical prostatectomy in a large prospective multicenter study«, *Scandinavian Journal of Urology,* 56 (3), 2022, 182–190

Delongchamps, N. B., et al.: »The role of prevalence in the diagnosis of prostate cancer«, *Cancer Control* 13 (3), 2006, 158–168

Dorschner, W., et al.: »The dispute about the external sphincter and the urogenital diaphragm«, *The Journal of Urology,* 162 (6), 1999

Geboers, B., et al.: »Diagnostic accuracy of multiparametric magnetic resonance imaging to detect residual prostate cancer following irreversible electroporation – A multicenter validation study«, *European Urology Focus,* 13.5.2022, S2405–4569

Kishan, A. U., et al.: »Androgen deprivation therapy use and duration with definitive radiotherapy for localized prostate cancer: An individual patient data meta-analysis«, *The Lancet Oncology,* 23 (2), 2022, 304–316

National Cancer Institute: »Cancer Stat Facts: Prostate Cancer«, 2022, https://seer.cancer.gov/statfacts/html/prost.html (Zugriff am 23.10.2022)

Nyberg, M., et al.: »Functional and oncological outcomes between open and robotic radical prostatectomy at 24-month follow-up in the Swedish LAPPRO Trial«, *European Urologic Oncology,* 1 (5), 2018, 353–360

Zelefsky, M. J., et al.: »Influence of local tumor control on distant metastases and cancer related mortality after external beam radiotherapy for prostate cancer«, *The Journal of Urology,* 179 (4), 2008, 1368–1373

Die Autoren

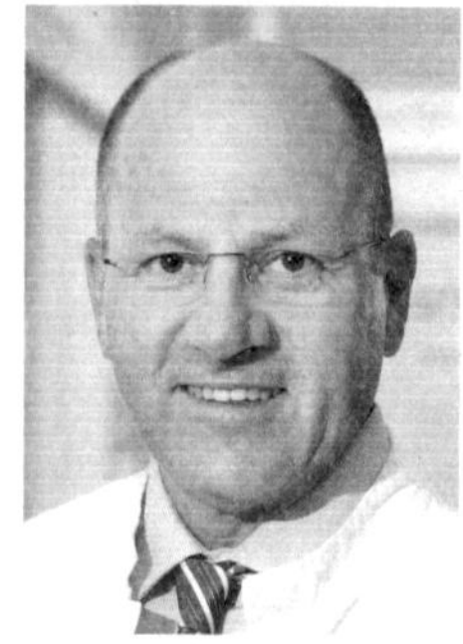

Prof. Dr. Stephan Roth absolvierte nach dem Studium an der Universität Aachen an der Städtischen Klinik in Düren im Rheinland seine Facharztausbildung. Als Stipendiat der Deutschen Forschungsgemeinschaft ging er dann zwei Jahre an die Universitäten in Paris, Rennes und die Harvard University in Boston und arbeitete danach sechs Jahre an der urologischen Universitätsklinik in Münster als leitender Oberarzt. 1997 wurde er von der Universität Witten/Herdecke an die Helios-Universitätsklinik für Urologie in Wuppertal berufen, die er als Direktor leitet. 2015 war er Präsident der Deutschen Gesellschaft für Urologie.

www.blasendoktor.de

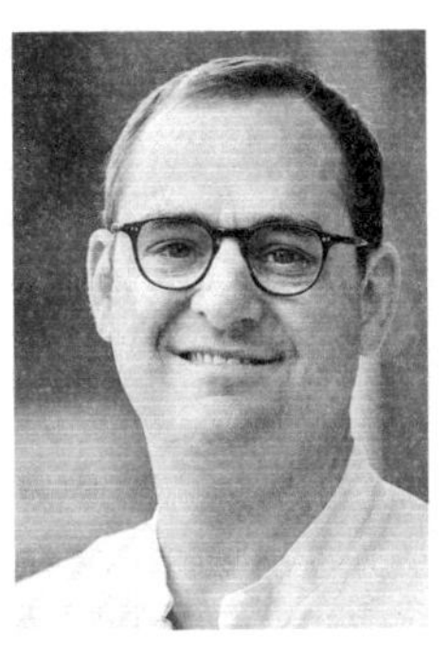

Prof. Dr. Friedrich-Carl von Rundstedt absolvierte nach dem Studium an den Universitäten in Leipzig und Rom seine Facharztausbildung am Helios-Universitätsklinikum in Wuppertal. Als Stipendiat der deutschen Forschungsgemeinschaft ging er 2013 an das Baylor College of Medicine in Houston, wo er im Verlauf eine Spezialisierung in urologischer Onkologie und minimalinvasiver Chirurgie durchlief. 2016 wurde er leitender Oberarzt an der urologischen Klinik der Universität Jena. Seit 2019 ist er Klinikdirektor der Urologie am Helios-Universitätsklinikum in Wuppertal.

Stephan Roth

Blase gut – alles gut

Ihr Navigator für das Herz im Unterleib – bei Entzündungen, Inkontinenz, Harndrang & Co.

Alles rund um die Blase – das grundlegende Praxisbuch

Der »Blasendoktor« Prof. Dr. Stephan Roth hilft, Blasenentzündungen, Blasenschmerzen und andere Erkrankungen zu überwinden oder in den Griff zu bekommen, all die vielen Signale, die uns die Harnblase gibt, wahrzunehmen und zu verstehen, Tabus zu überwinden und Wertschätzung für ein häufig totgeschwiegenes Organ zu entwickeln, sich ein fundiertes Wissen über die Blase und die mit ihr verbundenen Organsysteme anzueignen, stressfreier durch den Alltag zu kommen und mehr Kontrolle über ein zentrales Organ im Unterleib zu erlangen, beim Arztbesuch die richtigen Fragen zu stellen und ergänzende oder vernachlässigte Schritte anzuregen.

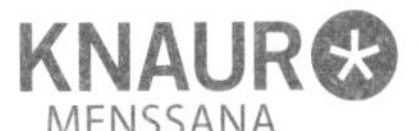

Dr. med. Thomas Rampp

Das Immunbooster Handbuch

Die besten Strategien für eine starke Immunabwehr

Ein starkes Immunsystem für Gesundheit, Schutz und Heilung

Ein gut funktionierendes Immunsystem ist wesentlich für die Gesundheit und zur Heilung von Infekten und allen anderen Krankheiten. Lernen Sie Ihr Immunsystem kennen und erfahren Sie, wie Sie es mit einfachen Mitteln wirkungsvoll unterstützen können.
Anhand aktueller Studien und auf der Basis seiner langjährigen Erfahrung in der Integrativen Medizin zeigt Ihnen Dr. med. Thomas Rampp, was wirklich hilft.

- Immunpower aus Natur und Küche
- Immunstark durch Bewegung
- Immunfit mit Wasser
- immungesund durch Schlaf und Entspannung
- Immunregulation mithilfe von Atmung und Meditation

Nehmen Sie Ihre Gesundheit und Lebensqualität selbst in die Hand. Werden Sie Ihr eigener Immunbooster!

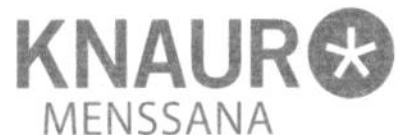